U0916134

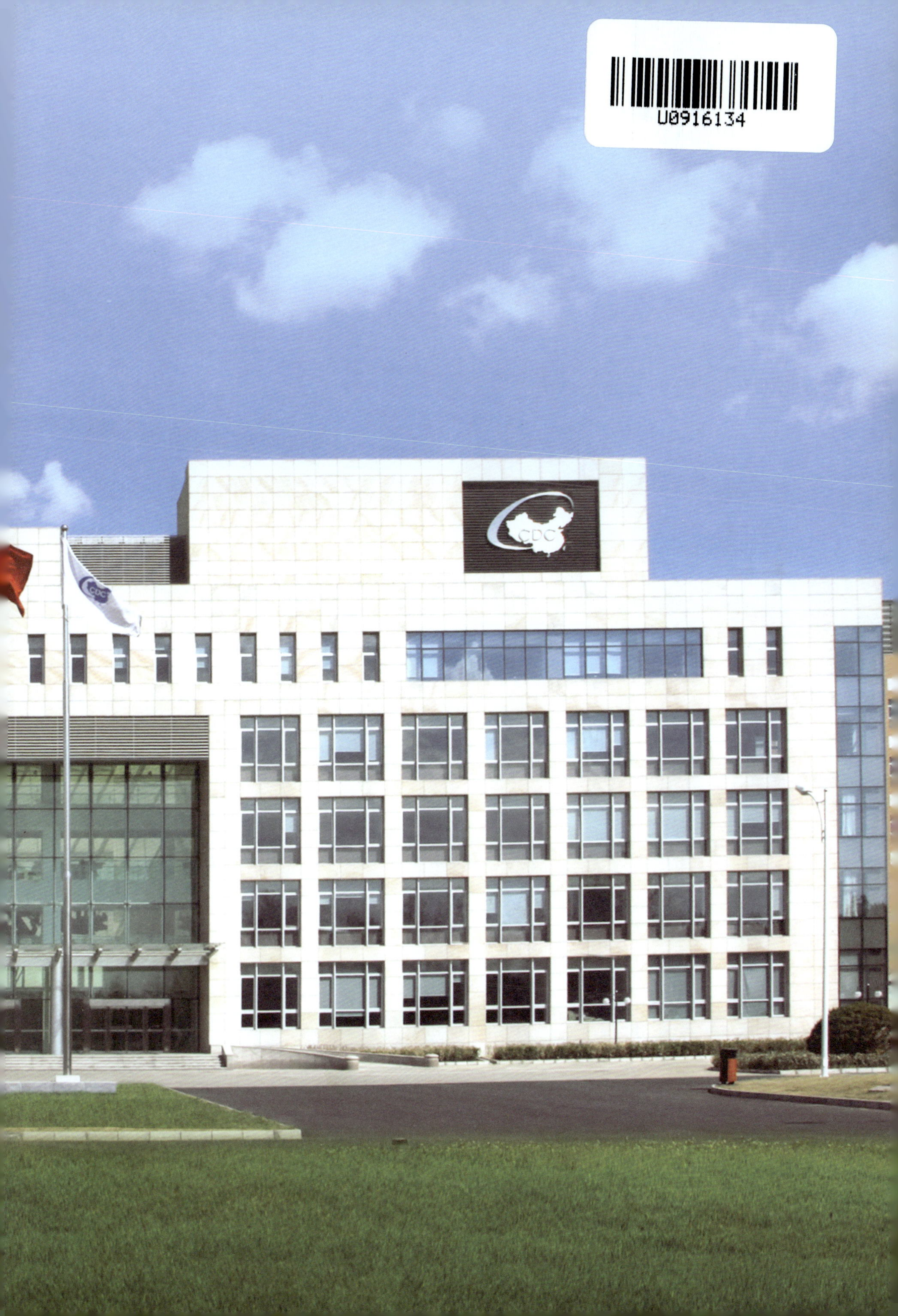

图书在版编目（CIP）数据

中国疾病预防控制中心年鉴．2019 年／中国疾病预防控制中心编著．—北京：国家开放大学出版社，2022.9

ISBN 978-7-304-11466-4

Ⅰ．①中…　Ⅱ．①中…　Ⅲ．①疾病预防控制中心—中国—2019—年鉴　Ⅳ．①R197.2-54

中国版本图书馆 CIP 数据核字（2022）第 169473 号

中国疾病预防控制中心年鉴（2019 年）
ZHONGGUO JIBING YUFANG KONGZHI ZHONGXIN NIANJIAN（2019 NIAN）
中国疾病预防控制中心　编著

出版·发行：国家开放大学出版社
电话：营销中心 010-68180820　　总编室 010-68182524
网址：http://www.crtvup.com.cn
地址：北京市海淀区西四环中路 45 号　　**邮编**：100039
经销：新华书店北京发行所

策划编辑：辛　颖　　**版式设计**：何智杰
责任编辑：王　可　　**责任校对**：吕昀谿
责任印制：武　鹏　沙　烁

印刷：中煤（北京）印务有限公司
版本：2022 年 9 月第 1 版　　2022 年 9 月第 1 次印刷
开本：787mm×1092mm　1/16　**插页**：8 页　**印张**：16.25　**字数**：362 千字

书号：ISBN 978-7-304-11466-4
定价：146.00 元

（如有缺页或倒装，本社负责退换）
意见及建议：OUCP_ZYJY@ouchn.edu.cn

编写委员会

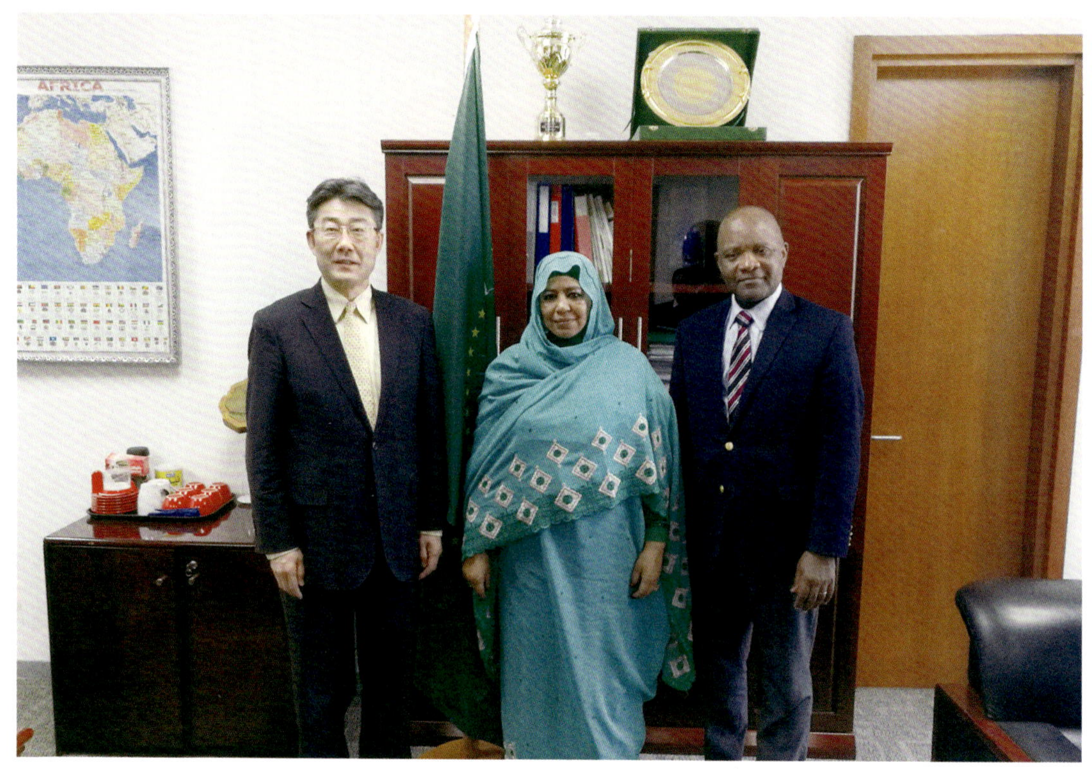

2018 年 3 月 26—27 日，中国疾病预防控制中心高福主任访问非洲联盟总部。

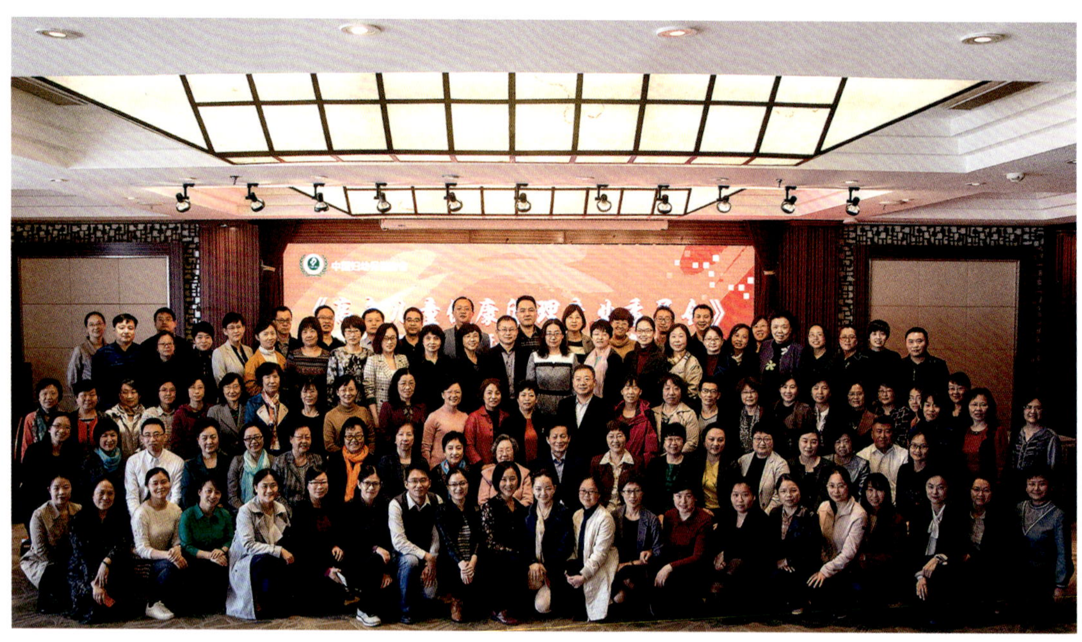

2018 年 4 月 1 日，中国妇幼保健协会高危儿健康管理专业委员会成立大会暨首届学术年会在北京召开。

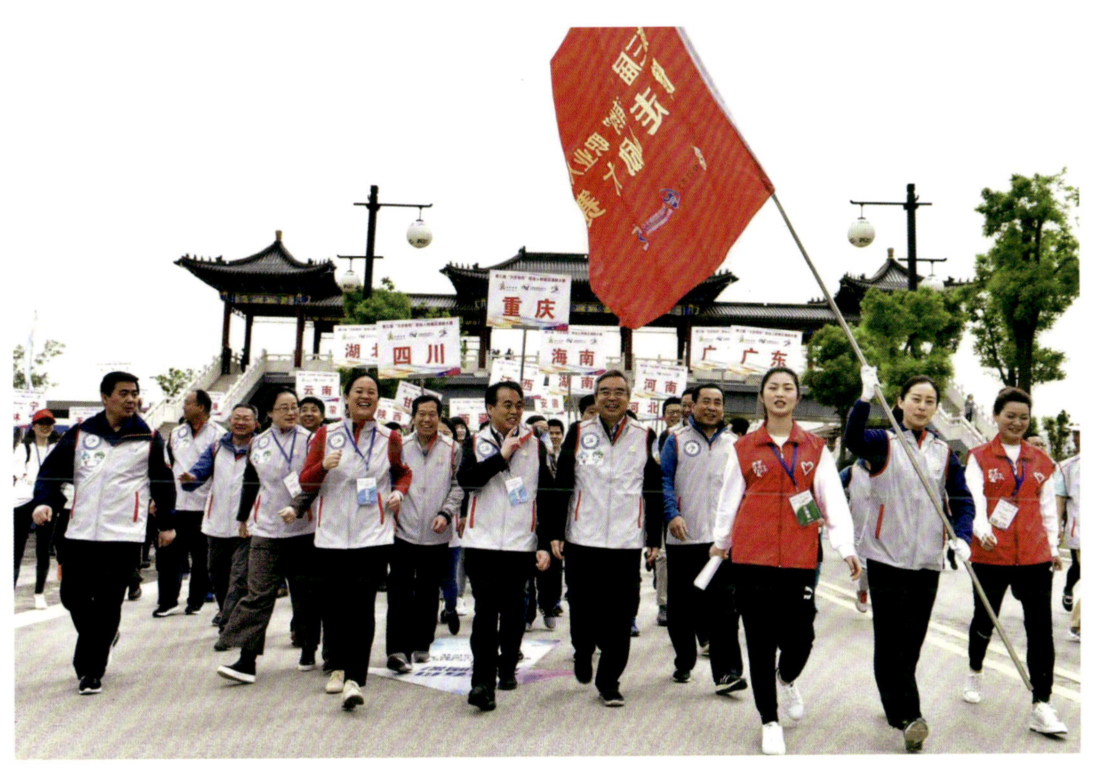

2018 年 4 月 14 日，第三届“万步有约”职业人群健走激励大赛启动现场。

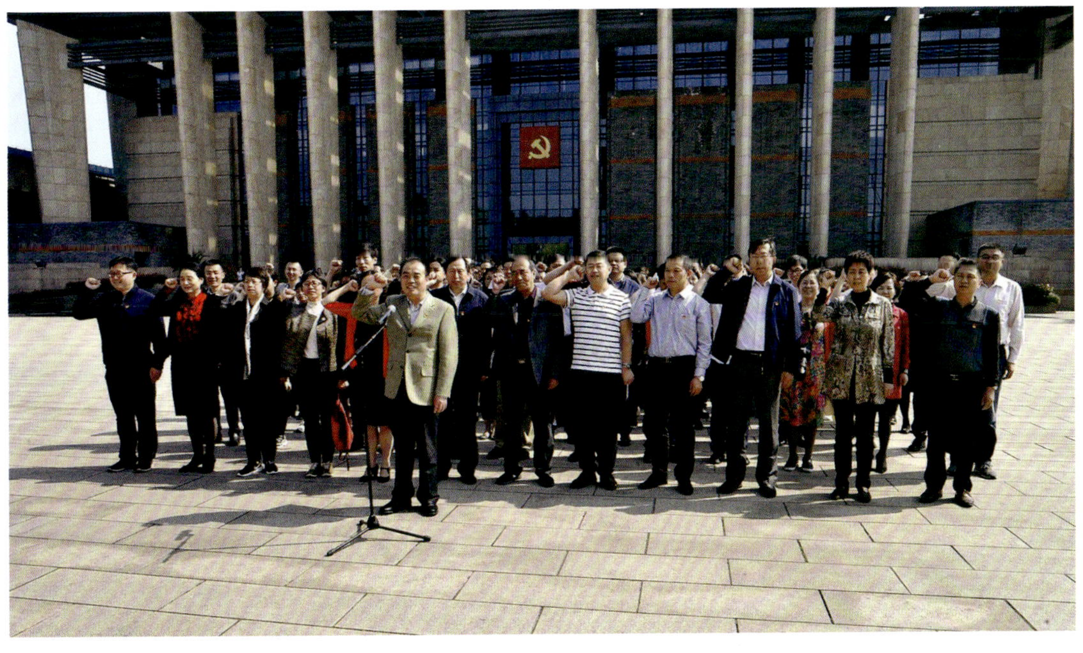

2018 年 4 月 18 日，全国疾控系统党务干部前往嘉兴南湖中共一大会址开展实地教育，并在南湖革命纪念馆前重温入党誓词。

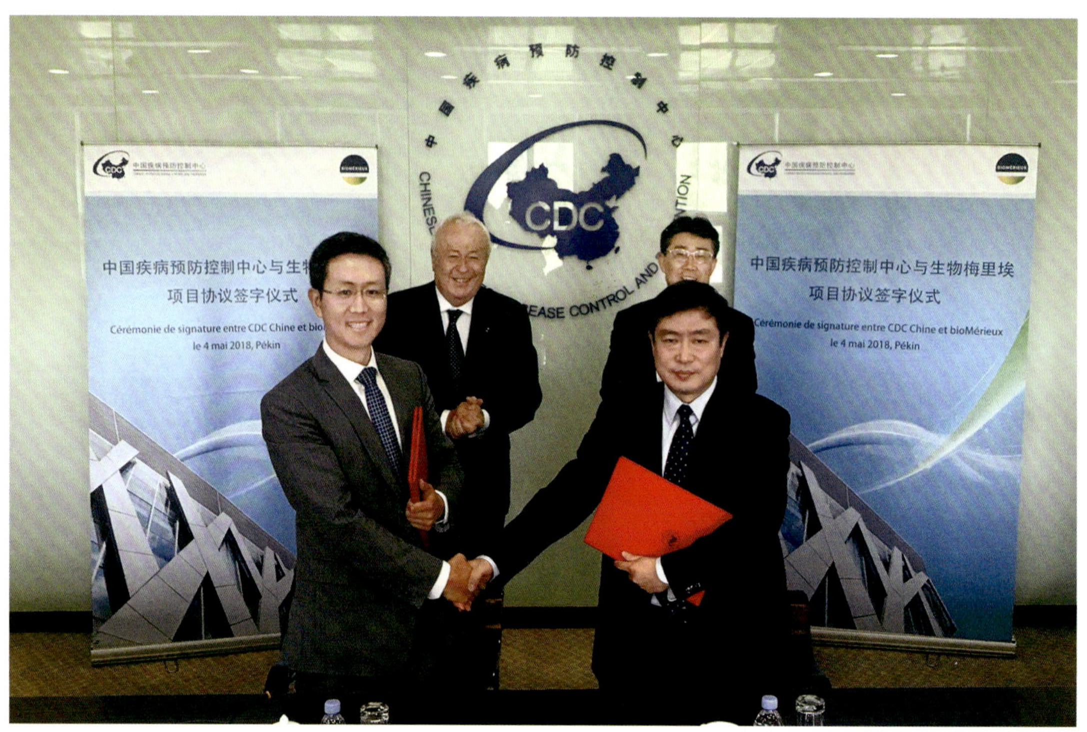

2018 年 5 月 4 日，中国疾病预防控制中心与生物梅里埃项目协议签字仪式举行。

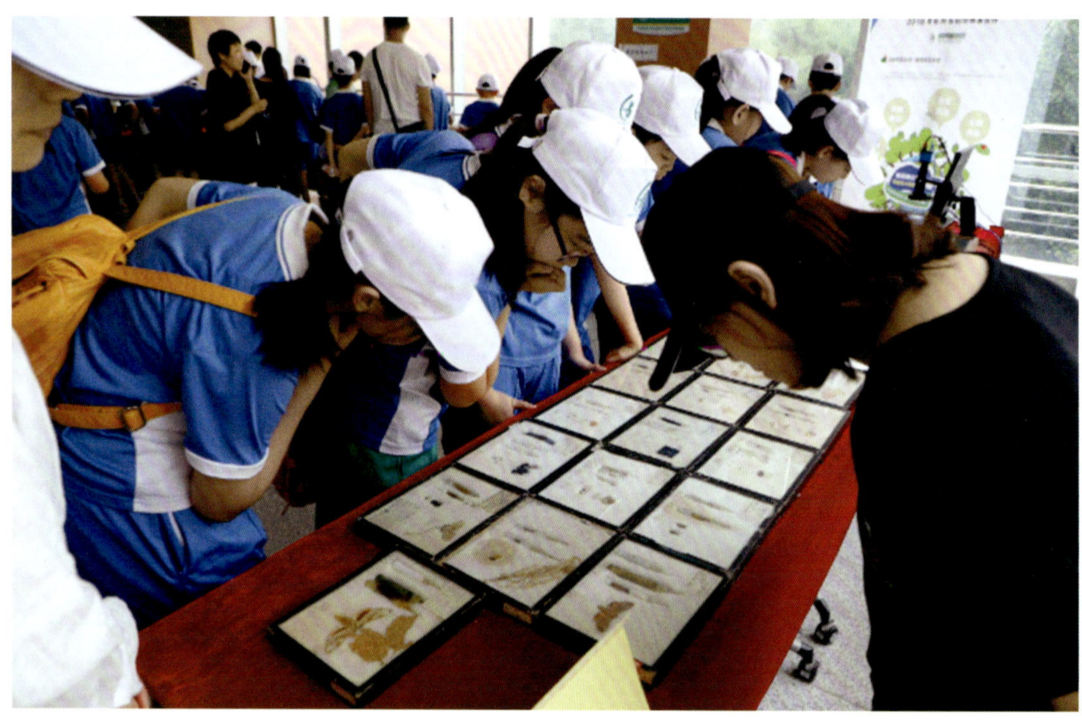

2018 年 6 月 6 日，中国疾病预防控制中心传染病预防控制国家重点实验室组织了有害生物生态、危害及甄别主题科普展，传染病预防控制所史展及实验观摩等重点实验室开放系列活动。

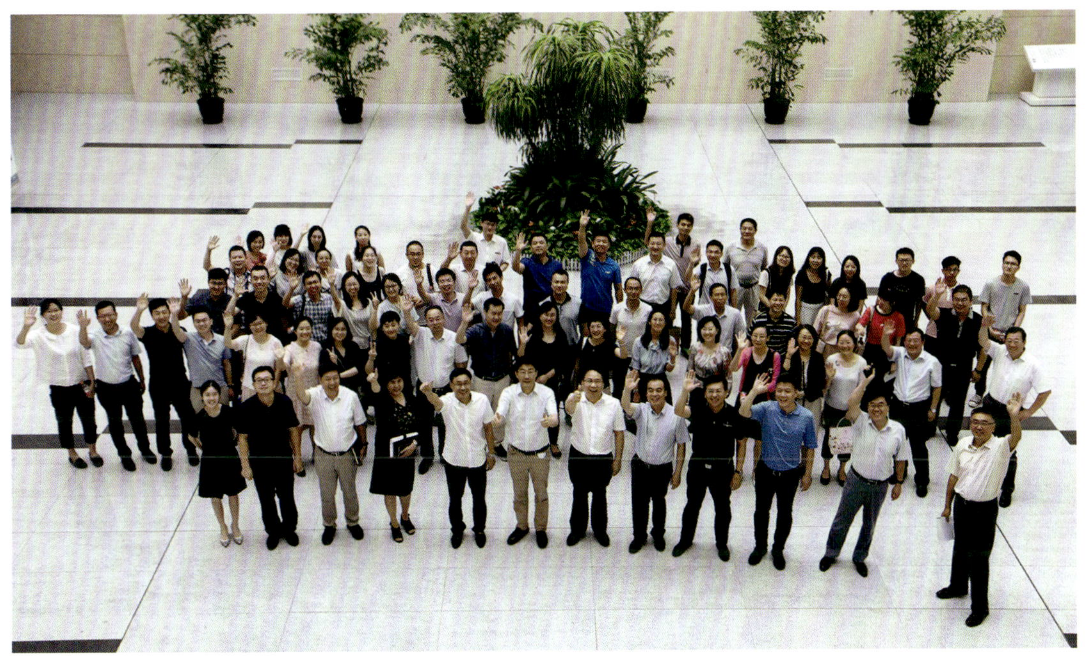

2018 年 7 月 10 日，中华人民共和国财政部社会保障司、中华人民共和国国家卫生健康委员会财务司、中国疾病预防控制中心开展“联学联做”活动。

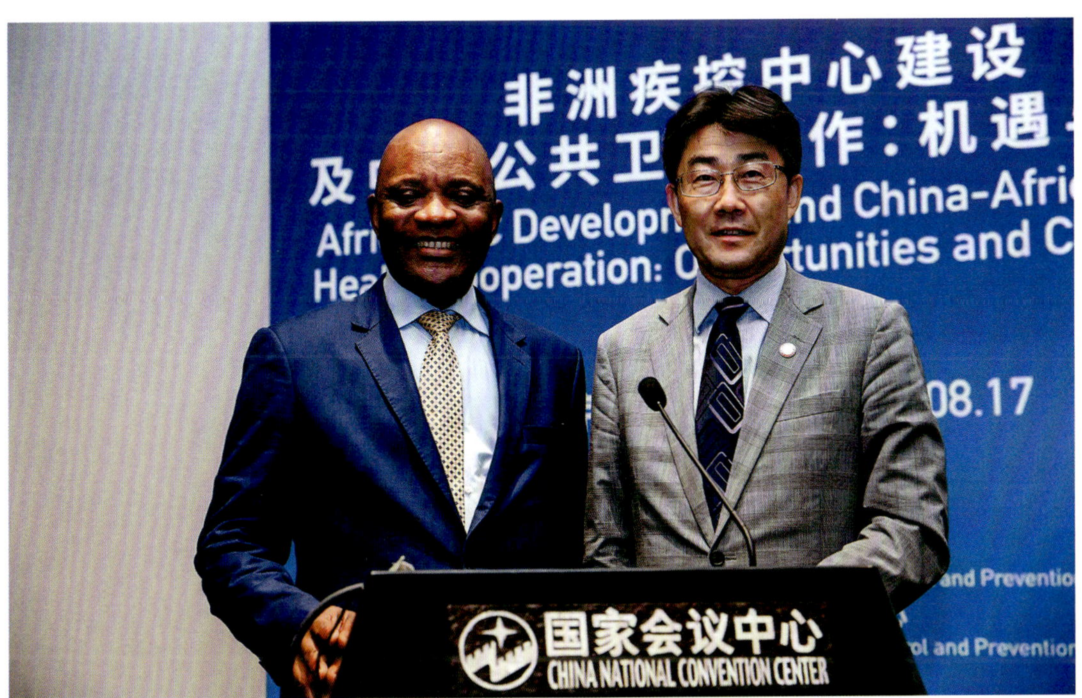

2018 年 8 月 17 日，由中国疾病预防控制中心与非洲疾控中心联合主办的中非卫生合作高级别会议专题论坛“非洲疾控中心建设及中非公共卫生合作：机遇与挑战”分论坛在北京举行。

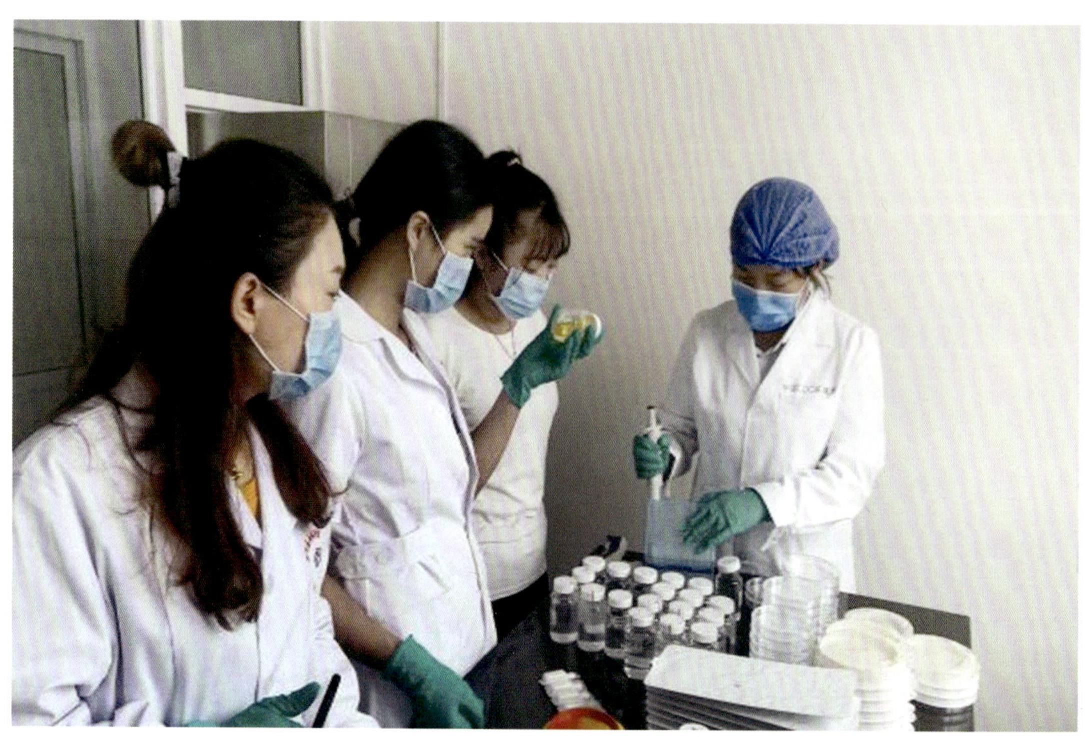

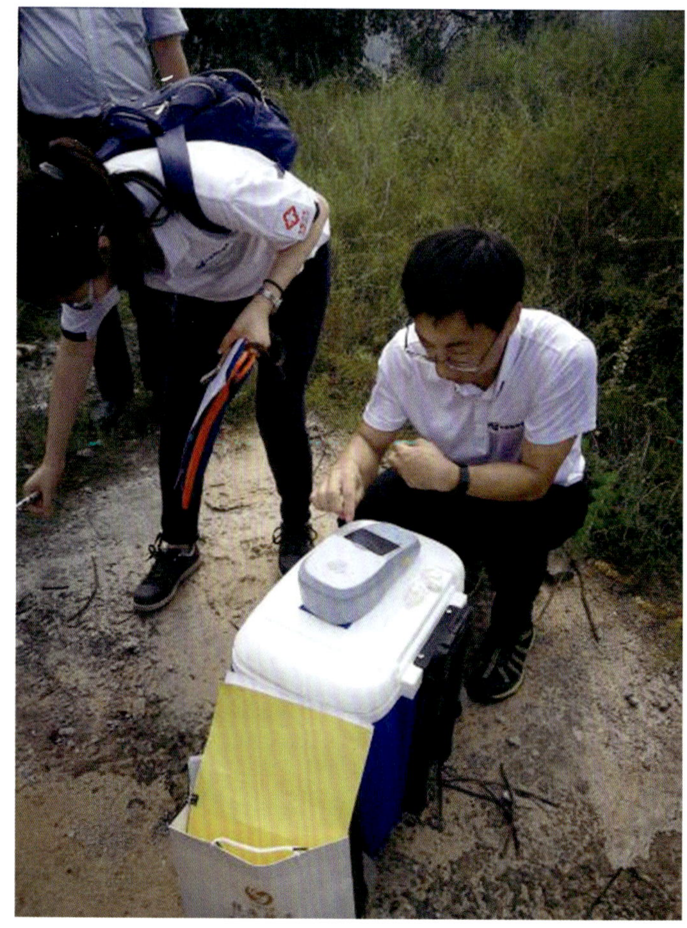

2018 年 8 月 28—31 日，中国疾病预防控制中心环境与健康相关产品安全所专家赴陕西省清涧县、子洲县开展国家卫生健康委员会定点扶贫县“一县一策”农村饮用水水质提升保障工程调研水样采集与检测工作。

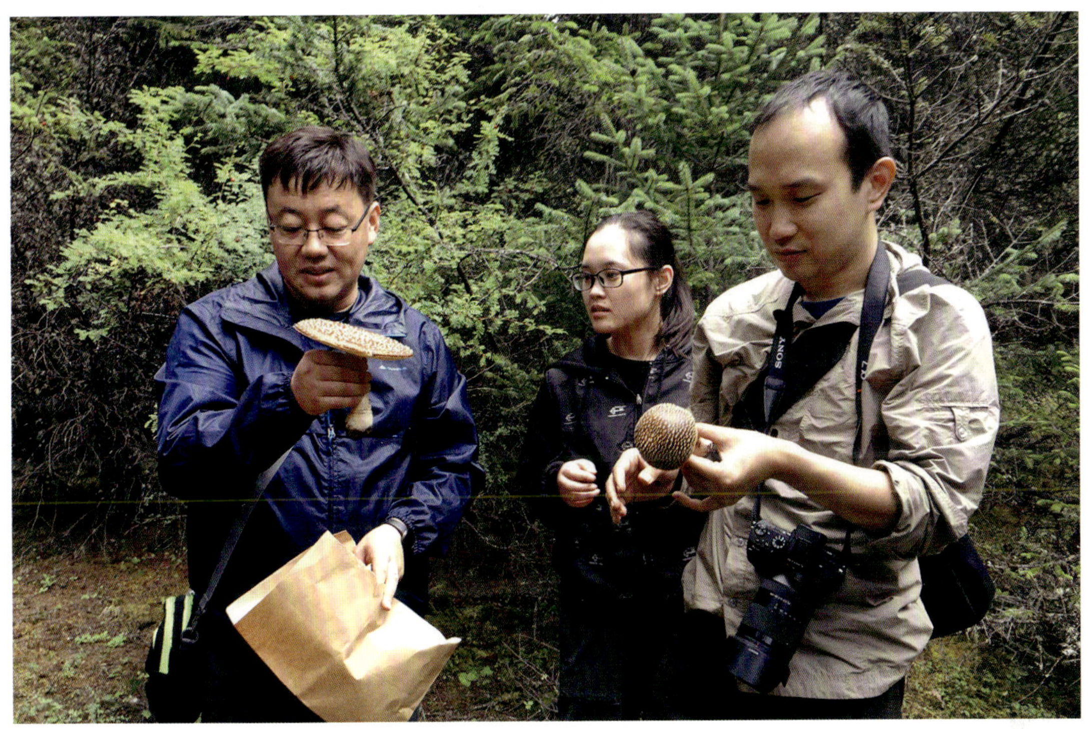

2018 年 9 月 1 日，中国疾病预防控制中心职业卫生与中毒控制所在西藏自治区林芝市开展毒蘑菇调研。

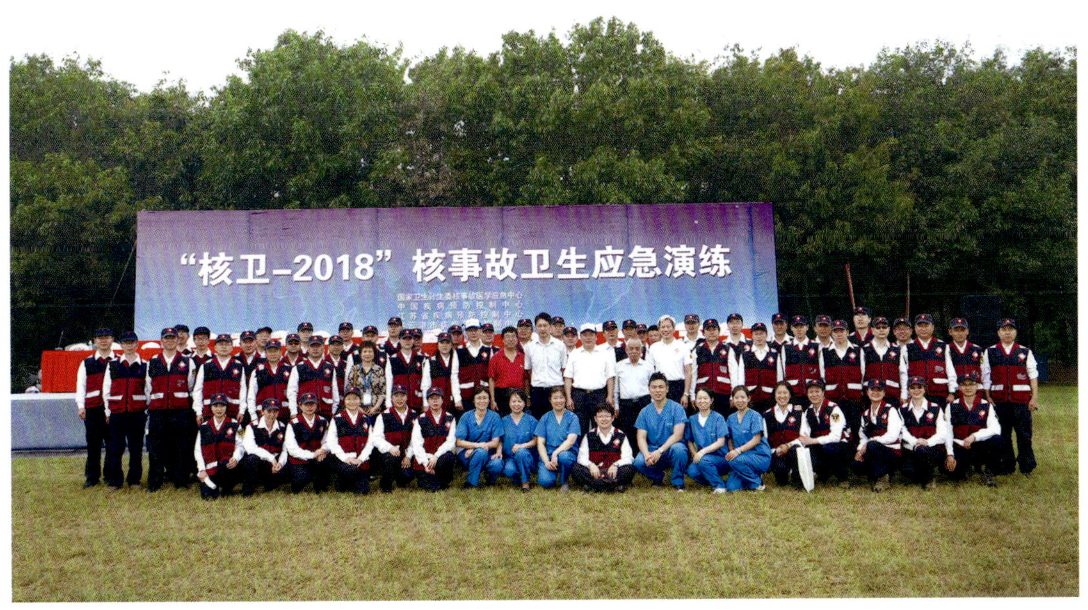

2018 年 9 月 17—21 日，中华人民共和国国家卫生健康委员会核事故医学应急中心在江苏省连云港市东海县组织开展"核卫 -2018"核事故卫生应急演练。

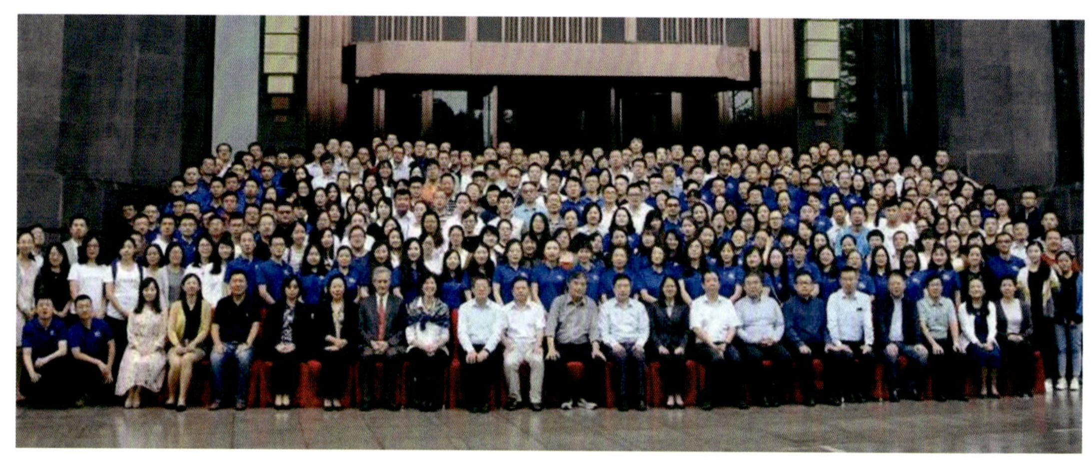

2018 年 9 月 26—27 日，中国现场流行病学培训项目第十三届年会在武汉召开。

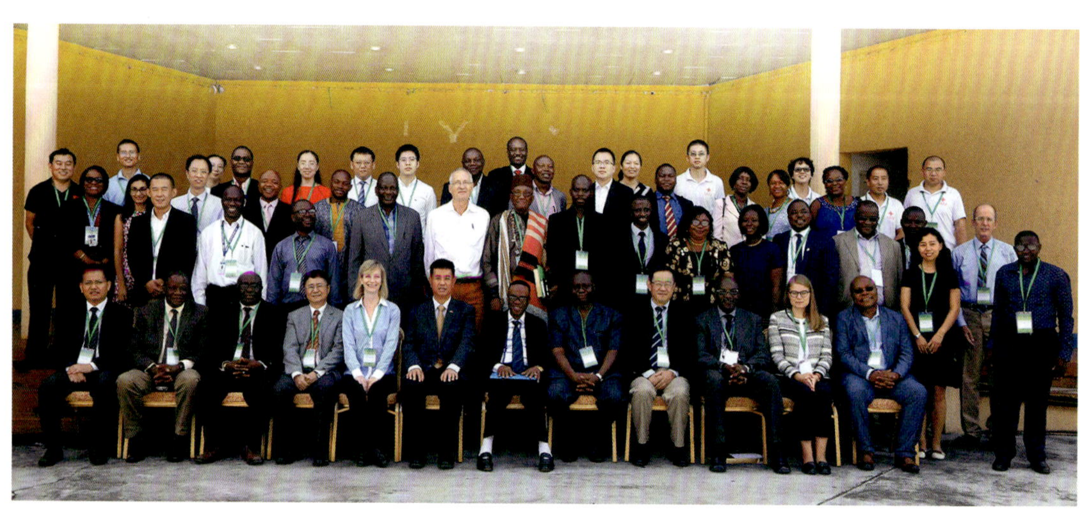

2018 年 10 月 11—12 日，乙肝疫苗出生剂次接种研讨会在塞拉利昂召开。

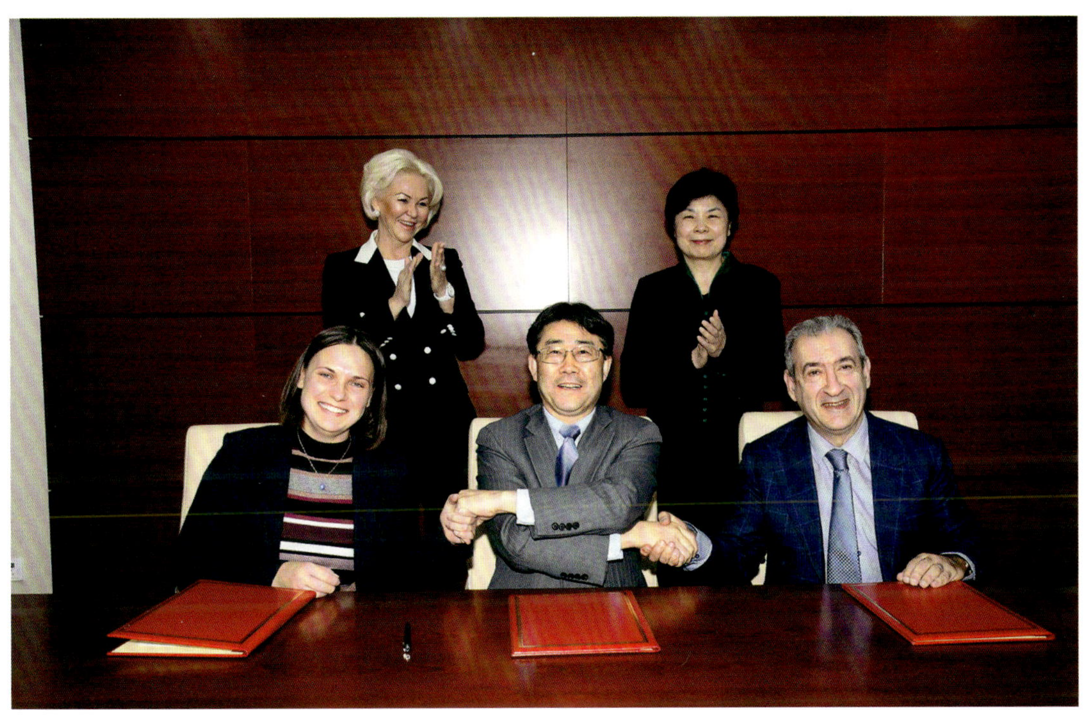

2018 年 10 月 29 日，中国疾病预防控制中心与俄罗斯联邦卫生部斯莫罗汀特瑟夫流感研究所及俄罗斯盖玛莱亚国家流行病学和微生物学研究所签署三方合作谅解备忘录。

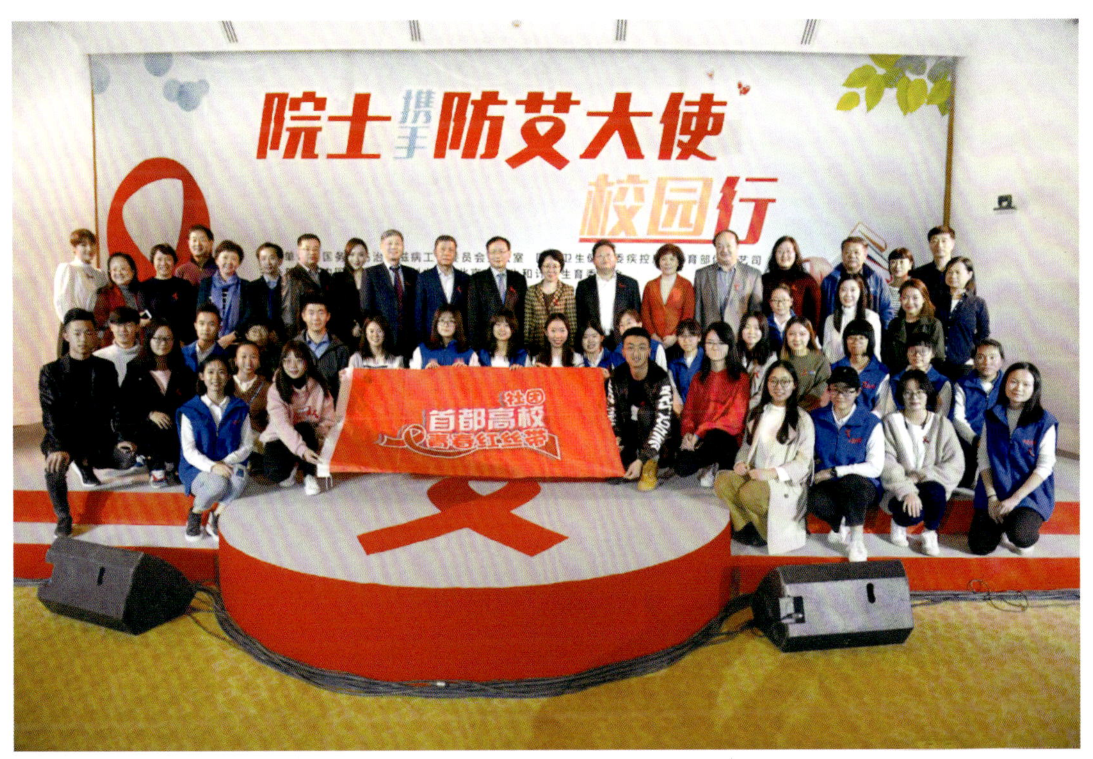

2018 年 10 月 31 日，“院士携手防艾大使校园行”活动走进北京师范大学。

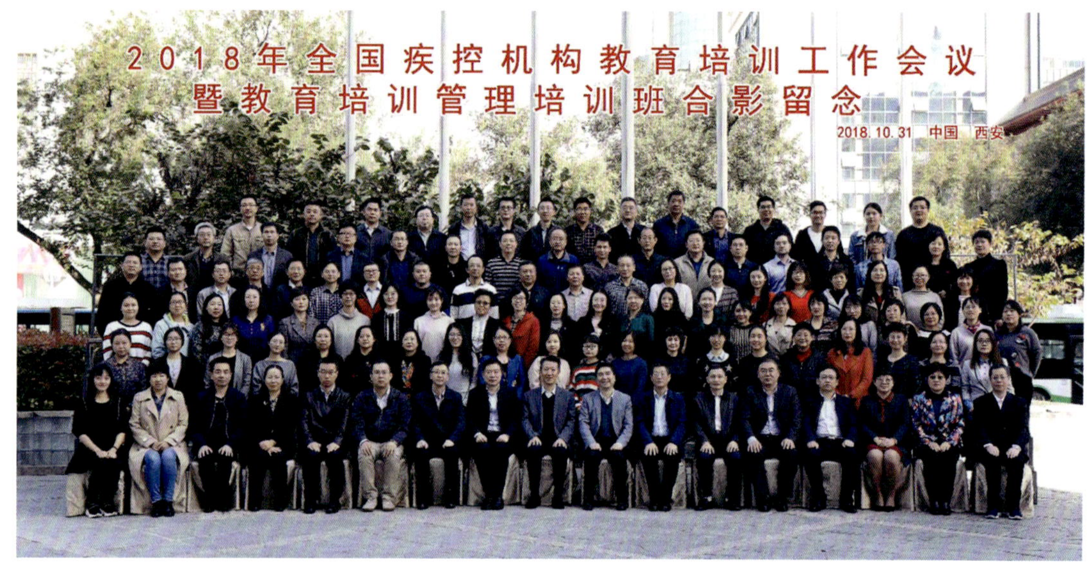

2018 年 10 月 31 日—11 月 1 日，2018 年全国疾控机构教育培训工作会议暨教育培训管理培训班在西安召开。

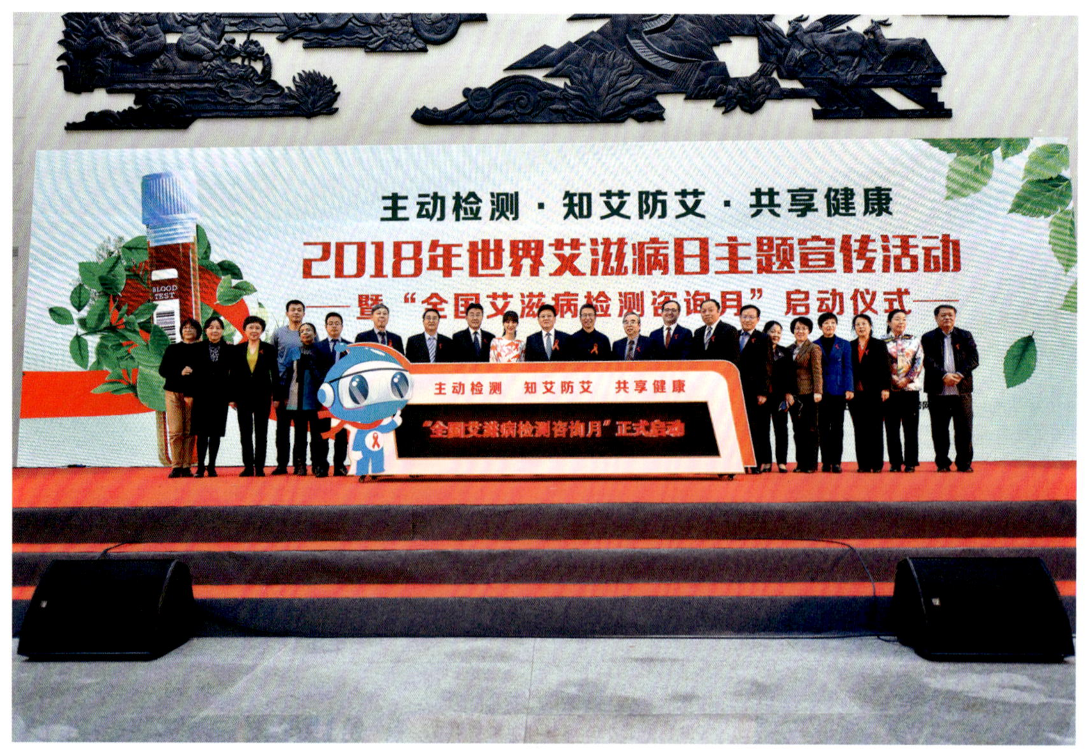

2018 年 11 月 20 日，2018 年世界艾滋病日主题宣传活动暨“全国艾滋病检测咨询月”启动仪式在中国疾病预防控制中心昌平新址举行。

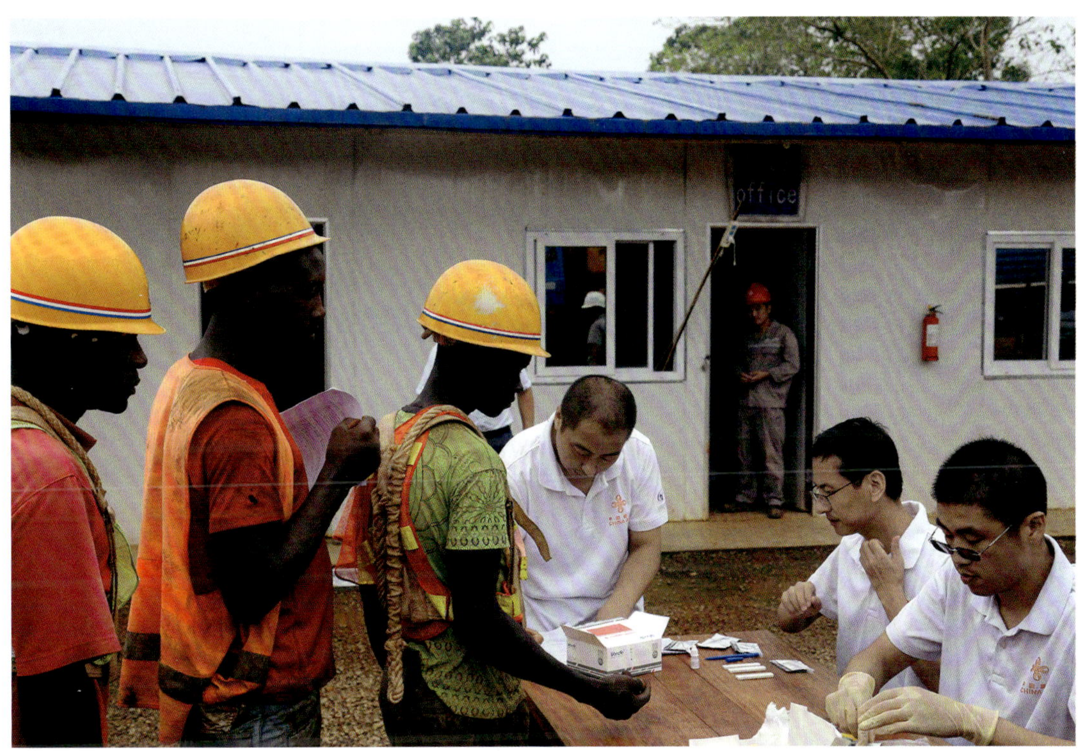

2018 年 11 月，中国疾病预防控制中心在塞拉利昂开展疟疾义诊工作。

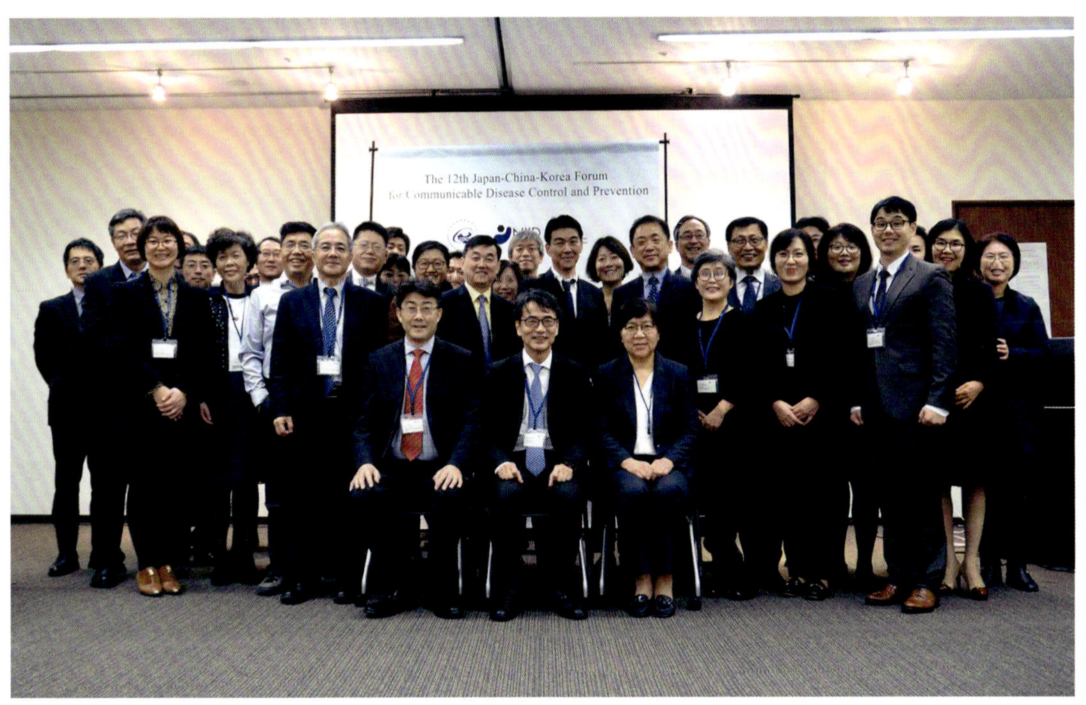

2018 年 12 月 5 日，第 12 届中日韩传染病防控论坛在日本东京举行。

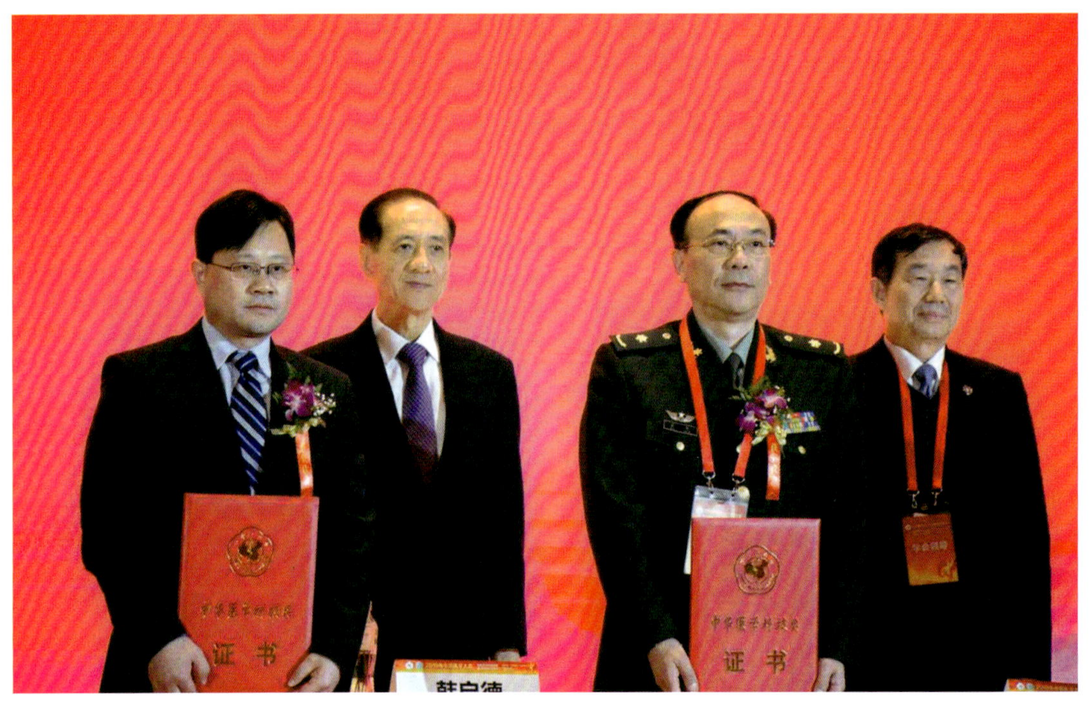

2019 年 1 月 11 日，中华医学会 2018 年度中华医学科技奖颁奖大会在北京国家会议中心举行。中国疾病预防控制中心环境与健康相关产品安全所牵头完成的“高龄老人重要健康相关指标的流行病学研究与应用”项目获 2018 年度中华医学科技奖二等奖。

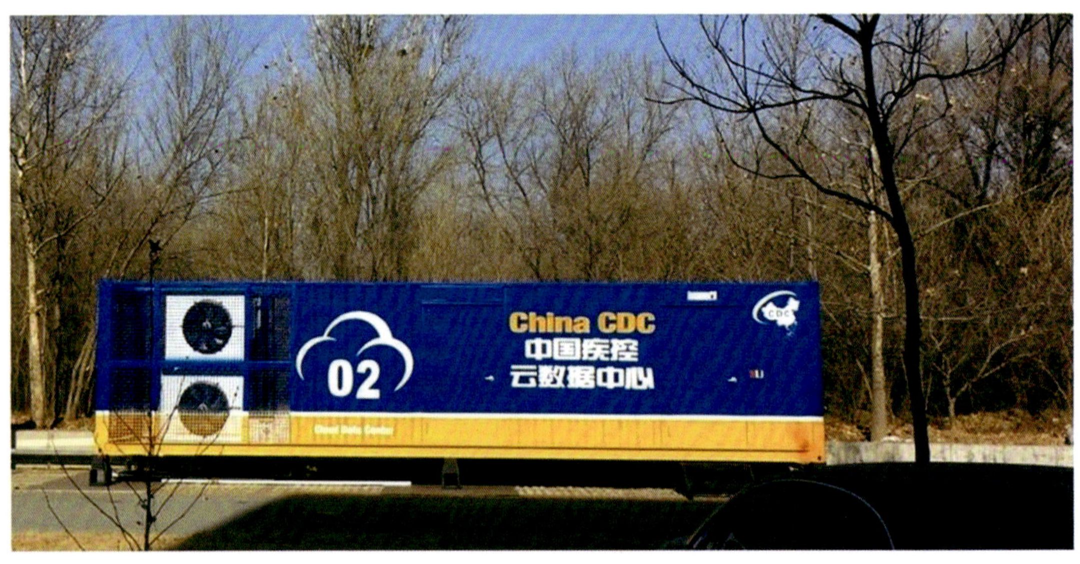

中国疾病预防控制中心基于一体化集装箱机房的云数据中心（2 号集装箱机房）的外观。

目 录

第一部分 重要会议及讲话

第二部分 工作进展

第三部分　直属单位工作概况

第四部分　挂靠单位工作概况

第五部分　人事人物

第六部分　大事记

第七部分　附录

重要会议及讲话

高福主任在中国疾病预防控制中心工作会议上 2018年工作总结的讲话

（2019年2月20日）

同志们：

今天，我们召开2019年中国疾病预防控制中心（以下简称中心）工作会议。会议的主要任务是，认真学习贯彻习近平新时代中国特色社会主义思想和党的十九大精神，全面落实全国卫生健康工作会议要求，总结回顾2018年的各项工作，分析形势，理清挑战，明确任务，落实责任，全力推动中心健康发展。下面，根据会议安排，我代表中心的领导班子，对中心2018年的工作情况进行报告。

2018年注定不平凡，在党中央的决策部署下，我国以人民健康为中心，不断深化机构改革，新组建成立中华人民共和国国家卫生健康委员会（以下简称国家卫生健康委）。这一年，在国家卫生健康委的坚强领导下，在相关单位的大力支持下，中心凝心聚力、稳扎稳打，围绕以人民健康为中心，有序推进各项工作，取得了明显的成绩和新的突破，圆满地完成了预定的工作目标。

一、凝心聚力，中心工作亮点纷呈

（一）多项工作喜获殊荣

一是侯云德院士获得国家最高科学技术奖，并接受习近平总书记颁奖，公共卫生领域取得历史性突破。二是中心荣获中华全国总工会设立的“全国五一劳动奖状”集体单位，这是全国企事业单位的最高荣誉，也是近年来中心获得的最高集体荣誉。

（二）参政议政能力不断提高

一是完成了全国19个省（自治区、直辖市）的疾病预防控制（以下简称疾控）体系建设和中心11个直属单位的业务机构调研，宏观把握疾控事业发展成效和问题，全面了解和系统思考中心内部改革创新发展的有关问题，研究相关政策建议和应对措施，探讨解决出路和办法，组织完成大量调研报告和工作方案。二是董小平、施小明、孙承业和我4人当选为中国人民政治协商会议第十三届全国委员会委员，在两会期间履职尽责、建言献策，提交了《筑牢传染病防控屏障　构建人类命运共同体》《“一带一路”公卫先行》《加强公共卫生人才队伍建设——充分体现疾控体系公共服务属性》等大会发言和政协提案，通过媒体呼吁，加强疾控体系建设，推动构建人类命运共同体，让世界共享中国健康方案。

（三）重点工作不断推进

一是中心二期工程作为“一把手”工程的重中之重，取得里程碑式突破和重大进展。中心通过多方协调，解决了151亩[①]土地的历史遗留问题，使争议土地重新回归中心；在北京市总体规划严控建筑规模的背景下，主动多次向有关部门求助，取得二期工程规划指标调整批复；完成了二期工程可行性研究报告的编制和上报；工程设计招标工作进展顺利，完成了各项市政规划方案的编制，2019年一定破土动工。二是按照孙春兰副总理的重要指示，在国家卫生健康委党组（以下简称委党组）的重视和各司局的支持下，形成了《关于加强中国疾病预防控制中心发展建设的建议》并上报委党组。三是实施了职工餐厅改革等一系列民生工程，解决了群众关注的问题，提升了职工的获得感；出台岗位聘任改革方案；制定实施“优才计划”等人才工程建设项目；安排优秀职工暑期集中休养。四是积极筹备生物安全四级实验室建设；编制国家热带病研究中心建设方案；牵头构建国家级病原微生物菌（毒）种保藏机构网络；申报建设国家病原微生物资源库国家科技创新基地。

（四）通过党建工作引领促进健康发展

一是深入学习贯彻党的十九大精神和习近平新时代中国特色社会主义思想，落实新时代全面从严治党要求，制定党风廉政建设和反腐败任务分工并抓好落实。二是以科研方

---

① 1亩≈666.67平方米。——编辑注

式抓党建，深化行业党建理论研究，将“百强支部”建设经验在《紫光阁》① 上发表，出版疾控党建专著。利用中国卫生计生思想政治工作促进会疾控分会平台，带动全国疾控党建。三是配合做好委党组巡视，落实巡视整改工作，组织干部人才专题培训，实施干部轮岗交流，制定中心“三定”规定。

二、稳扎稳打，疾控应急工作稳步推进

（一）卫生应急工作能力稳中有进

回顾这一年并“不太平”，中心在做好常规工作的同时，也面对了诸多突发事件和挑战，但我们齐心协力，圆满地完成了各类突发公共卫生事件的监测、应对和处置工作。一是及时组织人禽流感、MERS（Middle East respiratory syndrome，中东呼吸综合征）、寨卡病毒病、洪涝灾害等专题风险评估 30 余次，编写应急快报 12 期。二是适时启动吉林长春长生疫苗事件、新疆Ⅱ型疫苗衍生脊髓灰质炎病毒事件及川甘等省洪涝灾害应急响应。三是参与确诊首例人感染 H7N4 禽流感病例（江苏）、西藏自治区那曲市不明原因死亡病例应对。四是做好全国两会、上海合作组织青岛峰会和中非合作论坛北京峰会的卫生保障。五是完善中心应急作业管理信息系统建设。六是组织近 300 人进行国家级卫生应急培训 5 次和应急演练 4 次，开展我国“一带一路”相关省突发急性传染病防治能力调查。七是举办“5·12”汶川特大地震抗震救灾十周年纪念活动和自然灾害卫生应急论坛。八是编写《疾控机构卫生应急工作规范评估标准》《食品安全事故流行病学调查工作规范》《卫生应急作业中心建设技术指南》等规范性技术文件。

（二）重点传染病防控水平进一步提升

一是完成了遏制与防治艾滋病“十三五”行动计划中期评估，组织开展“院士携手防艾大使校园行”等宣传活动，艾滋病检测治疗覆盖面进一步扩大。二是规划统筹全国结核病防治，强化重点地区和人群的结核病疫情监测与防控，建立聚集性疫情处置机制，开展耐药患者高质量关怀服务试点。三是有效处置登革热、炭疽、流行性乙型脑炎（以下简称乙脑）等暴发疫情。四是组织编写并印发《全国布鲁氏菌病监测工作方案指南》《全国布鲁氏菌病实验室检测指南》《中国消除狂犬病专家共识》《促进我国流感疫苗接种政策建议》《中国流感疫苗预防接种技术指南（2018—2019）》《流感样病例暴发疫情处置指南（2018 年版）》《建议加速新型抗流感病毒药物艾福洛扎在我国上市的报告》等技术文件和

① 2019 年 1 月，《紫光阁》更名为《旗帜》。——编辑注

报告，组织更新《狂犬病暴露预防处置操作指南》，参与编制《血吸虫病防治专项三年攻坚行动计划方案》。五是及时开展重点传染病疫情趋势与风险评估，积极有效地应对冬春季流行性感冒（以下简称流感）疫情，规范有序地推进手足口病防控，持续开展华支睾吸虫重复感染调查，组织消除疟疾终审评估，推进棘球蚴病（又称包虫病）综合防治试点和藏族聚居区棘球蚴病联防联控，将常规防控与专题研究相结合，进一步提升防控水平。六是开展流感大流行百年纪念活动，倡导设立世界流感日，推动新型四价流感疫苗和新型流感抗病毒药物艾福洛扎（巴洛沙韦）在国内的研发和应用。七是国家致病菌识别网扩展至18个省级疾控中心，病媒生物监测平台上的99个国家级监测点按要求采集并上报数据，细菌性疫苗可预防疾病实验室监测网络和细菌抗药性监测平台初步建立。八是推进免疫规划信息化新技术应用和信息标准建设，国家免疫规划疫苗报告接种率保持在95%以上，国家免疫规划疫苗可预防疾病并使疾病继续维持在较低流行水平。加强国家免疫规划技术工作组能力建设，研究免疫规划政策，编制疫苗使用指南，承担国家免疫规划疫苗集中采购工作。

（三）慢性病防控扎实推进

一是稳步推进死因监测、中国成人慢性病与营养监测（2018）等各项监测工作。完成了《中国居民慢性阻塞性肺疾病监测报告（2014—2015）》，出版了《第四次全国口腔健康流行病学调查报告》，发布了骨质疏松症流行病学调查核心信息。二是推进全民健康生活方式行动，更新健康支持性环境建设标准；强化国家慢性病综合防控示范区动态评估与管理，完成了第二批示范区复审。三是推进慢性病防控重点项目。继续开展淮河流域重点地区癌症综合防治和叶酸干预人群长期效应调查项目，开展“中英减盐行动——家庭主厨及人群综合干预”项目。四是推进控烟立法、修法和执法，加强控烟宣传，开展2018年中国成人烟草流行调查，推进全国戒烟门诊建设。五是加强伤害预防与控制，在全国11个地区开展伤害干预试点，与国务院妇女儿童工作委员会办公室、联合国儿童基金会合作，在6个省（市）继续开展儿童伤害预防项目。六是开展老年失能失智监测与综合干预试点，初步建立以社区为平台的老年期重点疾病预防和干预多部门合作模式，探索健康老龄化策略与体系建设。七是开展第三次基本公共卫生服务慢性病患者管理评价现场调查。撰写了《中国慢性病预防控制能力调查——第四次调查报告》，组织开展第五次全国慢性病预防控制能力调查。八是组织了第三届“万步有约”职业人群健走激励大赛，参赛人数又创新高（约25万人）。

（四）健康相关因素监测与干预能力不断提升

一是继续开展饮用水、空气污染、职业健康、辐射危害、营养与健康等10余项监测，覆盖面不断扩大。二是推进重点地区的环境健康调查，参与生活饮用水标准修订，提出“三新”涉水产品卫生许可调整建议。三是完善农用地土壤镉污染对人群健康影响方案。四是撰写并上报“关于职业安全健康监督管理职能调整工作的对策建议”，组织撰写《全国企业职业危害调查技术方案》《全国尘肺病调查技术方案》《学校卫生工作调研方案》，组织修订《职业病诊断与鉴定管理办法》《职业健康检查管理办法》。五是举办学生近视调查培训班，推动全国地方病摸底调查，组织全国 390 余家放射卫生技术机构检测能力考核及培训，组织开展职业健康检查机构实验室检测能力考核和职业卫生检测实验室比对。六是开展毒物参考品数据库及应用平台建设，通过现场处置、技术支持，处理西藏、甘肃等地 40 余起中毒事件。七是完成了全国城乡环境卫生整洁行动评估、农村改厕专项调查、全国农村改厕实施“十三五”规划及 2030 年长远规划等。八是农村饮用水监测乡镇覆盖率达 85%，空气污染（雾霾）对人群健康影响监测、国家人体生物监测、公共场所健康危害因素监测、饮用水放射性风险监测均实现了 31 个省（自治区、直辖市）全覆盖，重点职业病项目实现地（市）级全覆盖，医用辐射防护监测地（市）级覆盖率达 94.2%，国家人体生物监测项目完成 28 个省的现场调查和样本采集，中国健康与营养调查开展第 11 轮追访，覆盖 16 个省 2 万队列人群。九是落实《国民营养计划（2017—2030 年）》中的各项措施，开展人群营养改善行动。

三、学用新思想，不断激发内在活力

（一）科技管理有创新

一是制定中心成果转化、合作研究、结余资金等管理办法，加强推动中心的科技成果转化和对外合作，中心病毒病所获得国家认证认可监督管理委员会检验检测机构资质认定，可向社会出具合法检测数据和结果。二是进一步完善科研课题、横向课题、伦理诚信等的管理，参加国家科技发展规划及战略制定。三是组织成果鉴定和登记 6 项；组织申报省部级奖励 13 项，截至 2018 年年底，获奖 5 项；发表论文 1 337 篇，其中中文论文为 820 篇，英文论文为 517 篇；出版专著 106 部，其中主编 27 部，参编 79 部。2018 年，在研课题为 398 项，在研经费为 33 910.5 万元；获准课题为 181 项，获准经费为 82 564.3 万元；利用结余资金立项课题（第一批）20 项，资助经费为 443.6 万元。2018 年 12 月 30 日基本科学指标数据库（essential science indicators，ESI）的数据显示，中心的科研综合实力位列全国科研院所第四；启动公共卫生与疾病防控创新保障工程方案制定工作。

（二）教育培训有突破

一是进一步明确教育培训处的内涵，完善治理架构，举全中心之力，办好教育培训工作。中心共招录博士研究生、硕士研究生 191 人，进站博士后 6 人，招收 CFETP（Chinese Field Epidemiology Training Program，中国现场流行病学培训项目）和西部地区 FETP（Field Epidemiology Training Program，现场流行病学培训项目）学员共 64 人；授予学位 183 人，出站博士后 7 人，CFETP 和西部地区 FETP 毕业 71 人。增聘导师 28 名，组织完成 2014—2018 年学位授权点自我评估工作。二是举办第二届“健康科普行”夏令营社会实践；设立“中国疾病预防控制中心和生物梅里埃医学杰出研究生奖学金”；与中国科学院大学探索联合招收国际研究生，与南京医科大学联合设立全球健康中心，与香港大学磋商论证联合培养 MPH（master of public health，公共卫生硕士）项目。三是拓展 MPH 现场实践教学单位，探索与中心直属单位和省级疾控中心突出专业方向和特色共建实践教学基地，完成现场实践教学任务。四是牵头负责疾控机构公共卫生医师规范化培训试点技术方案研制；组织管理国家级继续医学教育项目 77 项；构建全国疾控教育培训网络。五是组织实施“我国公共卫生人才发展－继续教育战略研究”子课题；协助中国科学院大学医学院举办第一届中国疫苗学培训项目。六是启动一线人员 FETP 试点项目，指导西藏、甘肃、海南等创办省级 FETP 项目，推荐并派遣 CFETP 毕业生作为师资授课和现场指导学员，全过程参与试点项目的启动、总结及评估工作，进一步完善“FETP 三级金字塔形”培训模式。

（三）实验室安全有保障

一是落实国家生物安全总体工作布局，通过强化培训、监督检查等，扎实地做好实验室安全管理工作。二是配合国家卫生健康委开展 2019 年度国家生物安全风险评估；举办以“走近生物安全”为主题的第二个“全民国家安全教育日”活动。三是全力推进中心病原微生物菌（毒）种保藏中心建设，健全完善保藏中心的内部管理制度，编制《病原微生物菌（毒）种保藏相关法律法规汇编》，持续对外提供菌（毒）种或样本，提高保藏中心的履职能力；组织成立中华预防医学会生物资源管理与利用研究分会，成功承办第十三届亚太生物安全协会年会。四是稳步推进实验动物中心建设，开展全国实验动物条件现状摸底调查，提升遗传修饰动物平台的业务能力，启动抗体制备平台及疫苗研究平台建设。五是顺利开展卫生行业检验检测机构资质认定工作。六是严格运输审批，2018 年，共办理 66 个准运证书、29 个医用特殊物品出入境审核。七是参与起草和修订《病原生物资源数据管理技术规范》《关于加强病原微生物实验室生物安全管理工作的指导意见》《生物安全实验室建设与发展报告》等规范文件，实验室运行和保障能力明显提升。

（四）信息化水平有提升

一是修订完善个人电子疾病档案、健康危害因素、疾病预防控制综合管理与爱国卫生、疫苗和冷链监测等基本数据集标准。二是编写并印发《疾病预防控制信息系统建设指导方案（2018 版）》，为疾控信息化建设提供重要技术指导。全面推进全民健康保障信息化工程——中国疾病预防控制信息系统建设；编制《中国疾病预防控制中心业务应用信息系统整合集成落实工作方案》；推进疾控信息互联互通，1 419 家医疗机构实现传染病个案信息自动交换。三是在卫生健康系统内率先启动一体化集装箱机房云数据中心建设，成功实现了中国疾病预防控制信息系统和协同办公平台的整体迁移和稳定运行，数据中心跨入“云时代”。四是全面实现中国疾病预防控制信息系统的 7.2 万家各级各类医疗卫生机构 17 万名用户基于第三方电子认证服务机构强身份认证（certificate authority，CA）的全覆盖，极大地提升了网络直报系统的安全防护能力。五是全面启动中心协同办公平台的升级改造，进一步提升中心的工作效率、管理水平和业务协同能力；中心门户网站和英文版、手机版网站全新改版上线，将更好地服务专业人员和社会公众；开展了省级疾控中心网站评测工作，促进各地疾控机构提升信息服务能力。六是开展省级人口健康信息平台疾病预防控制信息系统建设现状调查、省级疾控监测数据资源采集现状和数据分析利用情况调查，掌握省级疾控信息化建设第一手资料。

（五）媒体宣传和健康科普有进步

一是积极开展舆情监测，更新疾控领域的健康科普知识库，通过网站、微信、12320 卫生热线等形式，开展健康科普宣传，主动回应社会热点，组织并编印《中国新闻》两会专刊，全年发布科普信息近 600 篇，阅读量达千万余人次，受理媒体采访 80 人次。二是组织开展科普大赛、健康科普训练营、新媒体排名、媒体沟通能力评估等活动，推动疾控系统提升健康科普与媒体沟通能力。三是稳步推进 12320 服务体系建设，升级完善信息录入统计系统，不断提高服务质量和效率。四是不断提升中心主办和承办期刊的学术质量，中心成为国家卫生健康委委管期刊年度专项检查中唯一的免检主办单位，创办《生物安全与健康（英文）》（*Biosafety and Health*）、《中国疾病预防控制中心周报（英文）》（*China CDC Weekly*）等杂志。

（六）标准化工作有加强

一是完成 2018 年公共卫生领域卫生标准制修订项目立项评审；组织审查工作会 31 次，完成标准报批材料审查 168 项，上报国家卫生健康委法规司 181 项。二是制作卫生标准科普专题片、网络培训课程，编写《国家公共卫生标准实用指南丛书》《公共卫生标准化典型案例丛书》，举办重要公共卫生标准宣贯师资培训班 10 期。三是组织开展卫生标准基础性前期研究、卫生标准研究与制定、卫生标准追踪评价等项目。

（七）国际合作交流有拓展

一是立足国内，放眼国际，积极配合国家的卫生外交战略，利用多、双边合作机制，拓展国际合作机构伙伴网络，提升在亚非区域合作中的影响力和引领作用；积极参与全球性科研挑战合作倡议，推进中国方案和中国产品的国际化应用进程。二是强化与非洲疾控中心合作，继续做好塞拉利昂Ⅱ期项目；派专家组参与刚果（金）、乌干达的埃博拉疫情防控；指导开展赞比亚、尼日利亚的公共卫生培训。三是举办中非疟疾、血吸虫病消除合作分论坛，中俄传染病研讨会，中美病毒学研讨会，“一带一路”西北地区传染病防控论坛，提交中国支持非洲疟疾、血吸虫病控制消除计划项目书；承办中非卫生合作高级别会议传染病分论坛、世界公众科学素质促进大会“健康素养促进疾病防控”分论坛、亚洲媒介生物控制国际会议、“一带一路”鼠疫防控国际学术会议，承担澜沧江－湄公河跨境传染病联防联控项目实施管理，实施中坦疟疾控制示范项目和中澳巴新疟疾试点，以实际行动推动构建人类命运共同体。四是病毒病所荣获“全国援外医疗工作先进集体”称号。

（八）对口支援和健康扶贫有实效

一是印发 2018—2020 年援疆工作实施意见，在新疆维吾尔自治区疾控中心正式启动运行徐建国－高福院士工作站，保障南疆工作站日常运行，前往新疆南疆四地州调研，聚焦于公共卫生和疾病防控核心任务，加强南疆四地州的传染病防控协同机制体制建设，分别在和田、克孜勒苏柯尔克孜自治州、阿克苏建立南疆工作站联络点，组织召开中心援疆工作座谈会暨“三区三州”健康扶贫座谈会，启动新疆南疆四地州的结核病健康扶贫专项行动。二是印发 2018 年援藏工作实施意见，组织召开中心援藏工作会暨西藏和四省藏区健康扶贫座谈会，加大宣传力度，加强科研和人才队伍建设，充分调动专业人员的积极性，共同推进西藏和四省藏区公共卫生健康事业的发展。三是通过全面总结中心近年来的援疆、援藏和健康扶贫工作，进一步提高政治站位，贯彻落实新时代卫生健康扶贫新要求，系统谋划各地区精准帮扶实施方案，加强脱贫攻坚工作的主观能动性，压实工作责任，以问题为导向，创新工作方式方法，提高脱贫攻坚“一地一策”，精准帮扶水平，全面推动脱贫攻坚工作的深化和落实。

四、勇于担当作为，管理水平再上台阶

（一）加强制度建设，推进规范化管理

一是组织印发《中国疾控中心保守国家秘密工作规范（试行）》《中国疾病预防控制中心关于进一步贯彻落实中央八项规定精神的实施办法》等系列文件，进一步加强对作风建设、疾控应急、科研教育、生物安全、纪检监察、保密等工作的管理和支撑，及时调整保密委员会成员组成，完成机关涉密人员备案，建立涉密人员、涉密设备统一台账和“1 + X”保密制度体系，全力开展中心网络安全和保密自查自评专项工作，及时处置风险，全年未发生失泄密事件和安全生产事故，连续多年实现安全生产“三个零”的目标。二是实行审计关口前移，对拟签合同开展事前审计；组织完成离任经济责任审计、任中经济责任审计、直属单位年度审计等工作。三是开展 2017 年度单位整体支出绩效自评和考核。2018 年，中心对 2019—2021 年滚动项目库的项目进行调整、增加工作，共申请项目 121 项，预算总金额为 199 057 万元；中心预算执行进度为 92.93%。四是完成采购项目 99 项，采购金额总计 8 089.97 万元；开展国家免疫规划疫苗集中采购工作，预算为 24.5 亿元。

（二）情系职工，营造良好工作氛围

一是完成中心本级 41 台涉改车辆资产处置；完成艾防中心菌毒种库防护项目验收评审；接管教育培训处后勤保障，加强安全管理。二是全年通勤运行 1.2 万次，接送乘客 42.8 万人次，安全行驶 84.9 万千米；专家公寓全年累计接待入住宾客 1.3 万人次，客房日使用率为 50%。三是推动协调国家电网有限公司，创造条件，为中心安装 20 个充电桩，方便职工通勤；指导职工餐厅进行改造和优化，实现餐厅 3 元自助餐，改善职工的用餐感受。

（三）打造中心文化，凝聚疾控力量

一是完成中心工会换届，选举产生了新一届工会委员会、经费审查委员会和女职工委员会。二是丰富职工的文体生活，举办健步走、羽毛球、乒乓球、棋牌、划龙舟等比赛；开展慰问困难职工子女和军烈属、亲子共读会、职工子女暑期夏令营等活动。三是继续开展“恒爱行动—线牵”“家庭助廉”等活动；购置共享书屋图书 400 余册；继续开展“与信仰对话”主题团日和“走基层”活动；举办“缘定疾控”单身联谊会；组织“学习先辈

精神　YOUNG 帆疾控梦想”系列活动；策划《走近最高科学技术奖获得者侯云德院士》（尚未出版）；举办“薪火相传疾控志”火炬传递活动。四是中心团委“植根基层　健康同行”健康公益志愿服务项目荣获首届全国卫生健康行业青年志愿服务项目大赛金奖和第四届中国青年志愿服务项目大赛金奖。

同志们，幸福是奋斗出来的！

回望 2018 年的深深脚印、辛勤奋斗，离不开习近平新时代中国特色社会主义思想的科学指引，离不开国家卫生健康委的坚强领导，更离不开中心全体干部职工的辛勤耕耘与无私奉献。在此，我代表中心的领导班子，向辛勤工作的全体干部职工表示崇高的敬意和衷心的感谢！

行进在 2019 年的大道上，让我们携手并肩、继续前进，为中心事业发展、为疾控行业进步、为健康中国建设一同奋斗，为实现第一个百年奋斗目标做出更多、更新的贡献！

统一思想　凝聚力量
奋力开创新时代疾控党的工作新局面

中国疾控中心党委书记　李新华

同志们：

大家上午好！

根据会议安排，我代表中心党委就中心党的工作向大家做报告。报告的主题是“统一思想　凝聚力量　奋力开创新时代疾控党的工作新局面”。

一、过去一年的工作

过去的一年，是意义非凡的一年。党的十九大在北京胜利召开，确立了习近平新时代中国特色社会主义思想作为党的指导思想，绘就了我国社会主义事业发展的宏伟蓝图，开启了建设中国特色社会主义的新时代。

过去的一年，在新的领导班子和中心全体干部职工的共同努力下，中心党的工作也取得了新的可喜成绩。下面我从几个方面总结和报告 2017 年的工作。

（一）深入学习贯彻党的十九大精神和习近平新时代中国特色社会主义思想

一是积极营造浓厚的学习氛围。通过加强舆论宣传和办公园区的室内外环境布置、组织干部职工集中收看开幕式等方式，营造浓厚的学习党的十九大精神氛围。二是积极建立多样的学习方式。中心和各单位均制定了学习宣传贯彻党的十九大精神工作方案，通过党政一把手带头讲党课、做交流，举办集中学习、专题研讨、现场教育活动，党员干部积极撰写学习心得等多种形式，学习贯彻党的十九大精神。三是积极参加专题的学习培训。组织中心的领导班子、中层干部、党支部书记共 97 人，参加中华人民共和国国家卫生和计划生育委员会（以下简称国家卫生计生委）① 党校组织的学习党的十九大精神专题培训。通过专题学习，全面提升了对党的十九大精神的把握，以及对习近平新时代中国特色社会主义思想丰富内涵的认识。四是以党的十九大精神引领全国疾控系统的思想政治工作。组

① 2018 年 3 月，《第十三届全国人民代表大会第一次会议关于国务院机构改革方案的决定》提到，组建国家卫生健康委员会，不再保留国家卫生和计划生育委员会。——编辑注

织召开中国卫生计生思想政治工作促进会疾控分会第三次会员代表大会、省级疾控中心办公室主任培训班、中心纪委委员扩大会、中心人事干部及分管领导培训班等，邀请国家卫生计生委直属机关党委领导、中央党校教授、党的十九大代表高福主任开展专题培训，掀起全国疾控系统学习热潮。

（二）履职尽责，扎实推进全面从严治党

中心党委认真贯彻落实国家卫生计生委党组《关于落实全面从严治党主体责任的意见》，高度重视中心党建工作，多次专题研究中心党建的重点和难点问题，推动党建工作与业务工作同研究、同部署、同检查、同考核，实现两项工作有机融合、相互促进。一是切实履行抓基层党建第一责任人的职责。中心党委以两会精神、廉政警示教育、保密教育、党的十九大精神为主题，举办中心组扩大学习 4 次，中心班子成员带头讲党课、写心得，充分发挥带学促学作用，为所在支部党员、中层干部、青年职工讲党课。中心党委成员带队到直属单位、机关处室开展调研督导，确保年度全覆盖。严控党员发展质量，确保党员队伍的纯洁性和先进性，全年发展预备党员 20 名。二是加强领导干部队伍建设。全年召开党委常委会 11 次、主任办公会 16 次。及时调整党委常委党建联系点，中心领导既负责业务，也联系党建，推动党建和业务紧密结合。坚持把选强配齐直属单位一把手作为干部选任工作的重中之重，突出干部学习培训。三是着力解决中心改革发展的重点和难点问题，全力维护中心人才队伍的稳定和发展。支持并推动中心的资深老院士获得国家最高科学技术奖，树立榜样，提升吸引力；创造条件破解聘岗难题，留住青年人才，增强凝聚力。四是落实党风廉政建设主体责任。履行党委主体责任，大力支持纪委履行监督责任，坚持以制度管人的理念，把廉政建设贯彻到各项工作之中，强化制度建设，注重源头预防；逐级签订廉政风险责任书，制定“中国疾病预防控制中心党风廉政建设和反腐败工作分工意见表”，编印身边的典型案例，开展主题警示教育月活动，营造风清气正的良好环境。工作效果明显，2017 年是党的十八大以来中心的群众来信最少的一年。五是积极开展群团工作。完成中心工会换届工作，健全困难患病职工慰问机制，走访慰问离退职工、院士专家、挂职干部、患病职工及复转军人。为团员青年讲专题党课，引领青年职工成长成才。六是服务国家外交战略，助力构建人类命运共同体。做好援塞固定实验室专家队和援马鼠疫防治工作队临时党支部的组建，开展赴非党员教育培训，在援外一线发挥思想政治工作优势。

（三）联系实际，推进“两学一做”常态化制度化

一是认真部署、积极推进“两学一做”学习教育常态化制度化取得实效。中心在国家

卫生计生委直属单位中率先召开“两学一做”学习教育常态化制度化工作部署会，印发实施方案及任务清单；成立 2 个督导组，对中心机关和直属单位的 13 个党委、总支开展党建工作综合督查和专项工作检查 2 轮，实现全覆盖。中心各单位党委、总支均制定了工作方案，领导班子带头学，支部活动丰富多样。二是“五型”党支部建设取得初步成果。积极推动“五型”党支部建设，不断提升基层组织的战斗力，年终上报典型支部 11 个，其中传染病所、艾防中心、营养所、辐射安全所、慢病中心、妇幼保健中心提供的 6 篇材料入选国家卫生计生委直属机关“五型”党支部建设典型案例。三是创新开展“联学联做”活动。首次组织国家、省、地、县及基层支部五级疾控党组织代表与国家卫生计生委疾控局开展“联学联做”活动，实现“脚踏实地”与“仰望星空”的对话，努力推进疾控党建与业务的深度融合，反响良好。中直党建网等多家媒体进行了专门报道。四是结合实际，完善基层党组织建设。根据党员要求，经现场调研，在北城区组建第三个离退休党支部，便于老同志开展活动，发挥余热。

2017 年，中心党委，传染病所、营养所、环境所、妇幼保健中心党委，慢病中心党总支、病毒病所第八党支部、职业卫生所第一党支部、辐射安全所第五党支部、改水中心第二党支部 10 个党组织被国家卫生计生委直属机关党委评为先进基层党组织；中心有 28 人被评为优秀党员，10 人被评为优秀党务工作者。2018 年 1 月 9 日，国家卫生计生委党风廉政建设责任制暨惩防体系建设督导组到中心检查，并进行了问卷测评，参会同志对中心廉政暨惩防体系建设工作满意率达到 90% 以上。2018 年 1 月 10 日，国家卫生计生委“两学一做”学习教育常态化制度化第五督导组来中心参加现场党建述职评议考核，并组织现场测评，与会同志投票，党建 7 项测评内容满意率均在 96% 以上。

（四）发挥平台作用，开创疾控系统思想政治工作新局面

2017 年是疾控分会成立 25 周年，疾控分会召开了第三次会员代表大会，选举产生了新一届领导集体。一是组织建设实现“两个全覆盖”。疾控分会现有会员单位 151 家，实现了国家、省、市、县四级疾控中心全覆盖；实现了地方病、职业病等疾控专业机构全覆盖。二是树立一切工作到支部的鲜明导向。开创性地在全国疾控系统内选树“百强支部”，开展先进经验总结交流，发挥示范带动作用。中心有 13 个党支部被评选为“百强支部”。三是加强理论研究，提高疾控分会的思想理论水平。开展主题征文，运用云平台等新载体，共享论文资源，展示全国疾控系统思政工作的好经验、好思路。四是加强队伍建设，增强疾控分会的战斗力。争取中心经费 30 万元，组织省级疾控党办主任和“百强支部”书记培训。五是不忘初心，方得始终。组织慰问老会长、老专家，收集整理 25 年来疾控分会的文档资料并编印成册，为疾控分会留下了珍贵的历史资料，进一步增强了疾控系统思政工作者的责任感和使命感。疾控分会的系列活动取得了良好效果，得到了大家的充分

认可，新华网、中直党建网、光明网、中国新闻网等多家媒体进行了报道，宣传了疾控系统党的工作新风采。

这一年来的成绩，是在国家卫生计生委党组的正确领导下，在国家卫生计生委直属机关党委、人事司、疾控局等有关司局的关心指导下，中心全体党员、干部、职工大力支持和共同努力的结果。在此，我代表中心党委、纪委，对大家的关心和帮助表示衷心感谢！

二、当前工作问题与挑战

这一年来，虽然在工作上取得了一些成绩，但是对照新时代党的建设总要求，我们还面临许多问题和挑战。这主要体现在以下几个方面：一是理论学习和研究还要加强。特别是在坚持用党的十九大精神武装头脑、筑牢党建研究的思想基础方面，在坚持问题导向深入开展调研、着力解决疾控系统党建实际问题等方面，还存在重视不够，学习不踏实、不深入，工作流于形式的现象。二是作风建设要从严，党风廉政建设责任制工作还有待进一步落实。个别单位暴露出作风建设存在的问题，说明“四风”问题具有顽固性、反复性，纠正“四风”时不能放松，更不能止步。三是新时代中心党建与业务“两张皮”的问题面临更严峻的挑战。一方面，事业单位纪检工作“三转”标准如何把握、转到什么程度，需要进一步明确；另一方面，新时代需要我们探索推动党建与建设健康中国、构建人类命运共同体等国内国际业务同研究、同部署、同考核，实现两项工作有效融合、相互促进。对于问题和新的挑战，我们必须高度重视，强化责任意识，认真分析研究，采取务实措施应对解决。

三、下一步工作安排

2018 年，是贯彻党的十九大精神、决胜全面建成小康社会、实施“十三五”规划承上启下关键的一年，我们还将迎来改革开放 40 周年。做好中心党的工作，意义十分重大。为贯彻落实好国家卫生计生委党组、国家卫生计生委直属机关党委的部署和要求，此次会后，中心党委将研究制定今年中心党的工作要点。下面，就抓好今年中心党的工作，我讲几点意见。

（一）以党的政治建设为首要任务，坚决维护以习近平同志为核心的党中央权威和集中统一领导

习近平总书记强调，中央和国家机关首先是政治机关，各部门各单位都不是单纯的业务机关，其所做的每一项工作都包含政治。中心作为国家卫生计生委的直属单位，也是中

央和国家机关的组成部分。没有脱离政治的业务，也没有脱离业务的政治。所以，党的建设更要旗帜鲜明地讲政治，牢牢把握正确的政治方向，站稳政治立场，自觉在以习近平同志为核心的党中央的坚强领导下履行职责，开展工作。

广大党员干部要牢固树立“四个意识”，坚决做到“四个服从”，把党章的各项规定落实到行动上。要开展严肃认真的党内政治生活，严格执行《关于新形势下党内政治生活的若干准则》《中国共产党党内监督条例》，用好批评和自我批评这个武器，不断增强党内政治生活的政治性、时代性、原则性、战斗性。要根据党的十九大精神，结合中心实际，修订、完善和落实各项制度文件，抓住“关键少数”，对执行民主集中制的程序和措施进行细化，加强民主集中制教育，促进党员，特别是党员领导干部做到既要充分发扬民主，又要善于集中统一。

（二）坚持用习近平新时代中国特色社会主义思想武装头脑、指导实践、推动工作，切实在学懂弄通做实上下功夫

一是要把深入学习贯彻习近平新时代中国特色社会主义思想作为加强思想理论武装的首要政治任务。按照国家卫生计生委党组的部署和要求，结合疾控工作实际，抓好部署落实。初步计划组织开展中心处级干部学习贯彻党的十九大精神集中轮训工作，计划在 5 月底前举办 2 ~ 3 期培训班，分期分批对处级干部进行系统培训，确保中心每一名处级干部都要参加 5 天的集中轮训，提高党员干部的政治素质；要制订好切实可行的学习计划，做好学习贯彻规定动作，组织直属各单位党组织和机关两总支开展内容丰富、形式多样的学习活动，把党员干部的思想认识和行动统一到党的十九大精神上，把力量凝聚到抓好中心党的工作的重大任务、推动中心发展上。

二是要深入组织开展“不忘初心、牢记使命”主题教育。待中央和国家卫生计生委党组正式部署后，按照国家卫生计生委党组实施方案，迅速行动起来，密切结合中心工作实际，细化具体措施，认真组织实施。要通过主题活动，着力解决信念不坚定、宗旨不牢固、初心缺失、使命感不强、担当不力的问题，把有效克服形式主义、官僚主义作为主题教育的重要内容。要认真学习借鉴既往主题教育的成功经验和做法，坚决防止走过场、做表面文章，确保取得实效。

（三）坚持党要管党、全面从严治党，把严的要求落实到中心建设的各方面和全过程

十九大党章在总纲部分党的建设总体要求中，将“坚持党要管党、从严治党”修改为“坚持党要管党、全面从严治党”。中共中央总书记、国家主席、中央军委主席习近平在中

国共产党第十九届中央纪律检查委员会第二次全体会议上强调，要重整行装再出发，以永远在路上的执着把全面从严治党引向深入。我们要以坚如磐石的决心、一以贯之的精神，推动中心全面从严治党向纵深发展。

一是要进一步压实各级党组织党建工作责任，完善党建工作责任体系。持续推进“两学一做”学习教育常态化制度化，加强基层党组织建设。坚持将“两学一做”融入日常、抓在经常，建立健全党内经常性教育工作机制。牢固树立一切工作到支部的鲜明导向，坚持把党支部建设作为最重要的基本建设，进一步摸底清查中心基层党支部、党员情况，强化优化组织结构；各级党组织要选派有能力、有号召力、责任心强的人员，补齐配强党务干部；按规定组织换届选举工作；严格落实“三会一课”制度，强化党员参加党组织活动的督导考核，将参加组织活动情况作为评优的重要指标。深化“五型”党支部建设活动，加强工作总结和经验推广，形成适合疾控工作实际的支部工作法。

二是要加强党对统战和群团工作的领导。认真贯彻落实上级统战工作要求的有关规定，通过召开座谈会、举办统战干部培训班、推荐参加各类培训和专题学习等方式，充分发挥中心民主党派和无党派人士建言献策的积极作用。全面贯彻落实中央群团工会会议精神，增强群团组织和群团工作的政治性、先进性、群众性。筹备中心工会换届工作和中心第一届职工代表大会第五次会议；大力宣传和践行社会主义核心价值观，深化中心精神文明创建工作。继续举办“家风建设在行动·家庭助廉”系列活动，营造崇尚传统美德和良好家风的积极氛围。组织健康向上的文体活动，丰富职工的文化生活。做好走访慰问、助学补助和大病特困补助等帮扶工作。响应国家卫生计生委定点扶贫工作的号召，开展扶贫帮扶工作。深入学习贯彻习近平总书记关于共青团和青年工作、群团改革的系列重要论述，引导团员青年、团干部切实增强“四个意识”。支持中心团委继续做好“与信仰对话”“青年专家走基层”“健康科普讲师团”等品牌活动。

（四）持之以恒正风肃纪，全面加强纪律建设和作风建设

中共中央总书记、国家主席、中央军委主席习近平在中国共产党第十九届中央纪律检查委员会第二次全体会议上强调，要一刻不停歇地深入推进反腐败斗争，激浊扬清、固本培元，不断深化标本兼治，夺取反腐败斗争压倒性胜利。我们要结合中心工作实际和疾控工作特点，坚决抓好贯彻落实。特别是今年年初以来，驻国家卫生计生委纪检监察组、国家卫生计生委直属机关纪委和中心纪委正在联手处理个别群众举报问题，反映出个别党员干部对中央八项规定精神和廉洁纪律的漠视，反映出中心党规党纪的教育还没有真正让全体党员干部入脑入心，需要进一步强化警示教育的效果。

一是中心党委将继续大力支持中心纪委工作，以党的政治建设为统领，以“两个责任”“两个为主”为抓手，全面加强纪律建设，持之以恒正风肃纪，强化监督执纪问责，

深入推进党风廉政建设和反腐败工作。继续把违反中央八项规定精神问题作为纪律审查重点，强化公务用车、出国出差、招标采购等工作的监督检查，组织开展中央和国家机关工委“作风建设促进年”活动；坚持典型案件通报制度，利用身边事教育身边人，加强对重点岗位、“关键少数”的纪律教育，持续开展警示教育月活动，以案释纪、以案促教，增强党员领导干部遵守六项纪律的意识；压实党风廉政“两个责任”，认真落实“中国疾病预防控制中心 2018 年党风廉政建设和反腐败工作分工意见表”，督促各级党组织层层分解，责任到人；综合运用“四种形态”，把谈话函询作为实践第一种形态的有力抓手，坚持抓早抓小，对“小事小节”和苗头性问题及时进行谈话提醒、约谈函询；继续健全纪检监察工作制度，不断加强中心纪检监察干部队伍建设。

二是全体党员干部要高度重视党风廉政建设和反腐败工作，从思想上真正认识到严格执行党的纪律是对事业发展、个人发展最好的保护，严格遵守中央八项规定和实施细则精神、国家卫生计生委党组实施方案等有关规定，防微杜渐，规范行为，共同守护好廉洁奉公、风清气正的政治氛围。

（五）全面增强执政本领，努力建设中心高素质专业化干部队伍

深入落实党的十九大和习近平总书记关于建设高素质专业化干部队伍的要求，坚持好干部标准，扎实推进党员干部队伍建设。一是要把提高党员干部的政治素质放在首位。通过集中专题培训、经常性教育等形式，全面提高党员干部的综合素质。二是要把培养使用党建、业务“双强”干部作为鲜明的用人导向。要把党务岗位作为锻炼和培养干部的重要岗位，舍得把优秀干部放到党务工作中锻炼，把经过党务岗位锻炼考验、表现优秀的干部放到重要业务岗位大胆使用，使党员干部的政治素质、党建能力有效转化为业务能力。加强交流，相互促进，推动党建能力和业务能力“双提高”。三是加强党务干部队伍建设。落实巡视整改要求，持续加强直属单位党委和纪委的组织建设，配齐配强直属单位党委和纪委的主要负责人，推动直属单位纪委书记交流任职，探索完善直属单位纪委书记的选任和考察办法。

（六）充分发挥疾控分会的平台作用，加强新时代疾控党建工作研究

一是进一步加强疾控分会平台建设。通过召开疾控分会常务理事会、理事大会，加强学习、交流和培训。认真做好 2017—2018 年度全国疾控系统“百强支部”评选宣传工作，发挥先进典型的榜样效应，树立党的一切工作到支部的鲜明导向。开展疾控系统学习党的十九大精神演讲比赛活动，在全国疾控系统内掀起深入学习贯彻习近平新时代中国特色社会主义思想的热潮。积极组织援助新疆维吾尔自治区疾控中心党建工作，共同创建“联学

联做”机制。

二是加强新时代疾控系统党建研究。积极参与全国党建研究会科研院所专委会的课题研究工作，学习其他科研单位党建研究工作的好经验、好做法；充分发挥疾控分会的平台作用，集合全国疾控系统的力量，探索研究新时代做好疾控党建的新特点、新思路、新模式、新载体；聚焦于“一带一路”倡议，申请专项经费，大力开展在疾控工作走出国门、助力全球公共卫生的关键转型期，党组织如何发挥政治核心和坚强保障作用的课题研究。

同志们，中国特色社会主义进入新时代！疾控系统党的工作一定要有新作为！让我们紧密团结在以习近平同志为核心的党中央周围，认真学习贯彻习近平新时代中国特色社会主义思想，振奋精神、凝聚力量，开拓创新、锐意进取，不断开创新时代疾控系统党的工作新局面！

谢谢大家！

第二部分 工作进展

传染病控制

【加强传染病常规监测、风险评估与预警】持续加强传染病疫情监测分析与预警，全年累计编发各类监测报告520余期。通过及时发布手足口病、流感、登革热、狂犬病、流行性出血热等防控核心信息、新闻通稿及接受媒体采访等途径，加强风险沟通，提高群众的防控意识，科学引导传染病防控工作的开展。配合完成上海合作组织青岛峰会等重大活动保障及南方洪涝灾区应急监测。

【获得一种折叠式钉螺调查框、一种便捷式钉螺盒两项专利许可】2017年，传染病处申请一种折叠式钉螺调查框、一种便捷式钉螺盒两项专利并获批。2018年，传染病处完成这两项专利的成果转化。该转化结果有利于改善疾控机构现场查螺人员的装备条件，提高查螺效率，促进查螺工作的专门化、规范化。

【派员援塞拉利昂固定生物安全实验室】2018年6月，传染病处派出郑灿军同志作为援塞拉利昂固定生物安全实验室第二期技术援助项目第三批派出专家，前往塞拉利昂开展相关项目技术援助工作。

【参与国家卫生健康委组织的长春长生狂犬病问题疫苗事件应急工作】2018年7—8月，传染病处的多名职工参与国家卫生健康委组织的长春长生狂犬病问题疫苗事件应急工作，参与编写疫苗补种方案、风险沟通材料和舆情应对方案。

【应对流感疫情，落实防控政策】传染病处积极有效地应对2017—2018年冬春季流感疫情，向国家卫生健康委提交《促进我国流感疫苗接种政策建议》，组织编制《中国流感疫苗预防接种技术指南（2018—2019）》《流感样病例暴发疫情处置指南（2018年版）》《建议加速新型抗流感病毒药物艾福洛扎在我国上市的报告》等一系列技术文件和报告；推动新型四价流感疫苗和新型流感抗病毒药物艾福洛扎（Xofluza）在国内的研发和应用，开展流感大流行百年纪念学术交流和宣传活动，倡导设立世界流感日。

【将手足口病常规防控和专题研究相结合，进一步提升防控水平】针对2018年手足口病疫情高发的形势，在做好规范有序推进手足口病防控工作的同时，加强和推动重点省防控措施的及早布置和落实；通过微信公众号、新闻媒体沟通，12320骨干人员业务培训等多种途径，加强风险沟通，提高群众的防控意识；开展流行强度评估、疫苗接种率调查等专题研究，起草手足口病重症和死亡病例加强监测、EV71疫苗效果评估等专项调查方案，将常规防控工作与专题研究相结合，进一步提升防控水平。

【响应国际组织号召，组织多部门研讨会，形成专家共识，促进狂犬病消除】2018年，在“世界狂犬病日”9月28日，在北京组织召开中国消除狂犬病研讨会。中国疾控中心主任高福院士、中国工程院俞永新院士，来自国家卫生健康委疾病预防控制局（以下简称国家卫生健康委疾控局）、公安部、世界卫生组织（World Health Organization，WHO）驻华代表处、联合国粮食及农业组织驻华代表处、世界动物保护组织、美国疾病控制与预防中心（Centers for Disease Control and Prevention，CDC，以下简称美国疾控中心）驻华办公室、中国人民解放军军事科学院、中国食品药品检定研究院、北京大学人民医院、北京市动物疫病防控中心和北京市疾控中心的有关负责同志和专家参加了本次会议，就我国消除犬传播的狂犬病达成了专家共识，认为加强犬只管理和免疫是消除我国狂犬病的核心策略，同时也是工作难点，应进一步提高民众文明养犬的意识，强化部门合作机制，积极动员社会广泛参与，加速我国狂犬病消除的进程。

【加强传染病常规监测方案、防控技术方案制修订工作】传染病处持续开展全国重点传染病和病媒生物监测、住院严重急性呼吸道感染病例监测和手足口病试点监测工作，组织编写并下发《全国布鲁氏菌病监测工作方案指南》和《全国布鲁氏菌病实验室检测指南》；组织更新《狂犬病暴露预防处置操作指南》。

【牵头开展多种自然疫源性疾病防控工作，加大对重点地区的支持力度】为加强对传染病防控工作的技术支持，传染病处于2018年多次组织开展登革热、布鲁氏菌病（以下简称布病）、克雅氏病等重点病种的全国专题防控技术培训工作，并在重点地区（四川省阿坝藏族羌族自治州）开展炭疽防控技术培训；在国家卫生计生委的领导下，与病毒病所、传染病所及地方相关卫生计生疾控机构配合，完成3起大规模登革热、炭疽疫情现场处置，支持新疆维吾尔自治区在7个布病疫情严重的地市深入开展系列防控工作；指导四川、黑龙江等省处置炭疽暴发事件。

【开展狂犬病疫苗供需评估，促进狂犬病疫苗可持续供应】受国家卫生健康委疾控局委托，2018年11月，开展近年来狂犬病疫苗生产和销售相关情况调查，并组织我国人用狂犬病疫苗生产企业召开供求关系评估研讨会，形成相关报告，上报国家卫生健康委；促进国家卫生健康委与国家药品监督管理局沟通，加快审批进程，保证我国狂犬病疫苗的可持续供应。

【完成传染病标准审批与培训】完成第七届国家卫生健康标准委员会传染病标准专业委员会秘书处2018年度的各项工作，累计发布18项卫生行业标准；完成6项标准前期研究项目；开展麻疹、梅毒、手足口病等10项标准的宣贯与培训。

【完成传染病防治科技重大专项申报】组织完成“十三五”国家传染病科技重大专项“自然疫源性传染病病原流行规律与症候群监测技术平台集成研究”课题的申报；参与“‘一带一路’国家和地区重要传染病传播风险和监测预警技术研究”子课题申报。

（李中杰、王丽萍、陈秋兰、冯录召、常昭瑞、孙军玲、郑亚明）

卫生应急

【监测预警与风险评估】按时、保质完成重点传染病疫情和突发公共卫生事件系统常规监测分析。2018年，共完成突发公共卫生事件监测日报365期、周报52期、月报12期、季报4期、年报1期，完成媒体监测日报133期，完成2018年春节、“五一”国际劳动节及国庆节假期旅行卫生提示，开展风险评估日会商232次、月度评估12次；及时组织开展人禽流感、寨卡病毒病、洪涝灾害、上海合作组织青岛峰会、中非合作论坛北京峰会等专题风险评估30余次，编写应急快报12期。

【吉林长春长生疫苗事件应对】2018年7月，吉林长春长生生物科技有限责任公司的疫苗事件引起了全社会的极大关注，中共中央总书记、国家主席、中央军委主席习近平，国务院总理李克强分别做出重要批示。中国疾控中心及时启动一级响应，按照国家卫生健康委的要求，开展风险评估、预案及技术方案制定、实验室检测、风险沟通等相关处置工作。

【川甘等省洪涝灾害应急响应】2018年7月，中国疾控中心启动川甘等省洪涝灾害三级响应，在中心门户网站设立洪涝灾害救灾防病专栏，更新洪涝灾情信息16篇、洪涝灾害相关技术文件12份、健康宣教材料3篇、微信公众号文章2篇。2018年8月25日，派出6名专家赴山东省寿光市洪涝灾区指导开展现场卫生防病工作。

【“5·12”汶川特大地震抗震救灾十周年纪念活动和自然灾害卫生应急论坛举办】2018年5月8—10日，联合中华预防医学会、联合国儿童基金会驻华办事处，共同举办“5·12”汶川特大地震抗震救灾十周年纪念活动和自然灾害卫生应急论坛及相关活动。国家卫生健康委卫生应急办公室（以下简称国家卫生健康委应急办）、应急管理部国家减灾中心、世界卫生组织驻华代表处、联合国儿童基金会驻华办事处、香港中文大学、北京师范大学、中国人民武装警察部队后勤学院附属医院、中华人民共和国水利部信息中心等机构和全国各省级疾控中心约90人参加论坛。

【“一带一路”相关省突发急性传染病防治能力调查】为了解我国“一带一路”沿线重点省突发急性传染病防治能力现状，组织开展“一带一路”相关省突发急性传染病防治能力调查。通过自填问卷、现场调研等方式，对内蒙古自治区、辽宁省、广东省等7个重点边境地区14个地市州14个县区的卫生行政部门、疾控中心、医疗机构进行调查。调查内容包括突发急性传染病防治相关法制、体制、机制和预案建设，应急准备，人财物保障，多部门合作，与周边国家的卫生合作现状，以及突发急性传染病的“预防—发现—处置”环节中的相关能力等。

【人感染H7N9禽流感五年工作总结】2018年6—9月，组织开展人感染H7N9禽流感五年总结工作，对我国H7N9疫情及其应对的经验与效果进行总结和评估，为今后类似疾病的防控和科学研究提供线索与科学依据。分别从专业技术和防控管理工作角度出发，对既往工作进行回顾，剖析既往防控工作中的经验和教训，并结合当前的疫情形势，提出下一步工作建议。

【新发和再发传染病防控】

1．人感染新亚型流感防控

2018年，我国报告了2例人感染H7N9禽流感病例，病例数量较往年同期大幅下降。此外，我国还报告了4例人感染H5N6禽流感病例、8例人感染H9N2禽流感病例，并确诊了全球首例人感染H7N4禽流感病例。中国疾控中心持续开展疫情动态风险评估，及时与动物卫生部门和世界卫生组织等国际组织开展定期交流，组织完成了人感染H7N9禽流感防控工作总结和人感染H7N9禽流感科技总结报告。

2．寨卡病毒病疫情防控

2018年，我国广东省报告1例寨卡病毒病境外输入性病例，疫情未造成本地扩散和传播，无续发病例。中国疾控中心全年持续开展寨卡病毒病动态风险评估，密切关注境外疫情和输入境内的风险，共开展专题及月度风险评估15次，参与起草《寨卡病毒病防治专家共识》等技术文件。

3．埃博拉病毒病疫情防控

2018年，刚果（金）报告2起埃博拉病毒病暴发疫情。截至2019年1月1日，该国已报告病例608例，死亡368人，仍存在疫情扩散风险。中国疾控中心持续关注国际疫情进展，开展专题和月度风险评估近10次，编写应急快报3期，做好资料收集和整理工作，为中非合作论坛北京峰会和中心援刚果（金）医疗队伍提供技术支持。

4．中东呼吸综合征防控

2018年，我国无中东呼吸综合征输入性疫情。中国疾控中心全年实时追踪国际疫情进展，收集相关病例信息，对重要技术内容进行翻译，动态开展风险评估，并针对韩国疫情开展专题评估，组织专家参加国家卫生健康委等多部门联合督导。

5．西尼罗病毒病监测

2018年7—9月，继续在新疆维吾尔自治区喀什地区开展西尼罗病毒病监测工作。全年共采集西尼罗热疑似病例标本481份，西尼罗脑炎/脑膜炎疑似病例脑脊液标本95份、血清标本20份。2018年8月，在喀什地区召开西尼罗病毒病监测工作会。

【其他重要突发公共卫生事件应对】

1．各类突发公共卫生事件应对

2018年7月，在新疆维吾尔自治区疾控中心送检的污水标本中分离出Ⅱ型疫苗衍生脊髓灰质炎病毒（vaccine-derived poliovirus，VDPV）。中国疾控中心立即启动三级应急响应，协调各部门持续开展强化监测、态势分析、现场调查、实验室检测等工作。派出专家参与西藏自治区那曲市的不明原因死亡病例，宁夏回族自治区的戊型病毒性肝炎疫情，宁夏回族自治区、黑龙江省、内蒙古自治区的炭疽疫情，海南省、广东省的登革热疫情，甘肃省天水市、宁夏回族自治区银川市的乙脑疫情，甘肃省肃北县的人间鼠疫疫情，北京市的弯曲菌暴发调查，山东省的人感染猪链球菌病疫情，湖南省隆回县的疑似疟疾疫情，甘肃省天水市的危险化学品车辆事故医学救援，西藏自治区那曲市双湖县双湖中学的聚集性食物中毒事件及40余起毒蘑菇中毒事件应对。对赴朝鲜核试验场采访归国的记者开展人员核辐射内污染剂量检测及生物剂量估算，未检出异常。

2．上海合作组织青岛峰会和中非合作论坛北京峰会卫生保障

2018年6月，共组织对上海合作组织青岛峰会开展了5次风险评估会商，完成了总体风险评估报告和会议期间每日的风险评估报告，并派出专家参加现场卫生应急保障工作。2018年9月，完成了中非合作论坛北京峰会的风险评估报告和视频会商工作。

3．派出专家参与境外突发急性传染病疫情防控

2018年6—7月，依据国家卫生健康委的指示，派出4名公共卫生专家赴刚果（金）支持当地做好埃博拉疫情防控工作。专家组协助当地卫生部门有效处置疫情，得到了中华人民共和国驻刚果民主共和国大使馆、在刚中资企业，以及华人华侨和国际组织的高度评价。2018年12月，派出2名专家赴乌干达支持当地做好埃博拉疫情防控工作。

【应急准备与应急能力建设】

1．继续推进应急作业中心建设

规范卫生应急响应流程，完成应急作业管理信息系统基本功能模块的深入测试和完善；开展我国参与“全球卫生安全议程”和《国际卫生条例》联合外部评估技术准备，编写《中国联合外部评估测评报告》。

2．举办或承办各类应急培训和演练

2018年6月，在贵州省贵阳市举办全国疾控机构卫生应急演练培训班，各省级疾控机构卫生应急部门负责人共55人，作为师资参加培训。2018年8月，组织对新疆维吾尔自治区14个地市州疾控机构的约50名卫生应急专业人员开展卫生应急管理培训，作为援

疆系列工作之一。2018 年 9 月，由国家卫生健康委应急办主办，贵州省卫生计生委、中国疾控中心职业卫生与中毒控制所承办的“2018 年全国中毒类突发事件紧急医学救援培训班”在贵州省贵阳市举办；与江苏省国家核和辐射突发事件卫生应急队开展“核卫 –2018”核事故卫生应急演练。2018 年 11 月，组织全国核辐射卫生应急培训班。

3．扎实开展食品安全相关工作

做好食物中毒类突发公共卫生事件的监测分析，共向国家卫生健康委报送季报 4 期、年报 1 期。2018 年 8 月，中国疾控中心卫生应急中心联合中华预防医学会卫生应急分会在山东省济南市举办疾控机构食品安全事故流行病学调查技术培训班，共培训全国省级疾控机构和山东省各地市、县级疾控机构业务骨干 70 余人。总结 2012—2017 年食品安全事故流行病学调查技术培训的经验，组织专家撰写并修改食品安全事故流行病学调查技术培训的教材。

4．做好突发环境因素事件应急准备

对突发水污染事件、高温中暑事件、非职业性一氧化碳中毒事件等环境因素事件开展监测分析；2018 年 6—8 月，开展高温中暑事件的风险评估，承担高温中暑病例报告信息系统的管理和维护工作；持续开展冬季重污染天气应急工作，开展北京市冬季重污染天气期间大气颗粒物成分分析、毒理学效应研究、健康效应监测、舆情监测、防护知识宣传等。

5．开展自然灾害相关工作

2018 年 6 月，在安徽省宣城市举办全国自然灾害卫生应急管理技术培训班，各省级疾控机构及中心相关处所专业人员 70 余人参加了培训；2018 年 7 月，组织中心 40 名自然灾害先遣队员开展综合培训演练；全年安排中心自然灾害先遣队值守 2 000 人次。

6．举办卫生应急队伍地震灾害模拟场景联合演练

2018 年 11 月 4—10 日，中国疾控中心卫生应急中心在云南省德宏傣族景颇族自治州（以下简称德宏州）芒市组织开展“2018 年国家卫生应急队地震灾害模拟场景现场演练”。来自中国疾控中心、广东省疾控中心、云南省疾控中心、云南省德宏州卫生和计划生育局、云南省德宏州疾控中心的约 100 人参加了本次演练活动。本次演练活动检验了各队在极端环境条件下的工作、生活和通信保障能力，快速应对突发状况能力，在无外援情况下的野外生存和专业处置能力；锻炼了队伍的协调联动能力和综合实战能力，为今后提升我国自然灾害灾后卫生应急队伍的工作能力提供了重要的经验。

7．承担澳门公共卫生应急能力建设规划研究

2018 年 2 月，澳门特别行政区政府委托国务院应急管理专家组编制《澳门特别行政区防灾减灾十年规划（2019—2028 年）》，同时编写公共卫生事件应急等 4 个专题研究报告。受该专家组及国家卫生健康委委托，中国疾控中心负责编写其中的《澳门公共卫生事件应急能力建设专题研究报告》。

8. 做好中华预防医学会卫生应急分会工作

2018年5月，中华预防医学会卫生应急分会在四川省绵阳市北川羌族自治县举办第二届委员会换届暨第一次常务委员会会议，新成立的第二届委员会成员包括来自全国疾控、医疗、科研院校、军队等多个系统的84名专家，其中主委为1名，副主委为5名，常委为22名。第二届委员会自成立以来，牵头举办了自然灾害学术论坛、卫生应急管理培训、食品安全应急技术培训等专业活动。

【规范性技术文件制定】制定《疾病预防控制机构卫生应急规范化建设评估标准》《卫生应急作业中心建设指南》《国家级突发急性传染病控制队伍培训课程》《公众非职业性一氧化碳中毒预防及紧急处理指南》《自然灾害环境卫生应急技术指南》《省级职业病防治机构危险化学品安全风险调查报告》《突发中毒事件卫生应急处置人员防护导则》《核辐射事件卫生应急能力现状调查工作报告》等技术方案，修订《疾控机构突发水污染事件卫生应急处置指南》。

【国际交流与合作】

（1）开展联合国儿童基金会合作项目“中国西部地区减轻灾害风险示范社区建设”。根据2018年项目计划，完成了项目县卫生应急预案评估、自然灾害卫生应急论坛、联合国儿童基金会WASH（water, sanitation and hygiene，水、公共卫生和个人卫生）相关产品论坛、自然灾害卫生应急管理培训、自然灾害防灾减灾备灾培训工具包开发及项目终期评估的项目活动。

（2）与世界卫生组织合作开展全球疫情警报和反应网络（Global Outbreak Alert and Response Network，GOARN）的国际卫生应急队伍建设标准制定。承担了全球疫情警报和反应网络的国际卫生应急队伍建设标准制定和质量保证技术组的工作，建立了由加拿大国家实验室、美国疾控中心、日本国际协力机构（Japan International Cooperation Agency，JICA）、世界卫生组织和我国广东省的专家组成的技术工作组，完成了国际卫生应急队伍建设标准初稿。

（3）2人参加健康扶贫行动（Health Poverty Action，HPA）在泰国举办的应急响应讲习班。

（李群、张彦平、王琦）

结核病预防控制

【完成“全国结核病防治规划”指标】2018 年，全国共接诊初诊患者 2 943 869 例，初诊患者拍片率为 95.78%，较 2017 年同期的 95.44% 略有上升；查痰率为 89.45%，较 2017 年同期的 87.37% 有所提高。

2018 年，全国共登记结核病患者 801 532 例，其中活动性肺结核患者为 796 486 例（占 99.37%），其他肺外结核患者为 5 046 例（占 0.63%）。与 2017 年同期相比，活动性肺结核患者增加了 23 338 例，所占的比例上升了 3.02%。2018 年，在登记的 796 486 例活动性肺结核患者中，病原学阳性患者为 284 241 例，病原学阴性患者为 464 857 例，无病原学结果患者为 9 963 例，结核性胸膜炎患者为 37 425 例。病原学阳性患者占 759 061 例肺结核患者（不包括结核性胸膜炎患者）的比例达到 37.45%。与 2017 年同期相比，涂阳患者增加了 43 454 例，涂阴患者减少了 28 526 例，未查痰患者增加了 2 268 例，结核性胸膜炎患者增加了 6 142 例。

2018 年，在全国登记的 284 241 例病原学阳性肺结核患者中，初治 249 251 例，复治涂阳 34 990 例，它们分别占 87.69% 和 12.31%。与 2017 年同期相比，涂阳患者中初治患者所占的比例增加了 0.09%。复治比例排前 5 名的地区分别为辽宁省（27.70%）、新疆维吾尔自治区（24.85%）、黑龙江省（18.27%）、天津市（15.56%）、内蒙古自治区（14.03%）。

【发挥专业优势，提供技术支持】协助国家卫生健康委，做好技术支持。撰写“全国结核病 2035 年行动计划”，起草结核病医保与财政投入方案、结核病免费诊断方案、传染源患者免费治疗方案、耐药患者实施兜底保障方案、加强患者全程管理试点工作方案等，开展“十三五”规划中期评估工作。

修订《结核病防治规划监控与评价指标手册》《中国结核病防治规划实施工作指南（2018 年版）》，编写《学校结核病防控指南》《疾控机构人员结核病防治培训教材》《基层医疗卫生机构人员结核病防治培训教材》；出版下发了《结核菌 / 艾滋病病毒双重感染防治工作技术指导手册》。

发挥专业优势，做好技术支持，为政府决策献言献策。组织召开专题全国性会议，落实规划，部署工作。协助国家卫生健康委完成《提高基本药物保障水平政策抗结核药品研究报告》《2018 年全球结核病报告》《2018 年国家艾滋病防治进展报告》中涉及我国结核分枝杆菌 /HIV 双重感染防治的相关数据收集及报告撰写。

【开展结核病监控工作】完成结核病管理信息监测系统的升级改造。开展传染病网络直报系统相关内容的修订；开展肺结核病单病例预警，在国家传染病自动预警信息系统中增加学校肺结核病例预警功能，强化学校结核病疫情监测，建立季度工作通报制度。

【加强重点人群、重点地区结核病防治工作】建立学校结核病聚集性疫情处置机制。2018 年，跟踪和指导 17 起突发公共卫生事件的应急处置，以及 22 起学校结核病舆情信息的核实和疫情处置指导，组织 6 批专家赴现场指导处置工作；在耐药结核病防治、结核分枝杆菌 /HIV 双重感染防治、儿童结核病防治、密切接触者筛查、老年人结核病主动发现试点、监狱结核病防治等方面进展顺利。

【举行 2018 年世界防治结核病日主题宣传活动】2018 年 3 月 24 日，由国家卫生健康委、湖北省人民政府联合主办的 2018 年世界防治结核病日主题宣传活动在湖北省武汉市举行。世界卫生组织结核病和艾滋病防治亲善大使彭丽媛、国家卫生健康委副主任崔丽、湖北省人民政府副省长陈安丽出席了活动。2018 年 3 月 24 日是第 23 个世界防治结核病日，我国防治结核病的主题是“开展终结结核行动，共建共享健康中国”。

【召开 2018 年全国结核病防治工作会议】2018 年 2 月 1 日，2018 年全国结核病防治工作会议在北京顺利召开。来自国家卫生计生委疾控局、中国疾控中心、中国防痨协会、中国健康教育中心、中国疾控中心结核病防治临床中心的领导和相关人员，全国 31 个省、自治区、直辖市和新疆生产建设兵团，全国各计划单列市，全国各分级诊疗试点地（市）卫生计生委疾控处领导，省（市）级疾控机构或结核病防治所（中心），以及各省（市）级结核病定点医疗机构的负责同志与专家 230 余人参会。

【强化专业培训，提升人员的业务能力】组织举办全国省级结核病防治所长 / 科长培训班、新员工培训班、全国指南培训班、全国结核病防治感染控制培训班等各类培训班 30 余期次，累计培训人员 2 000 余名，推进结核病防治专业队伍建设。

【多种形式开展健康促进活动】全力配合、顺利完成国家卫生健康委 2018 年“3・24”世界防治结核病日大型主题宣传活动，组织和指导开展全国百千万志愿者结核病防治知识传播活动。指导全国 6 个省（市）开展 9 月 26 日联合国大会结核病防治问题高级别会议的全球倡导活动，6 个省（市）的地标建筑被点亮成红色。全年持续开展以“一网一微”为主导的宣传倡导活动。

【开展科学研究】牵头或承担“十三五”重大专项、国家重点基础研究发展规划项目等多项课题，承担并申请中美合作项目、世界卫生组织项目等多项课题。2018 年，发表中文科研论文 29 篇、英文科研论文 12 篇，其中一篇论文的 SCI 影响因子为 2.8。“中国结核病流行规律及防控策略研究”项目喜获 2018 年中国防痨协会科学技术奖一等奖。

【开展全国各级结核病实验室药敏试验和分子检测的能力验证工作】开展全国各级结核病实验室药敏试验和分子检测的能力验证工作。前者覆盖除新疆维吾尔自治区和西藏自治区之外的 29 个省（自治区、直辖市），后者覆盖全国所有省（自治区、直辖市）及新疆生产建设兵团。共计 1 338 家实验室报送了能力验证结果，合格率为 93%。制作和拍摄了结核病实验室检测技术操作图集和视频等。

【加强国际合作项目和交流】各国际合作项目顺利实施。中国国家卫生健康委 – 盖茨基金会结核病防治项目（以下简称中盖结核病防治项目）、礼来耐多药结核病全球合作项目、中美结核病综合试点项目、强生探索提高贫困地区肺结核发现水平项目、结核分枝杆菌 /HIV 双重感染中美合作项目、WHO 结核病防治双年度合作项目依照工作计划有序开展。

办理出访及外宾来访。2018 年，办理因公出国、境外交流 31 批次 54 人次，所有团组均已成行；办理接待邀请和顺访外宾、我国港澳台地区专家来访 22 人次。

【加强队伍建设，提升中心的凝聚力】通过完善规章制度，定期组织召开中国疾控中心结核病预防控制中心主任办公会、部门主任例会和全体会，加强团队建设和内部管理。

完成中国疾控中心结核病预防控制中心公文处理，文字审核、内容把关，保证公文高质量、信息传递高效率。2018 年，完成协同办公平台审核公文 2 973 件，处理及时、准确和高效，无一遗漏和延误。

严格遵守财务制度，督促中央财政经费预算执行进度。

【加强扶贫和援疆援藏工作】组织专家赴“三区三州”现场开展健康扶贫工作。开展新疆地区结核病防治综合服务模式研讨和现场指导。2018 年，开展新疆地区远程视频培训 6 期次，派专家 10 余人次，赴新疆地区指导当地的结核病防治工作。协助西藏自治区举办规划培训班，并派员参与授课；对西藏自治区的学校结核病防控开展专项督导，开展统计监测等专项调研工作，支持西藏自治区结核病防治工作的开展。中国疾控中心结核病预防控制中心的陈伟、王嘉作为第九批援疆干部，自 2016—2019 年先后担任南疆工作站副站长 2 年、1 年。

（赵雁林、陈明亭、张慧、王前）

免疫规划

【国家免疫规划专家咨询委员会通过脊髓灰质炎疫苗和含麻疹成分疫苗免疫程序调整的推荐意见】在2018年4月13日召开的首届国家免疫规划专家咨询委员会第一次会议上，中国疾控中心国家免疫规划技术工作组提交了《关于将脊髓灰质炎疫苗免疫程序调整为两剂灭活疫苗（IPV）和两剂二价口服减毒活疫苗（bOPV）》和《关于8月龄接种麻疹－腮腺炎－风疹联合减毒活疫苗（MMR）替代麻疹－风疹联合减毒活疫苗（MR）》的建议报告。经国家免疫规划专家咨询委员会审议和投票表决，两个建议报告获得通过并提交国家卫生健康委研究落实。本次会议还审议了中国疾控中心国家免疫规划技术工作组提交的《关于制定全国消除麻疹和风疹行动计划的建议》《关于b型流感嗜血杆菌结合疫苗（Hib）使用策略的建议》《关于促进我国流感疫苗接种的政策建议》。

【建设以实验室为基础的细菌性疫苗可预防疾病监测体系】2014年，中国疾控中心免疫中心在2016—2018年部门预算项目库中，申报了“以实验室为基础的细菌性疫苗可预防疾病监测体系建设项目”。2018年，中国疾控中心召开急性脑炎脑膜炎监测反馈管理系统修订研讨会，讨论和完善急性脑炎脑膜炎监测反馈管理系统，并进行现场系统培训。该系统的上线可缩短监测结果反馈时间，加强与医院的合作，提高监测数据质量。2018年，中国疾控中心免疫中心再次申报并通过2019—2021年部门预算项目库中的该项目。

【举办全国流脑、百日咳等疫苗可预防细菌性疾病和乙脑监测培训班】2018年9月，举办全国流脑、百日咳等疫苗可预防细菌性疾病和乙脑监测培训班。各省负责流脑、百日咳和乙脑监测的工作人员，中国疾控中心领导及相关专家和工作人员，以及世界卫生组织、美国疾控中心、英国疫苗接种与免疫联合委员会的相关专家等，共约77人参加了会议。在培训班上，相关人员介绍了中国及其他部分国家流脑、百日咳等疫苗可预防细菌性疾病和乙脑监测及防控工作进展，流脑和乙脑实验室检测技术及实验室网络工作进展，百日咳实验室技术研究进展等；交流了各省相关疾病监测及防控工作经验。此次培训班进一步提高了工作人员的业务能力，交流了实践经验，推进了相关疾病防治专业队伍建设。

【开展效价不合格百白破疫苗应急响应工作】2018年3月，组织专家制定了《百白破疫苗补种工作技术方案》，并印发至河北省疾控中心、山东省疾控中心、重庆市疾控中心和长春长生生物科技有限责任公司、武汉生物制品研究所有限责任公司。同时，组织3个省（市）疾控中心的专家，讨论补种的相关细节和技术要求，共同拟定了百白破疫苗补种知情同意书、补种告知书等技术文件。河北、山东、重庆3个省（市）按照补种通知要求和技术方案规定，制定了本地区补种工作实施方案，开展相关工作。2018年8月，安徽和山东两省按照国家卫生健康委、国家药品监督管理局部署，根据方案开展补种工作。中国疾控中心组织专家解答疫苗接种的有关问题，开展风险评估、疑似预防接种异常反应监测评价等技术支持工作。

【开展国家免疫规划疫苗集中采购工作】2018年6月，国家卫生健康委下发了《关于印发完善国家免疫规划疫苗集中采购机制实施方案的通知》（国卫办疾控函〔2018〕446号函），启动了国家免疫规划疫苗集中采购工作。共有19个省（自治区、直辖市）和新疆生产建设兵团委托中国疾控中心采购2019年度的15种国家免疫规划疫苗，委托采购金额达24.5亿元。中国疾控中心成立国家免疫规划疫苗集中采购领导小组和工作小组，收集各省的国家免疫规划疫苗集中采购委托计划，制定国家免疫规划疫苗集中采购招标文件和相关技术参数，组建国家免疫规划疫苗集中采购评审专家库，采取单一来源、竞争性磋商谈判和公开招标采购等方式，组织国家免疫规划疫苗集中采购工作。

【完成对中国免疫规划信息管理系统AEFI信息管理系统的个人隐私信息的屏蔽工作】为加强全国AEFI监测数据的安全管理，自2018年10月1日起，对中国免疫规划信息管理系统AEFI信息管理系统的个人隐私信息实施屏蔽工作。针对市级及以上疾控机构以及所有药品不良反应监测机构的用户，屏蔽AEFI个案信息中的姓名、现住址、联系电话等7项个人信息。

【中国疾控中心免疫中心完成严重AEFI调查诊断及疾控机构AEFI监测工作现况调查报告】中国疾控中心免疫中心根据2017年11月开展的AEFI监测处置相关情况调查结果，完成了严重AEFI调查诊断及疾控机构AEFI监测工作现况调查报告。结果表明，各地在调查诊断过程中仍存在一些问题，需进一步规范和提升业务能力。

【中国疾控中心免疫中心实施"基于医院电子病历信息开展疫苗安全性监测评价"项目】受国家卫生健康委疾控局委托，中国疾控中心免疫中心于2018年11月起开始实施"基于医院电子病历信息开展疫苗安全性监测评价"项目工作。中国疾控中心免疫中心邀请北京大学公共卫生学院参与系统综述等工作，并拟在北京、浙江、湖北3个省（市）部分医疗机构和疾控机构开展对该项目工作可行性的现场调研和访谈。

【中国疾控中心免疫中心召开2018年全国免疫规划工作会】2018年全国免疫规划工作会于2018年11月28—29日在湖北省武汉市召开。国家卫生健康委疾控局领导，各省（自治区、直辖市）和新疆生产建设兵团以及副省级城市的卫生健康委疾控处负责人、疾控中心分管主任和免疫规划科（所）长，解放军疾控中心、黑龙江省农垦总局疾控中心等有关人员受邀参加了本次会议。会议总结了2018年免疫规划工作经验，并对2019年全国免疫规划工作进行了部署。会议还就《中华人民共和国疫苗管理法（征求意见稿）》以及疫苗采购追溯、预防接种信息化建设、AEFI监测和补偿等议题进行了分组讨论。

（肖奇友、尹遵栋）

公共卫生政策研究与健康传播

【针对疾控体系的关键环节开展政策研究】2018 年，选择河北省、甘肃省、内蒙古自治区、辽宁省等具有一定特色或亮点的地区进行现场调研，完成调研报告。基于全国疾病预防控制信息系统，对 2010—2016 年区县级疾控中心的基本信息、人员、仪器设备、检验能力、房屋建筑和专用实验室 6 个方面内容进行统计描述，并根据地域分布进行对比。为深入分析县级疾控中心存在的问题，委托国家卫生健康委卫生发展研究中心开展县级疾控中心运行现状分析研究。对我国全部 19 个国家级新区的疾控机构设置情况进行调查，并撰写研究报告，为国家级新区疾控中心的定位及设置提出科学建议。

【提升政策信息监测能力与水平】在往年国际国内公共卫生动态监测的基础上，受国家卫生健康委疾控局委托，自 2018 年起开始编印《疾控政策与动态》，其内容包括国际疾控政策动态、国内疾控政策动态、各地工作亮点及经验、重大科研进展 4 部分。

【编印中国新闻两会特刊，进行政策倡导】根据中心主任要求，与中国新闻社合作，编印以“以全球公共卫生为突破口　构建人类命运共同体”为主题的中国新闻两会特刊。特刊分为 8 个版面，呼吁命运共同首先要健康共同，指出公共卫生援外是构建人类命运共同体的重要措施，可以服务大国外交大局，在人类健康领域贡献中国力量。特刊于 2018 年 3 月 6 日两会期间被送至委员和代表驻地及会场，供其参阅。

【扩展健康教育工作范围】组织直属各单位、机关各业务处室，对中心网站科普资料进行科学性查证，完善、更新疾控领域健康科普知识库。2018 年，开展了 2 期科普训练营活动，来自全国疾控系统的 100 余名健康教育人员接受了培训和技能指导，内容涵盖科普撰写、传播、演讲等。

【举办“2018 中国健康科普大赛”活动】与中国健康教育中心、中华预防医学会、清华大学国际传播研究中心联合主办“2018 中国健康科普大赛”活动。本次活动共征集到来自 25 个省市的参赛作品 2 026 幅，经过 3 轮评选，评出优秀作品 162 幅。

【举办 2018 年图片收集整理活动】面向各部门举办 2018 年图片收集整理活动。此次活动共收集单幅照片 491 幅、组照 310 组，经过初评和评审专家的 3 轮投票，最终评选出

111幅（组）照片获得中国疾控中心优秀图片。

【发挥议程设置功能，开展中心新闻宣传工作】2018年，围绕重点业务，服务健康中国大局，讲好疾控故事。一是时值我国改革开放40周年和实施免疫规划40周年，密切配合国家卫生计生委，协助中央电视台、中国国际广播电台拍摄了相关主题宣传片。二是积极将健康扶贫、援疆援藏等工作列为宣传工作重点，针对“徐建国－高福院士工作站落户新疆疾控中心”“第九批援疆干部人才第一次轮换”等重点工作，及时撰写新闻稿，并邀约主流媒体开展宣传，讲好中心援疆援藏故事，树立先进典型。三是在国家卫生健康委疾控局的指导下，全年协调相关直属单位，策划和拍摄了侯云德、徐建国、黄祯祥、朱既明、高福、曾毅、洪涛等多名院士的系列宣传片，收集了珍贵的院士图像视频资料，系统、全面地展示他们的突出成就。

【搭建新媒体宣传平台，开展科普宣传】在深刻理解新时代卫生健康宣传工作新要求的基础上，充分利用新媒体传播技术，依托中心专家资源库及健康科普知识库，一是完善“网端结合，一微多号”的中国疾控中心新媒体平台，以“中国疾控动态”官方微信公众号为主要阵地，开设了头条号、抖音号、百家号和人民号等多个官方政务新媒体号。二是丰富传播形式，实现差异化传播，包括与网易健康频道深度合作，开设“疫苗学堂”“艾滋病自主检测”等科普直播活动，实现全方位线上线下立体传播。截至2018年年底，中国疾控中心的各类平台发布科普信息近600篇，阅读量达千万余人次。2018年，中国疾控中心官方微信公众号的综合影响力在全国疾控系统微信公众号排名中位居第一。

（郭浩岩、周莹）

公共卫生监测信息服务与网络安全

【中国疾病预防控制信息系统授权用户电子身份认证应用全覆盖】2018 年 2 月 27 日，中国疾病预防控制信息系统实现用户基于第三方电子认证服务机构（certificate authority，CA）的数字证书身份认证应用全覆盖，已涵盖 7.2 万家各级各类医疗卫生机构 17 万名用户。

【推进疾控信息互联互通】截至 2018 年 12 月 31 日，1 419 家医疗机构实现了传染病个案信息自动交换；3 个省的省（区域）平台实现了死亡登记信息自动交换；2 个省实现了死亡登记信息属地化共享交换；5 个省实现了突发公共卫生事件、传染病个案信息属地化共享交换。

【推进全民健康保障信息化一期工程——疾病预防控制信息系统建设】全民健康保障信息化一期工程——疾病预防控制信息系统建设工作有条不紊地开展。疾病预防控制信息系统集成项目已招标公告，爱国卫生资源管理系统、职业病及健康危害因素监测信息系统处于需求确认阶段。

【启动中国疾控中心一体化云数据中心建设】2018 年 12 月 26 日，中国疾控中心一体化云数据中心启动仪式在中心举行。中国疾控中心在卫生健康系统内率先启动一体化集装箱机房云数据中心建设，已成功实现中国疾病预防控制信息系统和协同办公平台整体迁移并稳定运行。这标志着中国疾控数据中心建设跨入“云时代”。

【启动协同办公平台升级改造】2018 年 10 月 12 日，全面启动协同办公平台升级改造。截至 2018 年 11 月 23 日，已开展中国疾控中心 31 个机关处室、11 家直属单位首轮需求调研。

【开展省级疾控监测数据资源采集与共享使用现状调查】2018 年 8 月，面向全国 31 个省（自治区、直辖市）和新疆生产建设兵团疾控中心，调查出生死亡、重大传染病、慢性非传染性疾病、地方病和健康危害因素 5 个方面 25 项核心业务监测数据采集与利用情况。

【提供数据共享与情报服务】公共卫生科学数据中心的注册用户达 11.8 万人，2018 年，新增数据资源 2 GB，近 1 532 万条，提供数据共享服务 24 次。“公共卫生学术热点追踪”微信公众号发布 78 期共 315 篇内容，关注用户达 14 804 人。

【维护业务信息系统及数据中心运行】维护 34 个信息系统的正常运行，重要业务系统可用率达 99.98%。管理和维护数据中心约 2 000 台 / 套设备、32 条虚拟专网隧道、34 条同步数字体系（synchronous digital hierarchy，SDH）专线、3 条互联网接入线路的稳定运行。

【推广应用流行病学动态数据采集平台】利用流行病学动态数据采集平台（Epidemiological Dynamic Data Collection platform，EDDC），建立全国地方病调查系统、重点寄生虫病防治规划中期评估系统、疾病预防控制机构基本信息调查系统等 6 个调查系统，定制 23 张数据采集表单，采集 45 万余条数据。

【开展教学工作】完成“卫生信息技术”“医学信息检索与利用”两门研究生课程共 120 学时的教学任务。1 名硕士研究生通过答辩后毕业。

【开展中心及直属单位信息系统安全监控与扫描工作】2018 年，开展中心及直属单位信息系统安全监控与扫描工作，结合重保服务开展 4 轮，保障中心及直属单位信息系统安全运行。

【完成中心重要信息系统等级测评】邀请具有国家级信息安全等级保护测评资质的机构对中国疾控中心的 3 个三级信息系统（中国疾病预防控制信息系统、免疫规划信息系统、门户网站协同办公系统）进行等级保护测评工作。开展信息安全等级保护工作对于增强信息系统的安全防护能力，维护国家安全、社会稳定和公共利益，保障和促进信息化建设具有重要的意义。通过测评，为今后的整改提供了可靠的依据和可行的方案，同时测评的过程作为学习提高的过程、完善制度和强化管理的过程，使等级保护信息专业人员的技术水平得到提高，使信息系统的安全管理工作迈上新台阶。

【开展网络安全预警、现场处置和卫生应急工作】参与《国家卫生计生委网络与信息安全事件应急预案》制定。开展病毒及软件漏洞预警通报，提高了中心的病毒和软件漏洞防范与应急处置能力。处置突发网络信息安全事件 3 起，网络安全漏洞及新型勒索病毒等预警通报 11 起。对各类安全事件进行了及时的现场调查和卫生应急处置等相关工作。

【提升信息系统的安全防范能力】在 2016 年 10 月底全面关闭公网访问，2017 年完成 HTTPS（hyper text transfer protocol over secure socket layer，超文本传输安全协议）改造的基础上，2018 年 2 月，完成了基于 CA 数字证书的双因素认证，启用 VPN（virtual private network，虚拟专用网络）专网，初步形成了数据中心的网络安全防护体系；实现了对 7.8 万个报告单位、17 万名报告用户的全覆盖；实现了数据加密传输、加密存储。数据中心部署了各类业务审计系统。中国疾控中心对数据中心开展定期巡检。

（苏雪梅、赵自雄、赵嘉、张英杰）

公共卫生管理

【完成“全国重点地区环境与健康专项调查”工作】根据“全国重点地区环境与健康专项调查”（以下简称“专项调查”）整体工作进度及国家卫生健康委疾控局的工作安排，中国疾控中心公共卫生管理处于2018年7月、8月、9月先后举办了专项调查健康数据管理工作研讨会、技术报告编写研讨会及健康部分总体技术报告专家论证会，组织相关专家对专项调查健康数据进行了深度挖掘分析，根据专项调查全国报告编写框架及要求，组织完成了专项调查健康部分总体技术报告初稿的撰写和汇总，并上报国家卫生健康委疾控局。

【推进生活饮用水卫生标准修订工作】2018年3月21日，国家卫生计生委疾控局召开了《生活饮用水卫生标准》修订第一次全体会议，正式启动标准修订工作。中国疾控中心梁晓峰副主任为标准修订总体专家组技术总负责人，明确指出《生活饮用水卫生标准》修订工作的重要性，要把握好该项工作的前瞻性，放宽视野、提升高度，加强国际交流，提升未来我国饮用水标准的国际影响力。中国疾控中心公共卫生管理处刘东山副处长为标准宣贯组组长，全面跟进标准修订及评价指南起草相关工作。中国疾控中心环境所认真组织标准修订工作，进展顺利。

【提出职业安全健康监督管理职能调整工作的对策建议】为适应国务院机构改革关于将原国家安全生产监督管理总局的职业安全健康监督管理职能整合到国家卫生健康委的部署，中国疾控中心公共卫生管理处组织职业卫生、放射卫生领域专家多次研究讨论，梳理职能调整历史沿革、具体内容、监管现状、存在的问题、面临的挑战等内容，提出对策建议，上报国家卫生健康委，为职业健康职能调整的顺利进行积极建言献策。

【组织开展2018年学生近视调查工作培训班】为贯彻落实教育部、国家卫生健康委等8部门联合印发的《综合防控儿童青少年近视实施方案》，掌握全国各地儿童青少年近视率基数，为2019年后的儿童青少年近视防控工作评议考核奠定基础，国家卫生健康委组织开展了2018年儿童青少年近视调查工作。受国家卫生健康委委托，中国疾控中心公共卫生管理处和儿少/学校卫生中心一起，于2018年11月组织对各省（自治区、直辖市）及新疆生产建设兵团卫生健康委、疾控中心的120余名领导和业务骨干进行培训，详细介绍调查方案、操作手册、视力筛查记录和数据上报要求等内容，推动学生近视调查工作的顺利实施。

【推动全国地方病现症病人个案调查工作】为贯彻落实党中央、国务院领导对地方病防治工作的重要批示、指示精神，国家卫生健康委疾控局组织开展全国地方病现症病人个案调查工作，中国疾控中心地方病控制中心负责调查工作的技术指导、分析评估和质量控制，公共卫生管理处积极协调信息中心等部门，开发应用流行病学动态数据采集平台，保障了调查工作的顺利完成。

【开展援疆援藏援青与扶贫工作】中国疾控中心公共卫生管理处与辐射安全所、职业卫生所合作，结合援疆援藏援青工作需要，继续推进整建制专题系列化培训，分别于2018年1月、7月和9月举办了新疆放射卫生专业人员技术能力专项培训班、新疆喀什地区基层放射工作人员培训班和青海职业病防治业务骨干培训班，培训各级疾控及医疗机构工作人员200余人次；参与南疆放射卫生放疗设备检测及放射卫生工作综合调研；以对口支援形式，推动西藏各地市完成放射医用辐射监测任务。根据国家卫生健康委扶贫工作总体安排，中国疾控中心公共卫生管理处协调环境所、改水中心，在陕西省清涧县、子洲县和山西省大宁县、永和县，开展国家卫生健康委定点扶贫县“一县一策”农村饮用水水质提升保障工程。

（丁库克、唐小哲、刘瑶、林琳、张荔）

慢性病防治与社区卫生

【举行全国疾控系统慢性病防控与控烟工作年会】2018 年 11 月 6—7 日，全国疾控系统慢性病防控与控烟工作年会在北京市举行。会议专题介绍了第三次联合国慢性病峰会最新策略、世界卫生组织提出的饮酒干预策略，以及我国现行的国家基本公共卫生服务项目、超重肥胖挑战与预防、医疗保障制度与慢性病防控等专项工作进展；总结了全国疾控系统 2017 年慢性病防控与控烟工作经验，并对慢性病防控体系改革进行了专题讨论。

【参与举办第七届中国健康生活方式大会】2018 年 9 月 17 日，由中国疾控中心、中华预防医学会、中华口腔医学会、中国牙病防治基金会主办，国家卫生健康委疾控局指导的第七届中国健康生活方式大会暨第三十个“全国爱牙日”纪念活动在北京市召开。本次大会的主题是“三减三健，全民行动”。会议设置减盐、减油减糖与健康体重、健康骨骼、烟草控制、健康生活方式综合干预 5 个分会场，与会专家和学者针对健康生活方式干预策略与技术、健康口腔展开丰富多彩的学术交流。

【组织召开老年健康工作研讨会】2018 年 8 月，组织召开老年健康工作研讨会。会议邀请国家卫生健康委家庭发展司的相关领导、中国老龄科学研究中心的相关专家，共同就老年健康工作体系模式与机制建设、疾控系统积极促进健康老龄化的职责定位和工作方向展开了深入讨论。

【推进全民健康生活方式行动】深入推进“减盐、减油、减糖、健康口腔、健康体重、健康骨骼”的“三减三健”专项行动，修改健康支持性环境建设指南。截至 2018 年 12 月 31 日，启动全民健康生活方式行动的县区数量达到 2 627 个，占全国县区总数的 88.78%，累计建成健康社区、健康单位、健康小屋、健康步道等健康支持性环境 60 126 个，招募和培训健康生活方式指导员 54.6 万人次。

【举办全国疾控系统慢性病管理继续教育培训班】2018 年 7 月 24—25 日，在北京市举办基本公共卫生服务评价项目暨社区慢性病管理继续教育培训班。江苏省、浙江省、江西省、湖北省、广西壮族自治区、四川省、云南省、新疆维吾尔自治区 8 个项目地区第三次派员参加，其余各省（自治区、直辖市）也一同学习了 2018 年基本公共卫生服务慢性病患者管理调查工作，基本公共卫生服务高血压、糖尿病等慢性病患者管理等内容。

【开展老年失能失智综合干预试点】积极开展老年健康促进工作。在新疆维吾尔自治区和辽宁省开展的老年失能失智监测与综合干预试点，对筛选的失能失智高危对象进行综合干预，包括慢性病管理、膳食、八段锦运动和音乐干预 4 个方面，探索社区失能失智预防干预工作模式。

【组织开展全国慢性病防控能力调查】2018 年，组织开展第五次全国慢性病防控能力调查。召开省级视频培训班，组织完成调查系统测试工作，协调完成第五次全国慢性病防控能力调查在线填报及审核工作。

【开展基本公共卫生服务调查】2018 年 8—12 月，组织江苏省、浙江省、江西省、湖北省、广西壮族自治区、四川省、云南省、新疆维吾尔自治区 8 个省（自治区）的 16 个区（县），开展第三次基本公共卫生服务慢性病管理项目现场评估调查，跟踪随访前两轮调查患者的管理效果，并分别针对基层医疗卫生机构、县区疾控机构和医务人员等评估管理情况。

【推动儿童健康促进工作】开展农村留守儿童健康评估；深入推动儿童伤害防控，将儿童伤害预防纳入全民健康生活方式行动。

（石文惠、王静雷、殷召雪、张晓畅、杨一兵）

流行病学应用与实践

【推进人群健康测量与评价】推进居民健康状况报告编撰和发布工作，分别前往广西壮族自治区、青海省进行居民健康状况分析现况专项督导，了解当地相关工作的实施现况和遇到的主要问题，促进疾控系统数据的综合分析和利用。探索修订分别适用于省、市、县三级的中国居民健康状况报告指标体系和对应的技术规范，对基于区域卫生信息平台的居民健康状况报告规范和以健康期望寿命为代表的健康状况综合评价提前进行技术探索。

【支持国家卫生健康委全国爱国卫生运动委员会办公室的工作】在国家卫生健康委全国爱国卫生运动委员会办公室（以下简称国家卫生健康委爱卫办）的直接领导下，履行爱国卫生技术指导职能，主要开展卫生城市创建、健康城市建设、健康社区建设、爱卫系统信息化建设等相关工作，并对卫生城镇的分布和健康城市建设开展了政策研究和分析。2018 年，借调 3 人次，顺利完成了借调的各项工作，得到了国家卫生健康委爱卫办相关领导和工作人员的一致认可。

【推进流行病学教学体系改革】以提高学生的自主学习和思考能力为重点，引入参与式教学模式，分层次优化教学内容，进一步推进流行病学教学体系改革。截至 2018 年 12 月，中心流行病学已经形成以应用流行病学思维和方法分析、解决实际问题为目标，涵盖基本理论和方法、疾控工作实践和公共卫生宏观思维，以 3 门核心课程为主、课下讨论和专题报告为辅的立体化教学体系。

【完成流行病学应用与实践系列培训】顺利完成第十二期流行病学应用与实践系列培训。培训以省级技术骨干为主，采用专题讲座、案例分析及小组讨论相结合的参与式培训，帮助学员了解相关理论和分析方法，开阔流行病学视野，提高流行病学的专业素养和能力。

【举办环境与职业流行病学高级研修班】项目以 2 年为周期，旨在引入学术前沿技术，是面向中心有关单位开展的专业技术骨干和精英梯队的人才培养计划。2018 年，对来自中心环境所、职业卫生所、辐射安全所、改水中心和公共卫生管理处的 10 名业务骨干，开展了包括专项培训、基地实践、月度讨论、学术交流和课题研究等在内的培训活动，提高了学员的环境与职业流行病学科研能力，以及解决实际公共卫生问题的实践能力。

【组织编写农村健康知识读本系列丛书】全面聚焦于农村居民当前的健康实际需求，以农村常见农业伤害、疾病预防及健康保护知识为主要内容，组织编写了一套共9本的《新农村健康教育系列丛书》，全方位、多层次地展现农村健康知识，以经典的农村文化产品服务健康中国建设。

【提供淮河流域癌症综合防治技术支持】为“2018年淮河流域重点地区癌症综合防治项目”提供技术支持和文献信息支持，参加项目方案设计和实施、数据分析和培训、效果评估，多次为中心承担项目单位和项目省市县提供流行病学技术咨询、专家指导和现场督导、年会技术报告等服务，参加公共卫生医师癌症防控规范化培训，完成《癌症专刊（十九）》，并发送到项目地区4个省的各区县及中心有关处室，为疾控系统癌症综合防治专业人员提供肿瘤防治基础知识和技能。

【开展健康大数据应用调研】分别前往北京市、上海市、苏州市、宜昌市等地的疾控中心，开展健康大数据应用调研，了解当地的卫生信息化建设现况，以及公共卫生领域在数据共享和数据分析方面的经验、问题与需求，积极推进健康大数据应用的方法学探索和研究。

（胡跃华）

控烟工作

【推进国家控烟立法】组织专家对《中华人民共和国基本医疗卫生与健康促进法（草稿）》向全国人民代表大会常务委员会法制工作委员会提出修改意见，为该立法提供技术支持。

【推进城市控烟立法】与部分有控烟立法的地方沟通，提供技术支持，推进地方控烟立法工作。主要通过为地方介绍控烟立法成功经验、培训立法关键人物、撰写法律文本等举措，推进城市控烟立法。西安市、兰州市和杭州市完成了控烟立法和修法工作，实现了室内公共场所全面无烟。广州市、重庆市、武汉市、张家口市、秦皇岛市将控烟立法列入立法计划，争取 2019 年完成控烟立法工作。

【推进城市控烟执法】主要开展城市控烟执法督导检查、执法效果评估及执法经验交流和培训，为城市编写执法指南。开展禁烟场所尼古丁检测工作。推进上海市、北京市、深圳市、兰州市、青岛市、西宁市等城市积极开展控烟执法工作。

举办“中国城市控烟立法和执法经验交流会”，搭建中国控烟执法工作交流平台，推动控烟执法工作。

【举办 2018 年世界无烟日宣传活动】2018 年 5 月 11 日，中国疾控中心联合中国医学科学院、国家心血管病中心、中国卒中学会、中华预防医学会、中华医学会心血管病学分会、中国医师协会心血管内科分会、中国控制吸烟协会和新探健康发展研究中心共 9 家机构，针对 2018 年世界无烟日“烟草和心脏病”的主题，共同开展了主题活动，并发布了核心信息。新华社、人民网、光明网、健康报等多家媒体对核心信息进行了报道及转载，引起了广泛关注。同时，中国疾控中心为 31 个省（自治区、直辖市）提供了世界无烟日宣传工具包，内容包括宣传册、海报、核心信息等，推动各地共同开展世界无烟日宣传活动。

【开展烟草受害者宣传活动】中国疾控中心控烟办征集受到烟草危害的真实案例，通过控烟公益广告的方式，宣传烟草对健康的具体危害，提高公众对控烟的认识，促进公众采取戒烟行动。2018 年，结合世界无烟日“烟草和心脏病”的主题，制作烟草受害者宣传工具包，通过烟草受害者李翔的真实经历，利用电视台及新媒体等渠道，对其公益广告进行推广，提高公众对烟草导致心脏疾病的认识，进一步加强控烟宣传，取得了良好的效果。

【完成省级代表性烟草流行调查数据清洗分析和报告撰写工作】中国疾控中心控烟办于2016—2017年组织开展了省级代表性烟草流行调查，于2018年完成了2016—2017年省级代表性烟草流行调查的调查数据清洗加权分析和调查报告撰写工作。

【开展2018年中国成人烟草流行调查】中国疾控中心控烟办于2018年组织开展了中国成人烟草流行调查。该调查采用多阶段分层整群抽样的方法，覆盖全国31个省（自治区、直辖市），200个区/县参与了此次调查。中国疾控中心控烟办制定了调查方案和问卷，在贵州省遵义市开展了预实验，组织了10个监测能力培训班，培训现场调查工作人员700余人。为了优化质量控制，调查采用掌上电脑信息采集的方式，实现了数据质量的实时管理。中国疾控中心控烟办每周与各省分享数据质量控制信息，并选取10个监测点进行了现场督导和技术支持。2018年12月，所有现场调查工作已完成。

【组织与实施全国戒烟门诊项目】全国戒烟门诊项目在2018年继续支持全国246家项目医院开设戒烟门诊，为各省戒烟门诊项目管理人员、各项目医院戒烟门诊负责人和医务人员举办若干次戒烟干预技能培训，规范了戒烟门诊诊疗程序，提高了各项目医院的戒烟服务能力。组织了2次戒烟门诊数据回收，项目医院首诊共干预19 089人，随访干预16 523人。此外，为了解各项目医院戒烟门诊建设情况，组织了医院自评和省级评估，对戒烟门诊的机构设置、环境设置、业务开展过程、业务开展结果、发展指标5个方面进行了评估。

【支持省级无烟政府机关创建】中国疾控中心控烟办为各省市级无烟政府机关创建提供技术支持，设立无烟政府机关创建的标准，帮助各省建立工作方案，包括领导小组、工作成员、奖惩机制、督导检查和评估等。中国疾控中心控烟办召开2018年全国无烟政府机关创建经验交流会，来自全国20个省、市的疾控中心主任或健康教育所所长，以及控烟工作负责人等40余人参会。本次会议对2017年的无烟政府机关创建工作进行总结，并介绍了省、市级无烟政府机关创建进展，推动了各省、市无烟政府机关创建。

（杨杰、熙子、肖琳、邱新博、杨焱、谢莉、南奕）

12320全国公共卫生公益电话建设与管理

【召开2018年全国12320卫生热线工作会议】2018年11月28—29日，全国12320管理中心召开了2018年全国12320卫生热线工作会议。会议指出，要充分分析形势与任务，深入贯彻党的十九大精神，落实党中央、国务院脱贫攻坚、健康中国的决策部署，以习近平新时代中国特色社会主义思想为指导，深入研究促进12320建设发展的举措和办法，着力解决制约12320持续发展的重大问题，精准对接人民群众的健康需求，推动12320建设发展迈上新台阶，增强人民群众的获得感。会议总结了过去一年全国12320卫生热线工作进展，发布了2018年12320第三方服务质量评估结果，江西省、四川省、重庆市、宁夏回族自治区和江苏省南京市介绍了12320建设发展经验。会议要求，各地进一步提高对12320工作重要性的认识，全面学习本次会议精神，明确目标，切实做好计划，抓好具体工作的落实，增强工作的紧迫感和使命感，开拓进取。与会代表还就"如何做好新时代赋予12320的新任务""如何在'互联网+医疗'的大环境下打造公众健康服务平台""如何充分发挥12320的优势，助力精准扶贫""如何树立12320品牌，实施健康中国策略，精准对接百姓需求"展开了讨论，并赴宁夏回族自治区12320卫生热线进行了现场观摩。

【召开12320卫生热线考核评价指标体系修订研讨会】2018年12月14日，全国12320管理中心在上海市召开了12320卫生热线考核评价指标体系修订研讨会。与会代表首先赴上海市12320进行了实地调研，并结合《12320卫生热线考核评价表（2015版）》，对各项考核指标逐一进行了评价。在研讨会上，全国12320管理中心从指标筛选、指标确定、权重计算等方面，简要回顾了2015年版12320考核评价指标体系的构建过程，介绍了结合当前12320的重点工作对考核评价指标体系的修改情况。与会代表从基本保障、组织管理、服务运行、社会评价和加分项5个方面，对考核评价指标体系进行了深入探讨，提出了有针对性的意见和建议。12320卫生热线考核评价指标体系的修改，对提高12320卫生热线的卫生服务水平、推动12320卫生热线可持续发展具有十分重要的意义。下一步，全国12320管理中心将梳理专家意见，并结合各地工作调研评估，进一步修订完善考核评价指标体系。

【召开12320卫生热线培训基地工作研讨会】2018年10月11日，全国12320管理中心在江苏省南京市召开了 12320 卫生热线培训基地工作研讨会。北京市、上海市、南京市 3 个培训基地首先介绍了各自的培训工作开展情况，与会代表就《关于加强全国 12320 卫生热线培训基地规范化管理的通知》（初稿），从培训对象、培训内容、培训模式、培训申请、基地准入制度、基地考核机制、提高培训质量、保证培训效果等方面进行了深入探讨，提出了有针对性的意见和建议。与会专家一致认为，培训基地规范化管理对提高各地 12320 卫生热线服务能力与管理水平、推动全国 12320 卫生热线均衡科学发展起不可或缺的作用。下一步，全国 12320 管理中心将梳理专家意见，修改完善《关于加强全国 12320 卫生热线培训基地规范化管理的通知》。

【召开官方网站公众信息查询服务研讨会】2018 年 5 月 31 日，全国 12320 管理中心在江苏省南京市召开了官方网站公众信息查询服务研讨会。会上，全国 12320 管理中心介绍了官方网站的建设与升级情况。与会专家对前期成果予以肯定，并围绕升级后网站的公众信息服务内容和查询服务展现形式展开了讨论，一致认为全国 12320 管理中心网站深度整合了多方资源，构建了集健康服务、健康查询、健康工具、健康资讯、健康发布于一体的“公众健康信息查询一站式服务平台”，为公众提供全国统一的、权威的、公益的公众健康信息查询服务。与会专家还就运行维护、数据采集与动态管理的长效机制建立、对接形式、信息安全、网站内容更新、信息查询方法及展现形式等方面，提出了具体的意见和建议。全国 12320 管理中心指出，要以坚持公众健康需求为导向，切实打造务实、亲民、便捷的全国 12320 官方网站，并对进一步推进网站升级建设工作提出了相关具体要求。

【举办 2018 年全国 12320 卫生热线管理人员培训班】2018 年 10 月 24—26 日，全国 12320 管理中心在重庆市举办了 2018 年全国 12320 卫生热线管理人员培训班。本次培训就工作中的组织沟通技巧、互联网发展趋势和对卫生管理领域的影响、突发公共卫生事件的应对、管理人员的压力应对与情绪调节，以及公众表达实用口才艺术等内容进行授课。来自全国 31 个省（自治区、直辖市）卫生健康委 12320 工作主管处室负责人、12320 管理中心负责人、部分分散式建设省地级市卫生健康委主管负责人等百余名代表参加了培训。

【举办 2018 年全国 12320 卫生热线咨询员培训班】2018 年 7 月 2—6 日，全国 12320 管理中心在江苏省苏州市举办了 2018 年全国 12320 卫生热线咨询员培训班。本次培训就科学健身咨询、手足口病咨询、青少年常见健康问题咨询、青少年意外伤害咨询、青少年营养咨询、青少年心理行为发育特点及青少年心理健康服务、青少年性与生殖健康咨询等内容进行授课。本次培训采用参与式教学方式，在授课过程中，融入小组讨论、角色扮演、模拟咨询、有奖抢答等活动，调动参训学员的学习积极性；通过互动的形式，增强学员的参与感，达到更好的授课效果。培训前后的问卷调查结果显示，学员对授课内容的了解程度均有明显提高，较熟悉科学健身咨询课程的学员比例由培训前的 76.21% 上升到 93.45%，提高了 17.24%；熟悉手足口病咨询课程的学员比例由培训前的 55.29% 上升到 92.86%，提高了 37.57%；较熟悉青少年健康相关培训课程的学员比例与培训前相比均至少提高 70%。学员都表示对培训总体满意，并认为此次学习收获很大。

【举办“评价 12320 手机短信及电话服务对提高肺结核患者治疗依从性的效果试点研究”项目培训班】2018 年 6 月 11—13 日，全国 12320 管理中心在云南省昆明市举办了“评价 12320 手机短信及电话服务对提高肺结核患者治疗依从性的效果试点研究”项目培训班。云南和甘肃两个项目省的卫生健康委、各级结核病防治机构以及 12320 工作人员，共约 50 余名参加了培训。本次培训首先从项目背景、项目目标、项目人群、项目活动、职责分工、质量控制、研究进度和预计产出 8 个方面，对项目方案进行了详细的介绍；其次按照项目流程，从患者纳入、项目干预、信息收集、项目评估和特殊情况处理 5 个方面，对项目省的 12320 和结核病防治机构项目操作手册进行了详细的讲解。本次培训在授课过程中融入了模拟训练、现场提问、有奖抢答等活动，充分调动了学员的学习积极性，得到了学员的一致肯定与好评。学员纷纷表示授课内容极具指导意义，自身对项目流程有了深入的了解，达到很好的授课效果。

【加强培训基地建设】2018 年，全国 12320 管理中心继续加强北京市、上海市和南京市 3 个培训基地建设，统一规范培训内容、学习要求和申请赴培训基地学习流程，促进省市间的交流学习，以提高全国 12320 卫生热线管理人员和咨询员的整体业务能力。2018 年，北京市、上海市和南京市 3 个培训基地共完成 8 批次 98 名学员的培训工作，培训均达到了预期效果。

【打造集合电话和新媒体立体服务的 12320 青少年健康信息咨询服务平台】全国 12320 管理中心开发了青少年健康咨询服务手册，其中包括青少年健康知识、可获取的青少年健康服务机构信息（项目地区）、青少年心理咨询技巧，并以此培训 12320 咨询员，提高其青少年健康咨询技能，使其更好地向青少年提供健康信息服务。在 12320 官方网站、微信公众号中增加青少年健康板块，为青少年持续提供健康咨询和信息查询服务；在 12320 官方微博中增加“青少年健康”话题，阅读量近 50 万人次；举办青少年健康相关活动，参与人数累计近万人次。制作青少年健康宣传漫画及视频，所有青少年健康漫画都基于青少年健康教育核心信息及释义开发，系列漫画共包括 5 部分，分别是身体健康与成长、卫生与疾病预防、营养与健康生活方式、社会适应与心理健康、安全与伤害预防，共计 32 幅；制作青少年群体的心理健康与意外伤害预防的宣传视频，用更轻松的动漫形式展现，使青少年群体更感兴趣，传播效果更佳。

【助力精准扶贫攻坚】通过 12320 电话、网站、短信、微信、App 等多种途径，宣传健康扶贫政策，努力解决群众的实际健康问题，并就群众是否了解、对健康扶贫政策是否满意等问题开展电话调查，为卫生行政部门掌握健康扶贫工作开展情况提供依据，帮助群众进一步了解惠民举措，提升贫困人口健康素养，为精准扶贫打下基础。开展的“评价 12320 手机短信及电话服务对提高肺结核患者治疗依从性的效果试点研究”项目，选择贫困县作为试点，优化健康服务，助力精准扶贫，着力改善贫困地区的卫生服务条件，提高其就医可及性。

【开展电话调查】为了解不同地区、不同年龄组人群的冬季流感发生水平与就诊情况，了解公众对流感预防手段的认知与采取的预防行为，在北京市、内蒙古自治区、上海市、广东省、云南省和甘肃省 6 个地区开展电话调查，共计调查 21 658 人。

【开展日常卫生舆情监测和应急监测】继续开展日常卫生舆情监测工作，完成《舆情月报》12 期、《节假日舆情专报》7 期。长春长生疫苗事件应急应对期间，全国 12320 管理中心迅速启动应急响应与舆情监测机制，立即协调各地 12320 每日报送案件相关咨询来电信息，详细分析研判咨询量、咨询热点及变化趋势，共形成监测日报 43 期和阶段性报告 2 期，为相关部门了解案件相关舆情动态提供了来自公众的“第一手”基础信息，为卫生行政部门相关工作部署决策提供了数据支持。全国 12320 管理中心积极做好咨询解答和信息发布，通过全国卫生 12320 官方网站、微博、微信平台发布权威信息，组织各地 12320 卫生热线利用电话、网站、短信、微博、微信等综合健康科普宣传平台，形成全方位、多角度、立体化的科普宣传与舆论引导格局。

【荣获“2018 年度全国十大医疗卫生系统微博”奖】全国卫生 12320 新浪官方微博荣获“2018 年度全国十大医疗卫生系统微博”奖。

（崔颖、王蕾）

卫生标准

【完成标准审查和上报工作】组织30次标准审查工作会，完成157项标准报批材料审查，将114项材料上报至国家卫生健康委法规司。

【开展标准培训与宣贯活动】举办10期公共卫生领域重要标准宣贯师资培训班；出版《国家公共卫生标准实用指南丛书》，编撰《公共卫生领域标准化范例荟萃丛书》；结合2018年10月14日世界标准日活动，进行卫生标准宣贯活动；进行卫生标准科普专题片、网络培训课程制作。

【完成卫生标准实施情况调研】在河北省、黑龙江省、云南省完成省级和地市级疾控中心卫生标准实施情况调研。

【开展标准基础性研究项目】委托学校卫生标准专业委员会、地方病标准专业委员会和病媒生物控制标准专业委员会，开展卫生标准基础性前期研究项目和卫生标准研究与制定项目各1项。

【开展标准追踪评价与实施评估工作】委托江苏省疾控中心、贵州省疾控中心等10个省级机构开展卫生标准追踪评价项目各1项，并完成验收；完成13项公共卫生标准实施评估项目的承担单位征集工作。

【完成标准研究项目】完成国家卫生健康委法规司委托的“国内外公共卫生领域标准化管理体制研究”和“健康中国建设相关卫生标准体系研究”2项课题。

【完成卫生标准电子工作系统升级改造】完善卫生标准电子工作系统，委托服务商对卫生标准电子工作系统进行升级。

（金松）

人力资源管理

【人员基本情况】截至 2018 年 12 月底，共有正式职工 1 989 人，其中管理人员为 93 人，专业技术人员为 1 818 人，工勤人员为 78 人。在专业技术人员中，高级资格占 56.6%，中级资格占 31.4%，初级资格占 12%。

【落实干部监督管理】落实领导干部个人有关事项报告和核查制度，组织完成 109 名处级及以上干部的个人有关事项报告工作，全年对 3 名拟提拔考察对象进行了个人有关事项重点核查工作，对核查和抽查结果进行认定与处理。为进一步加强领导干部因私出国（境）管理，印发了《中国疾病预防控制中心关于进一步加强因私出国（境）管理有关工作的通知》，保管 130 本有效期内因私出国（境）证件，办理 62 本证件借阅新办登记。

【落实基本工资标准调整，正式启动养老保险与职业年金征缴】根据中华人民共和国人力资源和社会保障部（以下简称人社部）和中华人民共和国财政部（以下简称财政部）的文件要求和进度安排，中国疾控中心人事处组织直属单位按时完成了事业单位工作人员基本工资标准调整工作。根据国家有关事业单位工作人员养老保险制度改革的规定和要求，以及中央国家机关养老保险管理中心的工作安排，中国疾控中心在首次参保登记通过审核的单位，于 2018 年 5 月正式启动了单位养老保险征缴和退休人员待遇基金发放工作。

【组织人才选拔推荐和重点培养】加大对优秀人才的选拔推荐力度，对外积极争取名额，对内规范推荐程序，保障推荐质量。全年开展人才选拔推荐 100 余人次，王大燕、王华庆、张永振、周脉耕和赵文华 5 名同志经国务院批准，享受政府特殊津贴。通过选拔推荐，一批在专业领域成绩显著的优秀人才脱颖而出，起到激励带动作用，提升了中国疾控中心专家的知名度。同时，选派后备干部和优秀业务骨干参与援疆援藏和到西部地区工作，将这些地区作为进行人才培养的重要平台。2018 年，推荐中国共产党中央委员会组织部（以下简称中组部）、中国共产主义青年团中央委员会（以下简称共青团中央）第 19 批博士服务团成员 1 名，推荐选派中组部、人社部第九批援疆干部第一次轮换人选 5 名（其中，4 人延期，1 人新派），并顺利完成对第九批援疆干部人才和第 18 批博士服务团成员的服务期满考核工作。年轻干部和业务骨干通过一年的基层挂职工作，丰富了阅历，增长了才干，达到了培养和锻炼的目的。2018 年，1 名职工继续借调国际组织任职。同时，新派出 8 名同志，持续加强自身的全球卫生人才建设，提高在世界卫生组织等国际组织公共卫生领域的话语权和影响力。

【推进人才上下互派】中国疾控中心人才上下互派项目长期致力于接收各省、计划单列市疾控机构人员进修，以及中心青年骨干到基层锻炼培训等工作。对于中组部、人社部、国家卫生健康委等多部委的“西部之光”访问学者，以及新疆（西藏）特培学员等人才培养工作，中心党委历来高度重视，连续多年按照国家卫生健康委人事司的安排，对全国各省、市的疾控专业骨干和干部进行培训，帮助援助单位培养干部。全年共接收“西部之光”访问学者 5 人、新疆特培学员 2 人。从 2013 年起，加大了进修接收力度，从每年 2 期调整到每年 3 期，满足各省疾控机构的需求，对中心干部挂职的中西部地区采取更加灵活的方式安排进修。全年共接收进修人员 39 人。

【规范实施人才引进和公开招聘】严把进入关口，继续做好高校毕业生公开招聘工作。全年共接收高校毕业生 28 名。由于编制限制和国家接收京外毕业生政策调整，接收高校毕业生数量大幅减少。为满足直属单位和机关处室部分岗位的用人需求，中国疾控中心人事处开辟多种渠道，通过人社部官网、国家卫生健康委官网、中心官网及智联招聘等平台，加大招聘宣传力度，吸引更多优秀的社会在职人员和海外留学回国人员。全年接收社会在职人员 12 名、海外留学回国人员 4 名。

【组织专业技术资格申报评审】根据各部委的专业技术资格评审要求，中国疾控中心人事处积极转发通知，并组织开展相关评审工作。全年为 7 人办理高级会计师、新闻出版专业技术资格委托评审手续；同时，组织 203 名专业技术人员参加国家卫生健康委开展的研究系列和医技系列的专业技术资格评审，在不违反政策原则的前提下，协助其出具证明、说明材料，为职工积极争取。最终 142 人通过，其中正高级职称为 28 人，副高级职称为 63 人，中级职称为 51 人，通过率为 70%。

【开展 2017 年岗位聘任工作】根据中心岗位聘任一年一聘常态化管理的安排，在精确摸底测算的基础上，于 2018 年 10 月组织开展了 2017 年岗位聘任。在实际聘任岗位的基础上，设置岗位比例控制数，高级岗位和中级岗位的比例增设控制在 1% 以内，同时，适当优化、调整副高级岗位和中级岗位内部比例。根据国家文件规定和国家卫生健康委人事司的明确要求，严格控制高级岗的比例和二级岗的数量，专业技术二级岗的评聘继续纳入中心评聘委员会评审范围，提高岗位聘任工作的公信力。在中心直属各单位和机关各处室推荐、人力资源处审核、岗位评聘委员会评审及审定并公示的基础上，经中心主任办公会研究，最终确定 2017 年岗位聘任人选，并及时兑现工资待遇。此次岗位聘任后，中心的高、中、初三级专业技术岗位结构比例分别为 44%、38% 和 18%。

【制定人事管理制度】为加强干部队伍建设，提高中心干部队伍整体素质，制定了《中国疾病预防控制中心干部交流工作办法（试行）》。为进一步完善中心领导干部因私出国（境）管理工作，印发了《中国疾病预防控制中心关于进一步加强因私出国（境）管理有关工作的通知》。在工作中，严格执行上述制度，逐步完善适应中心人事制度改革需要的内部人事管理制度。

【开展重要日常人事管理工作】全年办理因公出国（境）政审 772 人次；上报重要人事统计报表 50 余套；办理中心法人证书和组织机构代码年检、借用等；完成中心机关在职和退休职工工资、津补贴等的计算、通知发放，调整工资，调配人员，提高高级专家退休费比例，办理高级专家延缓退休，为领导干部、老专家医疗照顾办理审核、审批、补办等重要日常工作。

（吕艳、李南南、刘杨、崔璐、李琪琪）

基础设施建设

【二期工程取得正式规划指标】2018年8月2日，北京市规划和国土资源管理委员会正式复函中国疾控中心，原则上同意二期工程按照中华人民共和国国家发展和改革委员会批复的项目建议书内容建设。来函明确了二期工程的规划条件，要求中国疾控中心按照批复指标加快稳定设计方案，加快二期工程建设步伐。规划条件的取得是二期工程建设过程中具有里程碑意义的事件，标志着工程建设进入一个崭新阶段。

【二期工程有线电视专项规划方案编制完成】2018年8月29日，二期工程有线电视专项规划方案编制完成。

【二期工程南百路等道路规划方案编制完成】2018年9月7日，二期工程南百路等道路规划方案编制完成，为道路定线创造了条件。

【二期工程燃气专项规划方案编制完成】经与北京市燃气集团有限责任公司紧密联络协调，并现场踏勘、多次讨论方案，2018年9月29日，二期工程燃气专项规划方案编制完成。该方案考虑了二期工程各单位迁入后整个园区的总体燃气需求量，包括一期、二期园区冬季锅炉供暖需要和食堂就餐燃气供应及实验室蒸汽锅炉燃气需求，为整个园区的燃气供应提供了规划依据。

【二期工程通信基础设施规划方案编制完成】2018年10月17日，中国疾控中心基建处收到北京市电信工程设计院有限公司编制的《中国疾病预防控制中心二期工程通信基础设施规划方案》，以及北京市通信管理局印发的《北京市通信管理局关于〈昌平区中国疾病预防控制中心二期项目通信基础设施规划方案〉的复函》。至此，二期工程通信基础设施规划方案编制工作已经完成。

【二期工程雨污水及中水利用规划方案编制完成】2018年11月21日，经双方多次现场踏勘研究并与相关部门收集资料，中国疾控中心委托北京市城市规划设计研究院编制的二期工程雨污水及中水利用规划方案编制完成。

【二期工程回昌东路道路规划方案编制完成】2018年12月2日，中国疾控中心委托北京市城市规划设计研究院编制的二期工程回昌东路道路规划方案编制完成，为项目道路定线创造了条件。

【二期工程可研报告通过国家卫生健康委专家组评审】2018 年 12 月 25 日，国家卫生健康委规划司会同疾控局、应急办、科教司、食品司、妇幼司、职业健康司等相关司局，组织专家组对中国疾控中心二期工程可行性研究报告进行评审。与会相关司局一致表示，二期工程对中国疾控中心的发展具有重要意义，将在下一步工作中给予全力支持。与会评审专家一致认为，中国疾控中心二期工程可行性研究报告基本符合国家规范要求，建筑规模及投资估算基本合理，并对可行性研究报告的相关技术细节提出了优化意见和建议。

（蒋晋生、薄珊珊）

科研管理

【2018年科研项目及经费情况】2018年，在研课题为398项，在研经费为33 910.5万元；获准课题为181项，获准经费为82 564.3万元，其中重大专项获准经费为69 416.74万元。

【科技成果申报、获奖及鉴定情况】组织成果鉴定6项，进行成果登记6项；组织申报中华医学科技奖6项，获奖3项；申报华夏医学科技奖4项，获奖2项；申报北京市科学技术奖3项。

【完善科研管理制度】制定《中国疾病预防控制中心成果转化管理办法》、《中国疾病预防控制中心合作研究中心管理办法》（试行）、《中国疾病预防控制中心结余资金管理办法》，进一步完善科研课题、横向课题、伦理诚信等管理办法；参加中华人民共和国科学技术部（以下简称科技部）、国家卫生健康委等上级部门的科技规划及战略计划等的制定与研讨，以及30多项科技文件的修订；参与中心发展建设研究。

【开展科研诚信与伦理管理工作】举办6次伦理审查会，共审查38项课题。

【开展重点实验室管理工作】上报国家重点实验室5年工作报告。

【开展人类遗传资源管理工作】办理涉及人类遗传资源的生物制品出入境6次。

【召开全国疾控系统科研管理与学术交流大会】2018年6月13—14日，在辽宁省盘锦市召开全国疾控系统科研管理与学术交流大会，推进疾控科研能力新发展，谋划疾病防控体制新思路，加强疾控系统合作与交流。

【开展国际学术交流】2018年3月28—30日，在北京市举办中俄传染病研讨会，落实国家“一带一路”倡议，积极推进与俄罗斯的卫生合作对接，促进民心相通，共商两国在疾病防控方面的重要合作举措。俄罗斯盖玛莱亚（Gamaleya）国家流行病学和微生物学研究所向侯云德院士、高福院士和邵一鸣教授授予“Gamaleya奖章”。举办中美病毒学研讨会；承办世界公众科学素质促进大会“健康素养促进疾病防控”分论坛等。

【提供现场调研与技术指导】在境外调研与交流方面，赴俄罗斯、阿联酋、日本和我国香港特别行政区开展科技交流；在境内调研方面，赴辽宁省、江西省、海南省、浙江省等地开展调研，并举办讲座、指导科研工作。赴 6 个省市开展科技创新、科学普及和研究方法的讲座，并宣传国家有关方针政策。牵头调研和落实中心加挂“中国预防医学科学院”牌子并撰写报告。

【组织召开“一带一路”西北地区传染病防控论坛】2018 年 11 月 21—22 日，在陕西省西安市组织召开“一带一路”西北地区传染病防控论坛，积极响应国家“一带一路”倡议，研讨中国西北部各省的传染病流行情况，进一步制定防控策略，加强区域间合作和提升防控能力，探讨跨区域传染病联防联控合作机制。

【开展科学研究】继续实施“非洲重要传染病流行规律研究”“牛津大学结核病耐药综合预测国际合作研究”等课题。

（何广学、王吉春、陈园生、陈亮、秦宇、杨曦、宋渝丹）

国际合作与全球公共卫生

【承办中非卫生合作高级别会议专题论坛“非洲疾控中心建设及中非公共卫生合作：机遇与挑战”分论坛】2018年8月17日，由中国疾控中心与非洲疾控中心联合主办的中非卫生合作高级别会议专题论坛“非洲疾控中心建设及中非公共卫生合作：机遇与挑战”分论坛在北京市国家会议中心举行。论坛邀请到来自非洲疾控中心、塞拉利昂卫生部、赞比亚国家公共卫生机构等的非洲公共卫生专家代表，以及国家卫生健康委国际合作司、各省级疾控中心和相关学术机构的代表约200人与会。论坛由国家卫生健康委国际合作司司长张扬、冈比亚卫生和社会福利部常秘默罕马杜·拉明·杰特（Muhamadou Lamin Jaiteh）共同担任主持。论坛上，中国疾控中心主任高福、非洲疾控中心主任约翰·肯格桑（John Nkengasong），以及塞拉利昂、南非、赞比亚等国家代表分别就中非卫生发展合作做主题演讲。本次论坛还为下一步继续深化中非公共卫生合作提供了重要参考意见。

【编制并完善中非新发再发传染病项目实施方案及预算】开展公共卫生交流和信息合作，实施中非新发再发传染病项目，提升非洲国家应对新发再发传染病暴发的能力是中非公共卫生合作计划和健康卫生行动的重要内容，也是支持非洲疾控中心建设的重点内容。受国家卫生健康委委托，中国疾控中心全球公卫中心历时1年，组织完成了《中非新发再发传染病项目实施方案（2019—2021年）》及预算。中非新发再发传染病项目是中国疾控中心成立以来，继中国疾控中心援塞拉利昂固定生物安全实验室第二期技术援助项目、中国支持非洲疾控中心建设项目后，负责实施的又一个支持非洲国家提高公共卫生能力的重要援外项目。

【选派2名专家作为技术顾问赴非盟工作1年】截至2018年6月29日，中国疾控中心胡翼云研究员和韩黎研究员作为首批支持非洲疾控中心建设的中方专家，正式结束在非盟外派工作并陆续回国。根据国务院批准的《商务部　外交部　财政部　卫生计生委关于非洲疾病预防控制中心总体援助方案的请示》要求，中国疾控中心全球公卫中心于2018年4月将推荐王晓春研究员和徐韬研究员赴非工作的报告上报至国家卫生健康委，获得批准后，最终于2018年10月13日正式派出。两人在非期间，参与和支持非洲疾控中心政策、策略制定和实施，参与和支持非洲疾控中心重点支柱战略实施。这不仅有助于保证我国援非工作的延续性，而且会进一步实质推动我国支持非洲疾控中心建设工作与中非公共卫生合作项目的设计和实施。

【与美国疾控中心全球卫生中心联合开展公共卫生信息学培训】为提高非洲卫生信息化能力，美国疾控中心全球卫生中心联合中国疾控中心在非洲国家开展电子健康知识和技术能力建设项目（Growing Expertise in E-Health Knowledge and Skills，GEEKS）。2018 年 7 月和 9 月，中美疾控中心相继在赞比亚和尼日利亚成功举办了 2 期 GEEKS 培训班，每期培训班为期 1 周。

中方专家组由中国疾控中心全球公卫中心戚晓鹏副主任带队，信息中心、教育培训处、卫生应急中心的专家参与。来自中美疾控中心，赞比亚和尼日利亚卫生部、国家公共卫生机构、地方卫生局、非政府组织、国际组织，以及公司的学者与专家介绍了信息技术和信息学在公共卫生领域的理论基础、发展和实践，并通过案例实践、情景模拟、专题讨论和游戏等多种互动形式，加深了学员对卫生信息技术的理解。中方专家介绍了中国传染病报告信息系统建立和发展的重要里程碑式事件、公共卫生主题制图，并以西非埃博拉疫情暴发应对为例，介绍了卫生信息学在公共卫生实践中的应用等，还全程提供流行病学、信息技术、系统运行环境搭建等方面的技术支持。

中国疾控中心积极参加联合培训，这是落实中非公共卫生合作计划的又一行动，为未来支持非洲疾控中心信息共享和信息系统建设提供了有力的技术支撑。通过上述活动，中国疾控中心扩大了在非影响力，并初步掌握了赞比亚和尼日利亚公共卫生现状与面临的挑战，为今后的工作开展提供了重要信息参考。未来，中美疾控中心将继续合作在更多非洲国家开展 GEEKS 培训。

【邀请两批次非洲公共卫生专家来华研讨和培训】为积极落实中非公共卫生合作计划，加深非洲公共卫生专家对中国疾病防控体系的认识和了解，在中国驻非盟使团大使基金项目的资助下，中国疾控中心全球公卫中心邀请非洲国家公共卫生机构的主任和专家，分两批来华分享中国疾病防控策略，以逐步培养了解中国公共卫生和疾病防控的非洲专业技术与管理人员。根据活动方案，第一批代表团 5 人于 2018 年 8 月 16—24 日来华，第二批代表团 7 人于 2018 年 12 月 5—12 日来华。主要活动包括参加 8 月中非卫生合作高级别会议、访问中国疾控中心、赴上海市考察各级疾控机构，并就纳米比亚等国家的公共卫生概况和公共卫生合作需求进行专题交流。

非洲公共卫生专家来华活动促进其进一步了解中国公共卫生体系的历史沿革和进展，帮助培训了非洲公共卫生人才。通过交流和讨论，中方增进了对非洲疾控中心以及非洲国家公共卫生体系的了解，并且初步掌握了其公共卫生需求及未来公共卫生领域合作意愿，也为我国制定和完善公共卫生援外方案提供了一定参考和借鉴。

【举办公共卫生发展合作研讨活动】为建立公共卫生发展援助沟通机制，增进非方对我国公共卫生体系和重点工作的了解，增加支持非洲公共卫生建设的精准性，2018 年 6

月 10—20 日，来自 11 个非洲国家的 15 名公共卫生专家受邀来华参加公共卫生发展合作研讨活动。主要活动包括为期 3 天的专题研讨会，为期 6 天的在中国疾控中心，以及浙江省、广东省和海南省的现场考察。

中非公共卫生专家 80 余人参加了本次研讨会，围绕公共卫生系统和机构建设、实验室网络和新型病毒检测技术、重点传染病防控、环境与水卫生、妇幼保健和慢性病防控、公共卫生应急和新发传染病防控应对、疾病监测与信息系统等重点领域，分别就中国实践和成绩、非洲国家现况和支持需求进行交流。通过参观中国疾控中心的应急作业中心、国家媒介生物重点实验室、国家流感中心、防疫博物馆，并分别赴广东省和海南省（英语组）、浙江省和海南省（法语组）考察省、市、县级疾控中心和妇幼保健院以及社区卫生中心，非洲专家此行加深了对中国疾控体系组织架构和职能的理解。

【举办中非新发再发传染病病原基因检测与分子诊断培训活动】2018 年 11 月 11—21 日，中国疾控中心全球公卫中心邀请 12 个非洲国家的 13 名公共卫生实验室领域高级专业技术人员来华，与中国疾控系统的 18 名学员，共同参加了“中国疾病预防控制中心新发再发传染病病原基因检测与分子诊断培训活动”（Training Program about Molccular Diagnosis and Pathogen Determination Techniques for Emerging and Reemerging Infectious Diseases，CCDC ModPad）。本次活动针对非洲国家新发再发传染病病原实验室检测能力不足的现状，手把手传授病原基因检测与分子诊断新兴前沿技术，满足其在实验室网络能力建设方面的实际需求，丰富我国“请进来”支持非洲公共卫生人员能力建设的形式，为“走出去”开展相关培训和实施中非新发再发传染病防控合作项目奠定基础。培训活动既包括在国家基因库学习 PCR（polymerase chain reaction，聚合酶链反应）、RAA（recombinase-aid amplification，重组酶介导链替换核酸扩增技术）、NGS（next-generation sequencing technology，下一代测序技术）和 TGS（transcriptional gene silencing，转录基因沉默）、采样、非洲新发再发传染病、非洲公共卫生实验室管理等核心课程的理论和实际操作，还包括对中国疾控中心、中国科学院微生物研究所和武汉病毒研究所生物安全 4 级实验室、国家基因库、深圳市疾控中心的现场考察。此外，尼日利亚的 2 名学员还在中国疾控中心病毒病所实验室进行了为期 1 周的核心课程学习活动。

中国疾控中心全球公卫中心派员赴加蓬、乌干达、刚果（布）开展在非公共卫生能力建设可行性调研，重点观察在非开展 CCDC ModPad 的可行性，拜访国家级公共卫生机构，特别是公共卫生实验室，以及世界卫生组织驻非洲区域办事处、世界卫生组织驻加蓬和乌干达办公室，详细了解能力建设需求、仪器设备条件、人员技能等。

【实施援塞拉利昂固定生物安全实验室第二期技术援助项目】支持塞拉利昂的公共卫生体系建设和能力提升，继续实施援塞拉利昂固定生物安全实验室第二期技术援助项目，建立发热和腹泻病人症状监测体系、外环境水监测体系、蚊媒监测体系，包括建立10家综合性医院作为哨点监测医院，系统收集发热和腹泻病人标本，针对8种病毒性出血热、霍乱、伤寒、疟疾进行检测；建立10个饮用水和3个河流环境水样监测点，评估经水传播霍乱、伤寒的风险，做好疾病暴发流行监测预警工作；设立10个蚊媒监测点，评估蚊媒病流行风险，指导采取适宜的防控措施。

检测到甲型H1N1流感病毒、人偏肺病毒、人呼吸道冠状病毒等病原核酸，以往塞拉利昂没有或极少有此类病原诊断报道，该项目拓展了对当地流行的感染性病原体的认识。检测到3例拉沙热阳性样本。拉沙热为病毒性出血热，在我国尚无病例。截至2018年12月，已完成3 893份人体标本、150份水标本实验检测，收集和分类蚊子10 000余只。

组织召开了项目启动会、领导力建设培训会、4期传染病防控专题培训、2期监测和检测工作培训、生物安全周专题宣传和培训等，并多次参加塞拉利昂卫生部专题讨论会、项目工作会、应急会议等，以及应急部门监测分析周例会。

【举办乙肝疫苗出生剂次接种研讨会和疟疾预防控制研讨会】2018年10月11—12日和18—19日，联合塞拉利昂卫生部，在塞拉利昂首都弗里敦召开了两个国际研讨会，主题分别为非洲“乙肝疫苗出生剂次接种”和“疟疾预防控制”。在以塞拉利昂为代表的非洲国家，乙肝和疟疾是困扰人民健康和社会发展的两种重要传染病。新生儿接种乙肝疫苗是阻断乙肝病毒母婴传播和降低慢性感染的最有效手段，然而，非洲大多数国家尚未推广该策略。乙肝疫苗出生剂次接种研讨会期间，与会代表交流了乙肝的疾病负担和防控策略、乙肝疫苗的免疫程序和使用情况，并讨论了在非洲推广新生儿乙肝疫苗出生剂次及时接种的现况与面临的挑战。疟疾预防控制研讨会期间，与会专家分享了疟疾控制和消除的最新进展与经验，并从防控策略制定、措施实施、能力建设和国际合作等多个角度展开交流，深入探讨了非洲国家和国际社会联合抗击疟疾的挑战和可能的策略措施。

两个国际研讨会的举办推动了塞拉利昂卫生部及其他参会组织对两个领域的关注和投入。我国在推广乙肝疫苗和消除疟疾方面的成功经验，通过交流研讨，与非洲国家的实际情况互相磨合，与国际标准和策略互相借鉴，对于探索我国支持非洲重点传染病控制的路径和模式具有重要意义。会后，塞拉利昂卫生部邀请中国疾控中心支持塞拉利昂制定全国肝炎防治规划，并主动提出与中国疾控中心共享蚊媒标本，送至我国实验室进行检测和研究。2018年11月，全球疫苗免疫联盟（The Global Alliance for Vaccines and Immunization，GAVI）出台了2021—2025年资助乙肝疫苗出生剂次的投资策略。

【承担“澜湄传染病联防联控项目”和“中老医联体项目”国家项目办职责】受国家卫生健康委国际合作司委托，中国疾控中心全球公卫中心自2018年7月起，承担澜沧江－湄公河传染病跨境联防联控项目（简称“澜湄传染病联防联控项目”）、中国东盟

10 + 1 中老医疗卫生服务合作体建设项目（简称“中老医联体项目”）国家项目办职责。

为促进项目开展，中国疾控中心全球公卫中心不仅加强项目管理，而且积极开展项目统筹规划。一是组织开展项目督导工作，对云南省药物依赖防治研究所、云南省寄生虫病防治所、西双版纳傣族自治州人民医院 3 家项目执行单位进行现场督导，对项目执行中存在的问题提出意见。二是拟定项目管理办法，从项目申请、组织实施、总结验收、项目宣传、预算管理和资产管理 6 个方面明确了省级项目办、国家项目办的分工职责和管理流程，同时，还拟定报送材料模板，形成规格统一的制式文件。三是成立专家组，既包括疟疾、登革热、鼠疫、艾滋病等疾控领域专家和边境省医疗机构专家，还增加了项目管理、财务管理领域专家，提高了项目评审的权威性。四是组织专家评审通过了 2018 年项目书、2017 年项目完工报告，补充了 2017—2018 年度项目季度报告等内容，促进项目顺利实施。

【加强“一带一路”区域性机制的沟通与合作】东南亚区域卫生合作机制众多，加强与各个机制的联系和沟通，提高我国的参与度对于“一带一路”卫生合作具有重要意义。

中国－东盟第二届卫生合作论坛于 2018 年 9 月 19—21 日在广西壮族自治区南宁市召开。中国疾控中心全球公卫中心协助广西壮族自治区疾控中心对“疾病防控分论坛”的筹备工作提供了技术支持。湄公河流域疾病监测网络（the Mekong Basin Disease Surveillance，MBDS）成员国执行委员会于 2018 年 11 月 30 日在柬埔寨召开。本次会议探讨了 2019 年计划开展的活动，并决定 2019 年由中国担任轮值主席国，中国疾控中心全球公卫中心承担轮值主任职责。大湄公河次区域合作机制卫生工作组第二次会议于 2018 年 12 月 9—12 日在缅甸召开，中国疾控中心全球公卫中心派员参加此次会议，参与相关活动讨论，并进一步了解各成员国卫生工作的相关进展。

【实施中美新发和再发传染病合作项目】中美新发和再发传染病合作项目［中美 EID（Emerging Infectious Diseases）项目］已经进入第三周期（2018—2022 年）实施阶段。该项目是中美两国政府的重要卫生合作项目和重要合作平台，致力于就中美及全球共同关注的新发和再发传染病的预防、发现及应对开展合作。该项目主要涵盖新发和再发传染病的疾病监测、医院感染控制、多病原的快速检测、能力建设、卫生应急、疾病负担研究和项目协调管理等重要领域，包括对季节性流感和流感大流行、结核感染防控、全球卫生安全、感染与抗生素耐药、人畜共患病，以及寨卡病毒病、登革热和基孔肯雅热等的探索和研究。在该项目实施过程中，支持和参与完成了 5 项监测系统建设改进、35 次海外学术交流培训及来访、1 338 人次国内培训，开发了 11 本技术方案指南或教材等，在国际和国内期刊上发表文章 22 篇。

中美新发和再发传染病合作项目的成功实施，提高了公共卫生专业人员的能力，对我国公共卫生产生了长期影响；使合作双方建立了稳固的合作和信任关系；加强了应对新发传染病的准备，提高了快速应对能力，增强了我国满足《国际卫生条例》的能力，提高了双方以及其他国家的公共卫生和卫生保健能力，成为中美卫生安全合作的典范。

【开展公共卫生援外人员能力建设工作】实施公共卫生发展援助人员能力建设项目，遵循建立一套指南“强理论”、建立一个机制“请进来”、开展人员培训“建队伍”、实施现场考察“走出去”的设计原则，开展国际公共卫生发展合作系列指南开发，建立公共卫生发展援助沟通机制，进行公共卫生发展援助人才库建设和现场考察。

通过项目实施，建立了公共卫生发展援助人员能力建设课程，分三个模块系统地开展特色培训。第一个模块是支持发展中国家卫生系统应用性科研能力建设培训，引入世界卫生组织 SORT IT 项目（Structured Operational Research Training Initiative），开展在华第 1 轮 SORT IT 项目，12 名经选拔学员在 6 名国际导师和 6 名助手的培训辅导后，完成了 12 篇英文论文，并投至 SCI 杂志，陆续发表。第二个模块是语言类，开展全球卫生外交与英文公共卫生公文写作培训班、国际公共卫生会议研讨和演讲技能培训班各 2 期。第三个模块是综合类，开展 2 期国际公共卫生发展合作培训班，讲授全球卫生，国际组织全球公共卫生工作，国际公共卫生项目管理，国际公共卫生发展合作中的跨文化、伦理问题及沟通技能，国际慢性病防控策略等。三个模块累计 222 学时，共培训 154 名公共卫生人员。

【实施盖茨基金会项目】中国疾控中心全球公卫中心自成立以来，与比尔及梅琳达盖茨基金会（以下简称盖茨基金会）保持着良好的项目合作关系。盖茨基金会北京代表处支持中国疾控中心全球公卫中心开发公共卫生援外工作机制，并开展加强塞拉利昂等非洲国家公共卫生能力建设的活动。在盖茨基金会项目的支持下，中国疾控中心全球公卫中心完成了赞比亚公共卫生代表团访华、塞拉利昂 2 期传染病防控国际研讨会、技术支持塞拉利昂传染病监测等活动。正在进行和计划开展的活动包括国际组织援外机制和经验研究、塞拉利昂传染病防控现况和需求调研、中国卫生产品援助非洲可行性研究、建立援外后备人才库、非洲疟疾防控策略研讨等。

【组派中国援刚果（金）防控埃博拉疫情 4 人专家组】2018 年 5 月以来，刚果（金）发生埃博拉疫情，疫情主要波及当地赤道省的相关地区。刚果（金）卫生部来函，希望我国政府给予埃博拉疫情防控的相关援助。为响应习近平总书记提出的“一带一路”倡议和人类命运共同体理念，为积极落实中非公共卫生合作计划，按照国家卫生健康委和中央军委国际军事合作办公室的指示，于 2018 年 6 月 8 日派出专家组赴刚果（金），协助开展埃博拉疫情防控工作。在中华人民共和国驻刚果民主共和国大使馆、经济参赞处、刚果（金）医疗队、中资企业以及后方各部门的积极协助下，专家组在刚果（金）27 天，开展了如下现场工作：在疫苗方面，与刚果（金）卫生部多个机构会谈，达成了在刚果（金）开展临床Ⅱb、临床Ⅲ期、同情用药（compassionate use）的意向，并提交了相关材料，与刚果（金）国家生物医学研究院（National Institute of Biomedical Research，INRB）签署中国疫苗在刚果（金）合作开展临床研究协议，INRB 负责人将作为中国疫苗项目的刚果（金）负责人（principal investigator，PI）；在实验室方面，与 INRB 达成合作意向，将对中国的埃博拉病毒检测试剂进行平行检测评估，并用于今后的埃博拉病毒检测；在将国产测序仪用于埃博拉等新发和再发传染病的病原识别的研究方面，初步达成合作意向；将疫苗交予刚果（金）疫苗接种规划处保藏，用于即将开展的临床试验，将埃博拉病毒检测试剂、生物安全防护用品捐赠给刚果（金），并对 INRB 技术人员进行一对一的使用培训；在现场流行病学方面，前往疫区一线赤道省姆班达卡市进行现场调研，对本次刚果（金）埃博拉疫情做了专题风险评估，并形成了刚果（金）埃博拉疫情的风险评估报告。为在刚果（金）首都金沙萨及东南城市卢本巴希两地的近百名华人华侨，进行了主题为“非洲重要传染病预防知识和往来中刚人员疫苗接种”的知识培训。

【组派中国援乌干达防控埃博拉疫情 4 人专家组】2018 年 8 月以来，刚果（金）东部的埃博拉疫情持续不断。2018 年 11 月，疫情再度恶化。乌干达西部与刚果（金）东部疫情热点地区接壤，面临着应对疫情输入的持续压力，乌干达政府请求中国支持。2018 年 12 月 1—10 日，国家卫生健康委委派中国疾控中心 4 人专家组赴乌干达开展埃博拉疫情传入与传播风险评估和需求评估，并为中国援助支持乌干达防控埃博拉疫情提出了建议。在中华人民共和国驻乌干达共和国大使馆的协调下，乌干达卫生部对调研给予了大力支持。专家组通过与乌干达卫生部、国家卫生服务实验室、病毒研究所、卫生应急中心、筹建中的国家公共卫生机构，以及世界卫生组织驻乌办公室等部门与机构的深入交流，全面掌握了乌干达应对埃博拉疫情的应急准备工作情况；深入边境疫情防控第一线，赴基索罗区、卡塞塞区和波特尔堡区 3 个疫情输入与传播的高风险地区，对 3 个边境筛查站、2 家医疗机构、2 个埃博拉治疗中心和 1 个联合国难民营等进行了现场调研，对乌干达埃博拉疫情输入、传播与扩散风险，以及应对需求进行了评估，现场为防输入、防传播和防扩散三道防线的策略与措施提出了指导建议。专家组还赴位于首都的非洲“山东工业园”，了解中资机构传染病防控现状与需求，进行了埃博拉病毒病等传染病防控知识宣传教育与培训。

现场调研结束后，专家组向乌干达卫生部和中华人民共和国驻乌干达共和国大使馆汇报了本次调研的主要结果与防控建议。本次调研是中国疾控中心首次向乌干达派出公共卫生专家组、系统地开展现场调查评估，是中国支持非洲加强疾病防控能力建设的重要行动，也为后续中国与乌干达开展公共卫生合作项目奠定了良好的基础。

（王晓琪、胡虹、王晓宁、丁旭虹、胡静然、邹运铎、刁菲、戚晓鹏、张洪龙、王立立、庞明樊、冯宁、陈虹）

教育培训

【研究生招生情况】2018 年，录取研究生 191 人（其中博士研究生 50 人、学术型硕士研究生 62 人、全日制公共卫生硕士研究生 31 人、非全日制公共卫生硕士研究生 48 人）。

【开展研究生教育宣传交流】2018 年 5—7 月，组织病毒病所等 3 个直属单位前往安徽等 6 个省的医学院、公共卫生学院、属地疾控中心开展研究生教育交流和招生推介活动。

【举办“相约疾控”夏令营】2018 年 7 月 9—14 日，举办第五届全国优秀大学生“相约疾控”夏令营，招收全国 31 个院校的 43 名优秀大学生，开展专家讲座、机构介绍、卫生拓展、师生见面、专业实践考察、口头交流自我展示、与在校研究生联谊交流等活动。

【举办研究生毕业典礼暨学位授予仪式】2018 年 7 月 11 日，举办 2018 届研究生毕业典礼暨学位授予仪式。

【开展就业指导工作】2018 年 11 月 4 日，举办“以梦为马，扬帆启航”2018 年研究生就业指导培训会，面向 120 余名研究生开展就业形势分析、职业规划及经验分享、简历制作、面试技巧、面试实战演练和专家点评等培训。

【探索院校间合作】组织推进与中国科学院大学联合招收国际研究生、与南京医科大学联合成立全球健康中心、与香港大学联合培养公共卫生硕士和国际学生事宜。

【开设研究生学位课程】2018 年，教育培训处集中开设 48 门课程，共计授课 2 766 学时；组织各研究生培养单位开设二年级、三年级博硕士专业课程 25 门，共计授课 1 318 学时。

【开展教学与管理】2018 年 12 月，印发《中国疾病预防控制中心博士研究生专业英语指导性教学大纲（2018 版）》；完成病毒病所新申请开设“实验室生物安全”专业课程材料审核，同意试行开课。2018 年 12 月 10 日，召开 2017—2018 学年研究生课程教学工作会议，总结研究生课程教学工作，讨论和部署 2018—2019 学年教学改革等相关工作。

【进行公共卫生硕士现场实践教学改革】2018 年 5 月 18 日，召开 2018 年公共卫生硕士现场实践教学研讨会。2018 年 6 月 19 日，召开 2017 级公共卫生硕士现场实践教学布置会议。2018 年 6 月 25 日—8 月 3 日（共 6 周），组织 50 名 2017 级公共卫生硕士研究生到北京市朝阳区、昌平区、门头沟区疾控中心，以及石家庄市、无锡市、杭州市、台州市疾控中心等单位，开展公共卫生硕士现场实践教学工作。2018 年 7 月 12—25 日，开展各实践教学单位现场实践教学中期检查与进展交流。2018 年 12 月 11 日，召开 2018 年公共卫生硕士现场实践教学工作总结会议。

【举办公共卫生系列专题讲座】2018 年，共举办 10 场公共卫生系列专题讲座。

【开展研究生思想政治教育工作及党、团建设】深入学习贯彻习近平新时代中国特色社会主义思想和党的十九大精神，进一步贯彻落实全国高校思想政治工作会议和全国卫生计生系统思想政治工作会议精神。组建 2018 级新生党、团支部，指导研究生党支部做好入党积极分子的培养、考察和组织发展等工作，指导党、团支部认真落实中心党委、团委部署，开展好各项活动。

【加强研究生德育工作队伍建设】加强班主任和辅导员队伍建设，提升德育工作水平。继续加强与研究生班主任和辅导员的沟通联系，探讨研究生管理方面的成功经验和做法。

【评选奖学金、助学金及优秀研究生】组织开展在读研究生财务信息数据库的建设工作，并落实 2018 年 1—12 月（2 月、8 月除外）540 余名在读研究生每月基本助学金的核定发放工作。2018 年 5 月，启动研究生学业奖学金、基本奖学金和优秀研究生的评选工作，并设立研究生新生奖学金制度，总共评选出学业一等奖学金 53 名、学业二等奖学金 78 名、基本奖学金 392 名，优秀研究生 53 名。

【评选梅里埃医学杰出研究生奖学金】2018 年 5 月，与梅里埃诊断产品（上海）有限公司联合设立梅里埃医学杰出研究生奖学金，完成 2018 年梅里埃医学杰出研究生奖学金科研奖项和学位课程学习优秀奖的评选工作，评选出科研特等奖 2 名、科研优秀奖 15 名、学位课程学习优秀奖 15 名。2018 年 11 月，组织获奖研究生代表赴梅里埃亚太总部（上海）访问交流。

【落实研究生管理助理制度】组织落实教育培训处和各直属单位的研究生管理助理设

置工作，设立研究生管理助理岗位 42 个，开展研究生管理助理岗位的选聘工作，核定发放研究生管理助理费用 228 人次。

【落实各直属单位的研究生住宿补助经费】摸清各直属单位的研究生住宿租赁住房情况，组织落实各直属单位的研究生住宿补助经费。

【办理研究生交通综合意外保险】为全体在读研究生、2018 届毕业研究生、2018 级研究生新生办理交通综合意外保险的年度续保、减保、增保工作。

【评定研究生困难补助】2018 年 10 月，召开研究生困难补助评审会，核定并确认困难补助发放名单 20 人。

【协助办理研究生助学贷款】协助中心研究生办理生源地国家开发银行助学贷款 22 人次，上传并采集研究生助学贷款相关信息。

【落实北京市一次性求职创业补贴的申报工作】落实北京市教育委员会 2018 年高校毕业生一次性求职创业补贴的申报工作。

【联合举办“健康科普行”夏令营】2018 年 4—6 月，与中华预防医学会联合举办首届全国大学生健康科普比赛。经评选，北京大学公共卫生学院、中国疾控中心教育培训处、山西医科大学公共卫生学院的代表作品分别获得一等奖、二等奖、三等奖。2018 年 7 月，与中华预防医学会联合举办第二届“健康科普行”夏令营，并赴云南省开展社会实践活动。

【推动研究生会建设】完成第三届第二任研究生会换届选举工作。完成 2018—2019 学年研究生会招新工作。完成 2018 年春季学期和秋季学期工作总结会，以及 4 次研究生会例会工作。2018 年 1 月，“疾控学子”微信公众号正式上线。

【举办研究生文体活动】2018 年 2—4 月，举办中心研究生摄影比赛。2018 年 4—5 月，举办中心首届“预防接种，健康科普”研究生科普比赛。2018 年 5 月，举办 2018 年教育培训处师生趣味运动会。2018 年 10 月，举办“扬帆正青春，筑梦新时代”2018 年迎新文艺汇演。2018 年 11 月，举办“活力疾控，羽出精彩”研究生羽毛球比赛。2018 年 11 月，组织参加第二届北京地区科研机构研究生干部论坛。2018 年 11 月底，启动“倾听疾控声音，传递健康力量”系列校际交流、师生学术交流等活动。

【开展学位授权点自我评估】2018 年 1—11 月底，组织完成 2014—2018 年基础医学博士学位授权点、公共卫生与预防医学博士学位授权点、公共卫生硕士专业学位授权点的自我评估工作，包括落实学位点基本状态信息填报，组织完成学位点自我评估总结报告，落实外部专家评估，并按照国务院学位委员会和教育部的要求，按时向社会公开。

【成立第六届学位评定委员会】成立中心第六届学位评定委员会，委员为 25 人，并下设 9 个分委员会。委员任期 3 年（2018—2020 年）。

【开展学位授予及研究生导师队伍建设】经中心第六届学位评定委员会第一次、第二次会议审定，授予博士学位 47 人、硕士学位 56 人、公共卫生硕士专业学位 80 人，评选中心优秀博士学位论文 6 篇，增选博士研究生导师 2 人、硕士研究生导师 16 人、公共卫生硕士研究生导师 10 人。截至 2018 年 12 月，中心共有研究生导师 288 人，其中博士研究生导师为 75 人，硕士研究生导师为 173 人，公共卫生硕士研究生导师为 40 人。2018 年，共有 613 人担任研究生副导师。2018 年 8 月，制定并印发《关于处置学位论文抽检结果有关问题的通知》（中疾控教育便函〔2018〕856 号）。2018 年 8—9 月，组织各单位学习落实《教育部关于全面落实研究生导师立德树人职责的意见》，并按要求报送中心研究生导师立德树人职责落实情况的总结报告。

【启用中心版毕业证书】2018 年 5—6 月，自主设计中心版毕业证书。自 2018 年 7 月起，向毕业研究生颁发新版毕业证书。

【提供研究生学籍注册、学历学位服务】落实全日制研究生新生学籍电子注册 183 人、在校生学年电子注册 509 人、毕业生学历电子注册 132 人，制作并颁发博、硕士研究生毕业证书，其中博士研究生为 44 人，硕士研究生为 88 人。完成新生入学登记、毕业生毕业登记。办理研究生退学、延期毕业、更换导师、休学、出国、更换副导师、增聘副导师、终止聘任副导师等批复、备案共计 57 人次。提供毕业研究生学历学位服务 55 人次。

【开展研究生学位论文匿名评阅工作】细化明确研究生学位论文匿名评阅意见处置办法，加大研究生学位论文匿名评阅实施力度，100% 覆盖拟申请学位的博士研究生及各类全日制硕士研究生论文。2018 年，共送审学位论文 136 篇。

【博士后招收情况】2018 年，招收博士后研究人员 6 人（其中自主招收 5 人，联合培养 1 人）。进入基础医学流动站的为 3 人，进入公共卫生与预防医学流动站的为 3 人，包括传染病所 1 人、病毒病所 1 人、寄生虫病所 1 人、慢病中心 1 人、营养所 1 人、辐射安全所 1 人。

【博士后出站情况】2018 年，审核办理 7 名博士后研究人员出站材料。截至 2018 年 12 月 31 日，在站博士后为 21 人。

【完成博士后工作年报编写工作】2018 年 2 月，完成博士后工作年报编写工作，并报全国博士后管理委员会办公室。

【完成博士后基金申报工作】2018 年 1 月，审核获得中国博士后科学基金资助的 2017 年度出站博士后人员的基金总结报告，并完成 2017 年度中国博士后科学基金资助金使用效益情况报告。2018 年 2 月和 8 月，分别组织并审核 5 名博士后参加第 63 批、第 64 批面上资助及第 11 批特别资助基金申报工作，1 名博士后获得面上资助。

【加强博士后管理工作】2018 年 10 月，组织召开博士后管理工作交流座谈会，检查《中国疾病预防控制中心博士后管理工作规定实施细则（2017）》的落实情况，交流博士后管理工作经验，解读博士后日常管理和人事管理两个方面的有关政策及重点问题。

【参与公共卫生医师规范化培训试点】牵头全国疾控机构公共卫生医师规范化培训试点工作方案的编制，国家卫生健康委于 2018 年 10 月印发《疾病预防控制机构公共卫生医师规范化培训试点工作方案》（国卫科教教育便函〔2018〕222 号），在 10 个省启动实施。国家卫生健康委委托中国疾控中心牵头提供技术支持，组织制定培训内容、培训基地标准等技术标准，做好业务指导和师资培训等工作。具体工作包括参加国家卫生健康委 4 次规范化培训研讨会、工作会，继续对方案等进行修订和完善。继续组织公共卫生医师规范化培训编写专家组专家，编写、修订培训细则、教材。组织召开 2 次公共卫生医师规范化培训技术方案编写会。根据《关于征求疾病预防控制机构公共卫生医师规范化培训试点工作方案（试行）等文件意见的函》（国卫科教教育便函〔2018〕178 号），协助国家卫生健康委科教司整理、分析有关意见和建议，并对规范化培训技术方案进行修订和完善。参与国家卫生健康委组织召开的疾控机构公共卫生医师规范化培训启动会，并提供技术支持等。

【组织召开 2018 年全国疾控机构教育培训工作会议】2018 年 10 月，组织召开 2018 年全国疾控机构教育培训工作会议，推动中国疾控中心与地方疾控机构在公共卫生医师规范化培训、继续医学教育、公共卫生人才培养等方面的交流与合作。

【获批国家级继续医学教育项目】2018 年，获批国家级继续医学教育项目共 77 项，其中普通项目为 62 项，传染病预防控制国家级继续医学教育基地项目为 15 项。实际执行 67 项，累计培训学员 7 573 人次。根据全国继续医学教育委员会的安排，统筹协调继续医学教育项目的管理工作，开展项目常规申报、备案、执行汇报和现场督导评估。进一步修订、完善中国疾控中心国家级继续医学教育项目举办和管理标准化操作程序，以及国家级继续医学教育项目系统操作及管理方法等。联合各直属单位，共派出 7 人次开展培训班现场评估。

【参与预防医学科住院医师规范化培训】参加住院医师规范化培训结业考试分数分析和分数线专家审议，编制基地培训容量测算标准、预防医学专业委员会 3 年工作总结等。2018 年 8 月，在内蒙古自治区参加 2018 年住院医师规范化培训管理培训班。

【组织实施“我国公共卫生人才发展 – 继续教育战略研究”子课题】中国工程院于 2016 年设立“我国医药卫生人才培养战略研究”重大咨询项目，中国疾控中心承担其中的“我国公共卫生人才发展 – 继续教育战略研究”子课题。2018 年，补充调查数据、完善课题研究报告等。

【研制《传染病现场调查处置人员防护》(标准)】2018 年 2 月，完成《传染病现场调查处置人员防护》(标准) 征求意见稿，征求专家意见或建议。2018 年 5 月 6 日，召开第三次编写组会议，完成《传染病现场调查处置人员防护》(标准) 送审稿和“征求意见汇总表”“编制说明”及“新闻解读”。2018 年 5 月 14 日，报送国家卫生健康标准委员会传染病标准专业委员会。2018 年 5 月 23 日，参加国家卫生健康标准委员会传染病标准专业委员会的会审。2018 年 9 月 18 日，召开传染病现场处置人员防护标准统稿会。

【协助举办第一届中国疫苗学培训项目】2018 年 7 月 30 日—8 月 3 日，中国科学院大学医学院主办，中国疾控中心教育培训处协办，在中国科学院大学国际会议中心举办了国内第一届中国疫苗学培训项目。

【录取 CFETP 第十七期学员】2018 年 1 月，录取两年制 CFETP 第十七期学员 25 人，其中中国疾控中心为 5 人，省级疾控机构为 7 人，地市级疾控机构为 13 人。CFETP 自 2001 年成立以来，已累计招收学员 356 人。

【录取西部地区 FETP 第三期学员】2018 年 1 月，录取 9 个月制西部地区 FETP 第三期学员 39 人，其中新疆维吾尔自治区为 11 人，西藏自治区为 5 人，青海省为 3 人，四川省为3人，云南省、内蒙古自治区、广西壮族自治区、重庆市、贵州省、陕西省、甘肃省和宁夏回族自治区各为2人，海南省为1人。西部地区FETP自2016年2月启动以来，已累计招收120名学员。

【启动CFETP第十八期学员招生工作】2018年10月，启动CFETP第十八期学员招生工作，特别设立结核病和慢性非传染性疾病防治（以心血管病防治为重点）两个专业方向。

【完成CFETP核心课程培训】2018年3—4月，完成第十七期学员为期2个月的核心课程培训，内容包括监测分析、暴发调查、专题研究等。完成西部地区FETP第三期学员为期1个月的首轮集中培训。2018年10月，完成西部地区FETP第三期学员第二轮集中培训。

【加强FETP学员管理和指导工作】2018年3月，完成新学员责任导师遴选，强化责任导师在学员培养全过程中的主导作用。

【完成基地分配工作】第十六期学员于2018年3月5日进入培训基地/实习单位，第十七期学员于2018年5月4日进入培训基地/实习单位。

【开展西部地区FETP学员现场工作指导】2018年6—8月，组织项目指导教师、西部地区FETP学员责任导师、美国疾控中心顾问等专家，分13批次，先后赴贵州省、海南省、西藏自治区、甘肃省、四川省及甘孜藏族自治州、云南省、广西壮族自治区、内蒙古自治区、宁夏回族自治区、重庆市、青海省、陕西省、新疆维吾尔自治区及喀什地区的疾控中心，喀什地区结核病防治所等相关单位，对西部地区FETP第三期学员开展现场工作指导。

【举办CFETP学员指导和产出报告会】2018年9月19—21日，举办CFETP学员指导和产出报告会，32名第十六期学员和25名第十七期学员汇报了在现场实践中开展的暴发调查、专题研究和监测数据分析，CFETP项目指导教师、学员责任导师和相关专家等对学员产出进行了点评和指导。

【举办CFETP第十五期毕业典礼】2018年1月17—18日，举办第十五期毕业答辩。2018年1月19日，举办CFETP第十五期毕业典礼。在第十五期学员两年的培训实践中，共开展235项培训实践活动，包括暴发与应急调查87项、专题调查60项和监测分析

88项，同时，提交国内国际会议摘要62篇，并在第九届全球TEPHINET（Training Programs in Epidemiology and Public Health Interventions Network，国际流行病学培训项目与公共卫生干预网络）会议上获得“最佳公共卫生干预奖”。CFETP自2001年成立以来，已累计毕业两年制学员280人。

【举行西部地区FETP第三期学员毕业答辩会】2018年10月28日—11月22日，西部地区FETP第三期举行为期3周的分组汇报讨论会和为期2天的集中毕业答辩会。38名学员共完成114项现场实践工作，符合毕业标准。截至2018年11月，西部地区FETP已培养114名毕业生。

【举办CFETP指导教师研讨会】2018年5月15—16日，举办2018年CFETP指导教师研讨会。江苏等21个省（自治区、直辖市）、市、区疾控中心近百人参加了本次研讨会。

【举办一线人员FETP师资培训班】2018年6月11—15日，举办2018年一线人员FETP师资培训班，50余人参会。该培训班为加强省及地方现场流行病学培训教师队伍建设、推广一线人员FETP标准化，以及未来建立和完善我国“FETP三级金字塔形”培训模式和培训网络打下了良好的基础。

【举办CFETP第十三届年会】2018年9月26—27日，在湖北省武汉市举办CFETP第十三届年会，约400人参加了会议。会议共收到投稿论文219篇，其中41篇被评为口头报告交流，63篇被评为壁报交流。会议评审出口头报告金奖和银奖各1名、口头报告优秀奖3名、优秀壁报奖3名，现场照片荣获优秀奖3名。为进一步推动全国FETP网络建设与发展，本届年会期间，组织召开省及地方FETP网络建设讨论会，并征集展出15个省级FETP的宣传海报。

【参加美国第67届EIS年会】2018年4月16—19日，CFETP的裴迎新、刘慧慧和第十六期学员刘甲野赴美国亚特兰大市，参加美国疾控中心举办的第67届EIS（Epidemiology Intelligence Service，流行病学情报服务）年会，并在TEPHINET和美国疾控中心共同举办的国际之夜会议上，就一起由输入性登革热引起的本地暴发疫情进行了口头报告。

【参加第九届东南亚和西太平洋地区TEPHINET学术会议】2018年11月5—9日，CFETP项目指导教师、学员代表参加了在老挝万象召开的第九届东南亚和西太平洋地区

TEPHINET 学术会议。共有 22 名学员的 19 篇报告入选进行会议口头交流和 6 篇报告入选进行壁报交流，内容涵盖食源性疾病、水源性疾病、人畜共患病、疫苗可预防疾病、性传播疾病、传染病暴发调查、慢性病等多个领域。会议期间，CFETP 项目指导教师和学员还参加了慢性非传染性疾病研究的培训及 FETP 国际认证专题培训。

【参加世界卫生组织西太平洋地区首届现场流行病学项目毕业生研讨会】2018 年 11 月 15—16 日，中国疾控中心卫生应急中心副主任马会来作为会议特聘专家与卫生应急中心专家，赴日本东京参加世界卫生组织西太平洋地区首届现场流行病学项目毕业生研讨会。

【参加第三次东盟兽医流行病学工作组与东盟 +3 现场流行病学培训网络视频会议】2018 年 6 月 13 日，CFETP 项目指导教师申涛和第十六期学员杨明应邀参加第三次东盟兽医流行病学工作组（The ASEAN Veterinary Epidemiology Group, AVEN）与东盟 + 3 现场流行病学培训网络（ASEAN Plus Three Field Epidemiology Training Network, ASEAN Plus 3 FETN）视频会议。本次会议由泰国 FETN 组织召开，由新加坡 FETP 主持，来自中国、泰国等 9 个国家的专家参加了会议。杨明就“2018 年宁夏聚集性皮肤炭疽调查”进行了口头汇报。

【参加东盟 +3 现场流行病学培训网络视频会议】2018 年 9 月 3 日，中国疾控中心卫生应急中心副主任马会来，CFETP 项目指导教师张丽杰、刘慧慧、裴迎新和申涛应邀参加了东盟 + 3 现场流行病学培训网络视频会议。本次会议由东盟 + 3 现场流行病学培训网络召开，由新加坡 FETP 主持，介绍了于 2018 年 9 月 25—27 日召开的第九届东盟 + 3 现场流行病学培训网络执行委员会年度会议，并讨论了会议演讲内容。

【举办非洲国家电子健康知识和技术能力建设项目培训】2018 年 7 月 16—20 日，CFETP 项目指导教师张丽杰研究员与全球公共卫生中心戚晓鹏副主任和李言飞高级工程师、张洪龙助理研究员组成工作组赴赞比亚，联合美国疾控中心专家，共同举办第一期非洲国家电子健康知识和技术能力建设项目培训，讲授如何在公共卫生监测中提高数据质量。此外，访问赞比亚卫生部、赞比亚国家公共卫生机构、世界卫生组织赞比亚办公室以及赞比亚 FETP，了解赞比亚国家公共卫生现状、实际需求及国际援助情况等，为中国疾控中心进一步制定支持赞比亚公共卫生事业发展战略提供参考意见。

【启动一线人员 FETP 试点工作】启动一线人员 FETP 试点工作，首批遴选西藏自治区、甘肃省、海南省、湖北省和北京市丰台区为试点单位，推荐、派遣毕业生和 CFETP

项目指导教师支持西藏、甘肃、海南和北京丰台区疾控中心开展一线人员 FETP 培训，共培训 76 名毕业生，推广和带动全国 FETP 的进一步发展，建立和完善我国“FETP 三级金字塔形”培训模式和培训网络。

【完善省及地方 FETP 网络】向各省及地方 FETP 征集第九届东南亚和西太平洋地区 TEPHINET 学术会议论文的英文摘要，扩大中国 FETP 的影响力。更新各省开展 FETP 的信息，掌握各级 FETP 的培训现状和模式。截至 2018 年 12 月，已经有 22 个省级疾控中心陆续举办 FETP。

【支持新疆维吾尔自治区疾控中心的 FETP 工作】2018 年 5 月，支持新疆维吾尔自治区疾控中心举办省级 FETP，CFETP 先后派遣 6 名项目指导教师讲授核心课程、听取学员的现场实践工作汇报，并提供专业技术指导。

【支持深圳市宝安区疾控中心的 CFETP 培训基地工作】2018 年 5 月 23 日，深圳市宝安区疾控中心召开 CFETP 培训基地强化工作会议。教育培训处处长罗会明、CFETP 顾问曾光和项目教师杨莉受邀参会，就基地的发展与规范化管理进行了深入讨论。

【支持临汾市疾控系统举办现场流行病学骨干培训班】为加强贫困地区的疾控系统能力建设，全面提高山西省临汾市、县两级疾控工作水平，国家卫生健康委疾控局委托临汾市疾控中心于 2018 年 12 月 23—25 日举办现场流行病学骨干培训班，CFETP 设计培训课程，教育培训处处长罗会明、CFETP 顾问曾光及 11 名 CFETP 毕业生作为培训师资进行现场授课，为开展健康扶贫、技术支持基层开展现场流行病学培训提供了范例。

【副处任免情况】经第 16 次中国疾控中心党委常委会研究决定［《中国疾病预防控制中心党委关于陈园生等六名同志职务任免的通知》（中疾控党发〔2018〕89 号）］，马会来同志任中国疾控中心教育培训处副处长，免去其中国疾控中心卫生应急中心副主任职务；施国庆同志任中国疾控中心卫生应急中心副主任，免去其中国疾控中心教育培训处副处长（兼中国现场流行病学培训项目主任）职务。

（罗会明、戴政、马会来、邓晋琦、杨莉）

编辑出版

【新刊《中国疾病预防控制中心周报（英文）》(*China CDC Weekly*) 创办工作】 2018年6月1日，新刊成功申请并获得中国科学技术协会的“中国科技期刊国际影响力提升计划2018年度D类项目”支持，成为国家卫生健康委主管首个获此项目资助的期刊。2018年9月3日，新刊取得主管单位国家卫生健康委同意申请创办的批复文件。2018年10月23日，新刊取得国家新闻出版署国内统一连续出版物号（刊号）行政许可申请受理文件。

【期刊编辑出版工作】 主办（7本）及承办（6本）的学术期刊全部按期完成年度编辑出版计划，没有出现重大学术质量问题和编辑出版质量问题。

【期刊学术质量提升工作】 经过实施3年的“期刊学术质量提升和编辑能力建设计划”，组织主办期刊参加2018年中华医学会杂志社年度期刊审读，学术影响力和编辑出版质量等各项指标首次全面超过中华医学会期刊的平均水平；主办的《生物医学与环境科学》(*Biomedical and Environmental Sciences*) 2018年度再次入选“中国百强期刊”；承办的《中国寄生虫学与寄生虫病杂志》首次入选北大《中文核心期刊要目总览》。

【期刊编委会换届工作】 组织完成主办期刊《环境卫生学杂志》《中国媒介生物学及控制杂志》及承办期刊《中国寄生虫学与寄生虫病杂志》编委会换届工作。

（谭枫、张群、段江娟、许嫒嫒、崔云裳、申学颖、张莹）

财务管理与审计

【预算管理】

（1）组织修订并上报了2019—2021年度项目库，调整补充了2019年及2020年项目库的内容，延续编报了2021年项目预算。全中心3年的项目库申请项目121项，申请金额19.9亿元，其中2019年申请项目92项，申请金额5.12亿元。

（2）2018年，中心本级财政经费的预算收入为24 184.88万元，其中项目经费为18 788万元，基本经费为5 396.88万元。截至2018年12月31日，当年预算执行率为83%。

（3）严格执行“三公”预算。在公务用车方面，按照公车改革实施方案，制定一般公务用车管理办法，对公务用车实行统一管理，并按车辆、定额进行单车登记台账核算与管理；在公务出国和公务接待方面，实行预算和额度双重控制，保证了“三公”经费在预算内执行。

（4）对于咨询费、会议费、培训费以及其他交通费，按部门、款项性质登记台账，进行额度控制，严格报销审核。

（5）组织开展存量资金清理消化工作。对于需要继续使用的资金，进行再申请；对于不再使用的结余资金，及时上报国家卫生健康委，申请财政收回。

（6）坚持按月通报、分管领导约谈、执行与预算挂钩制度，通过协同办公系统发出对账单330份，使各部门及时掌握预算执行情况和经费支出具体情况，促进预算执行。

（7）认真执行财政部、国家卫生健康委的预算管理制度，对于预算调整、净结余资金使用、费用垫支，均按程序报批。在国家卫生健康委对2018年度部门预算管理考评中，中心本级荣获预算管理工作一等奖。

【财务决算与核算】

（1）组织完成中心2017年部门决算以及财务分析工作。完成住房改革支出决算。完成卫生计生财务快报和年报、财政拨款结转结余、存量资金盘活、国有资产决算、事业单位国有资产年报等系列报表的编报与说明编写工作。仅决算报告就达4万余字。在国家卫生健康委2017年度部门决算考评中，中心本级荣获部门决算工作一等奖。

（2）加强日常财务报销审核工作，及时进行账务录入与审核工作，保证时效性，使预算管理有充分的依据。财务报账审核人员在预算符合性、票据合规性、依据充分性、签批完整性等多方面进行把控，保证资金正确支付。

（3）完成在职职工、离退休人员、聘用人员、外聘专家、研究生教职员工和在读研究生每月工资、劳务费、助学金、奖学金的发放，以及职工住房公积金的核定缴存工作，涉及2 100多人次。

（4）完成职工交通综合意外险、出国（境）和援非意外伤害险的保险工作，涉及近1 300人次，积极做好援外的保障支持工作。

【财务管理】

1. 开展资金使用绩效评价全覆盖，实施绩效考核

根据国家卫生健康委的统一部署，对全中心12家单位2017年度的205个预算项目进行了项目支出绩效评价，包含112个财政预算项目（98个当年项目和14个结转结余项目）和93个非财政预算项目；同时，进行了2017年度的单位整体支出绩效自评，接受了国家卫生健康委财务司组织的单位整体支出绩效评价的考核工作，并上报了绩效考核工作总结。

2. 进一步完善财务内部控制

强化内部流程控制，在全面梳理业务流程的基础上，明确业务环节和岗位责任制，分析风险隐患，完善风险评估机制，制定风险应对策略，进行财务人员岗位轮换，有效实施不相容岗位相互分离的制度。2018年，在梳理上年度内部控制工作的基础上，开展了单位内部控制基础性评价工作，形成了内部控制报告并上报国家卫生健康委。

3. 完成银行账户自查与年检工作

组织全中心财务部门对各单位的银行账户开立及管理情况进行了自查。2018年，新开立中国共产党中国疾控中心委员会账户，撤销了日元外汇账户（因项目结束进行销户）。完成了账户的年检工作。

4. 加强制度建设

财务部门进一步完善财务管理制度。2018年，制定和修订财务管理相关制度5项，即《中国疾病预防控制中心关于办理物品材料入出库管理的紧急通知》（中疾控规财发〔2018〕15号）、《中国疾病预防控制中心关于禁止使用可擦笔书写财务报销单据的通知》（中疾控规财发〔2018〕34号）、《中国疾病预防控制中心关于调整预算工作委员会办公室人员组成的通知》（中疾控规财发〔2018〕66号）、《中国疾病预防控制中心关于调整防范和处置非法集资专项工作领导小组人员的通知》（中疾控规财发〔2018〕67号）、《中国疾控中心规财处关于公交充值电子发票报销有关要求的通知》（规财处便函〔2018〕189号）。

5. 开展培训工作，加强财务管理，提高工作效率

（1）根据中心领导要求，在相关的中心工作会上，进行财务相关政策的讲解和注意事项的提示；在项目管理会议上，进行财务管理的培训，加强项目财务管理和经费的使用；以会代训，经常组织召开财务人员业务会议，学习有关文件制度，布置有关工作任务，对财务管理中发现的问题进行讲解，对涉及面广的问题进行充分讨论，集思广益，不断提高财务管理水平。

（2）对业务人员进行培训。对资金使用部门的兼职报账人员进行专题培训，加深报账人员对财务制度的理解，减少差错，提高效率；对科研人员进行财务培训，讲解科研经费管理制度，使科研人员在项目预算申请、资金使用、结题审计中能够按照制度要求进行工作。

6．接受外部审计和检查

截至2018年12月底，接受审计署、国家卫生健康委委派审计组等各项专项审计检查15项（次），对于检查组在检查过程中提出的问题和情况，及时进行说明和解释；对于检查发现的问题和情况，能够整改的，均及时进行了整改。

【财务其他临时工作】

（1）进一步完善保密工作，认真进行计算机涉密内容自查工作，并对不涉密与涉密的机器粘贴标志，保证数据安全。

（2）开展防范和处置非法集资工作，对职工进行宣传教育，完成总结报告并上报国家卫生健康委。

（3）对工会经费的缴纳情况进行审核，协助工会完成2017年度的工会经费全额缴纳工作。开展工会经费收支自查工作，形成并上报自查自纠报告。

（4）为落实政府会计制度开展准备工作。按要求进行了账务清理；财务人员均参加了相关的业务培训；财务部门针对新的会计制度和账务设置，组织了多次讨论、论证、咨询，为2019年1月1日实施政府会计制度奠定了坚实的基础。

【事前审计】实施审计关口前移，对单位141份5万元以上的经济合同实行签订前的审计，主要从经费预算、采购规定执行、合同条款、律师意见执行等几个方面进行审计，审计金额总计0.8亿元，提出更正修改意见共501条。通过合同事前审计，及时发现问题并要求送审部门进行纠正，防范合同签订不规范给单位带来的风险，有效地确保了单位经济合同签订的规范性以及采购程序的合规性。

【专项审计与检查】

（1）按照单位人资处的委托，审计处组织完成了对慢病中心王临虹同志、职业卫生所李涛同志离任经济责任审计工作。与会计师事务所签订了委托审计协议，下发了审计通知，组织召开了进点会，审计结束时，到各所听取了会计师事务所审计问题反馈和对问题的认领意见。组织专家对会计师事务所出具的审计报告中的结构不符合要求、语言表述不准、政策依据不符、问题描述不清、数据错误、定性不准确等问题进行了质量把控。结合审计发现的问题，为2个单位的资金使用和内部管理共提出了22条纠正意见及管理建议。通过审计，对被审计领导干部履行经济责任情况进行了评价，并对存在的问题及所应承担的责任进行了界定。审计处分别将审计报告发至上述 2 个单位，同时抄送中国疾控中心领导、人资处及经济责任联席会成员。

（2）为加强对直属单位领导干部的监督管理，对担任法定代表人时间较长的领导干部首次开展了任中审计，如 2018 年 10—12 月，对妇幼保健中心主要负责人张彤同志开展了任中审计。通过任中审计，不仅落实了巡视要求，而且避免了将本届单位负责人存在的问题留给下届领导进行整改的现象。审计报告已发至妇幼保健中心，同时抄送中国疾控中心领导、人资处及经济责任联席会成员。

（3）根据国家卫生计生委财务司《关于印发 2017 年预算执行和财务收支审计工作方案的通知》（国卫财务审便函〔2018〕96 号）的要求，审计处结合单位的实际情况，制定了中国疾病预防控制中心开展直属单位 2017 年度预算执行和财务收支审计工作方案，并随《中国疾病预防控制中心关于开展 2017 年度预算执行和其他财务收支审计的通知》（中疾控审计便函〔2018〕401 号）一并下发各直属单位，于 2018 年 5—7 月组织会计师事务所完成了对 11 个直属单位 2017 年度预算执行和财务收支情况的审计工作。在审计期间，审计处及时协调、督促和检查会计师事务所的各项工作进展情况，在事务所现场审计基本完成时，成立了 3 人专家小组，到各单位听取会计师事务所审计意见反馈，了解各单位对各项问题的认领意见，对会计师事务所出具的审计报告中的语言表述不准、政策依据不符、问题描述不清、数据错误、定性不准确等问题进行了质量把控。2018 年 8 月，汇总上报了 11 个直属单位的预算执行情况工作总结报告。针对本次审计发现的问题，发文进行了通报，要求各单位限期进行整改。截至 2018 年 12 月底，11 个直属单位的 50 个问题中已经整改 46 个，整改完成率达到 92%。通过此项审计，不仅规范了各直属单位预算执行和财务收支中存在的问题，而且完善了“上审下”机制和监督管理职责，履行了国家卫生计生委财务司审计全覆盖的要求。

（4）审计处作为牵头协调部门，积极配合国家卫生计生委财务司对王宇同志开展的经济责任审计工作。2018 年，完成了对会计师事务所出具的王宇同志经济责任审计报告征求意见（两稿）和国家卫生计生委财务司出具的审计报告征求意见稿的收集、汇总、协调、沟通工作，并及时将反馈意见梳理后提交会计师事务所和国家卫生计生委财务司审计评价处。

【内审业务培训】

（1）为提高直属单位内审人员的业务水平，增强主管领导对内审理念与作用的认识，中国疾控中心审计处于 2018 年 8 月 3 日组织了一期直属单位主管领导和内审人员参加的业务培训。培训内容如下：一是邀请卫生系统具有内审实战经验的资深专家通过案例分析与介绍，讲解内审作用如何发挥；二是通报 11 个直属单位 2017 年度审计发现的问题；三是对内部审计管理系统操作与使用进行培训，同时还研讨了工作上的难点与问题。

（2）为了使中心内审人员及时掌握自2019年1月1日起施行的《政府会计制度——行政事业单位会计科目和报表》，2018年12月4—6日，组织中心审计处内审人员以及直属单位内审人员参加中国医院协会内部审计专业委员会在北京市举办的《政府会计制度》培训班。通过学习，内审人员及时了解了会计政策新的变化，加深了对新会计制度和预算制度的理解。

（3）2018年1月30日，组织本系统各单位内审主管领导和内审人员参加国家卫生计生委财务司组织的对《审计署关于内部审计工作的规定》（审计署令第11号）、《卫生计生系统内部审计工作规定》（国家卫生计生委令第16号）的培训讲解。2018年11月，组织本系统内审人员共计101人参加中国内部审计协会针对《审计署关于内部审计工作的规定》（审计署令第11号）的在线答题活动。

【审计管理平台搭建】为督促落实审计中发现问题的整改，中国疾控中心审计处申请了专项资金，并积极与国家卫生计生委财务司审计评价处和冠新软件股份有限公司沟通协商后，为11个直属单位安装了审计问题及整改系统软件，使被审计单位和上级监管部门及时掌握审计问题清单及整改情况。通过该系统的建立，搭建了中心内审管理实时监控平台，进一步提高了审计处的管理工作效率。

【审计其他工作】

（1）按照国家卫生计生委财务司领导的要求，审计处派1人（徐博霞）参加了国家卫生计生委2018年度巡视办的巡视工作、派2人（袁灵华、徐博霞）参加了国家卫生计生委财务司组织的专项检查2项，完成了中心纪检监察部门交办的专项调查4项。

（2）完善内审实务审计手册内容。对《中国疾控中心内部审计工作手册》进行修订，补充了内控审计和工会经费审计的内容要点与流程。

（3）按时上报2018年中心本级及11个直属单位汇总的内审工作季报、2017年度内审工作情况总结报告。

（4）2018年12月，上报11个直属单位2017年度预算执行和财务收支审计发现问题整改情况报告。

（5）完成2019年审计项目预算编报等工作。

（付轲、胡文上、张雁、袁灵华）

设备条件管理

【中心采购工作管理办法修订】根据国家有关法规的变化，在原采购工作管理办法的基础上，制定并发布了《中国疾病预防控制中心采购工作管理办法》，以保障采购工作的顺利实施。

【采购工作】截至 2018 年 12 月 31 日，设备条件处遵照法律法规及财政部、国家卫生健康委和中国疾控中心的相关规定，与各部门共同协调配合，采用公开招标、竞争性谈判、询价等多种采购方式，共完成采购项目 92 项，总计采购预算为 7 544.84 万元，总计中标金额为 6 981.25 万元。

【固定资产管理工作】截至 2018 年 12 月 31 日，中心通用设备共计 13 069 台件，设备原值为 274 670 999.14 元；专用设备共计 1 598 台件，设备原值为 143 131 559.15 元；家具、用具、装具及动植物共计 9 874 台件，设备原值为 18 608 166.78 元；无形资产共计 799 台件，资产原值为 70 701 559.13 元。中心本级 2018 年新增设备类固定资产 864 台件，资产总值为 11 081 234.84 元；报废设备 688 台件，资产总值为 6 626 461.39 元。截至 2018 年年底，中心本级在用设备类固定资产为 24 552 台件，资产总值为 436 410 735.1 元；无形资产为 799 台件，资产总值为 70 701 559.13 元。

【批量采购及信息统计上报工作】全年共申报采购便携式计算机 179 台、台式计算机 188 台、复印机 11 台、空调机 80 台、复印纸 1 834 箱、打印机 54 台。

【二期工程建设项目】为保障中心二期工程建设项目顺利实施，设备条件处已完成中心二期工程可行性研究报告编制和单位采购项目公开招标工作，截至 2018 年年底，合同预付款已支付，合同正在进行。

【国家免疫规划疫苗集中采购工作】按照国家卫生健康委的要求，2019 年国家免疫规划疫苗集中采购工作由中国疾控中心组织实施。免疫中心作为用户，设备条件处作为采购组织实施方。

（刘保华、王悦）

实验室管理

【推进中心病原微生物菌（毒）种保藏中心建设工作】 保藏中心从管理和科研两个方面推进建设。在保藏中心内，健全完善内部管理制度，编制《病原微生物菌（毒）种保藏相关法律法规汇编》，推动质量管理体系认证，持续对外提供菌（毒）种或样本，提高保藏中心的履职能力，并开展保藏机构相关调研，提出和逐渐明确保藏中心二期工程可研需求。在相关领域，联系海关总署、国家卫生健康委等部门，协调高致病性病原微生物引进审批管理工作；组织协调成立了第一届中华预防医学会生物资源管理与利用研究分会，并于2018年5月26日召开成立大会。作为技术支撑单位，协助国家卫生健康委开展全国保藏指定工作，组织召开全国病原微生物菌（毒）种保藏工作研讨会与培训，起草并印发《病原微生物资源数据管理技术规范》，指导病原微生物资源共享和利用。为促进保藏中心的科研能力建设，邀请国内外行业内专家进行座谈与交流，营造良好的学术氛围。

【筹备生物安全四级实验室建设工作】 为推进落实中心BSL-4实验室建设项目工作，根据中心领导的指示安排，由中心分管领导带队，组织中心有关部门负责人到哈尔滨市和海南省开展高等级生物安全实验室建设工作调研、访问美国得克萨斯大学医学分校加尔维斯顿国家实验室，交流高等级生物安全实验室的选址、设计、建设与管理经验，并现场参观了生物安全实验室。协助国家卫生健康委规划司组织召开中心高等级生物安全实验室选址论证会，参加国家卫生健康委规划司组织的在京委属单位基本建设项目推进汇报会，向北京市规划和国土资源管理委员会发函商请协助办理高等级生物安全实验室建设工程报建相关手续，完成《中国疾控中心热带病研究所暨高级别生物安全实验室项目建议书》初稿和《中国疾控中心高等级生物安全实验室建设进展报告》。为储备人才力量，派员参加中国科学院武汉病毒研究所组织的生物安全高级培训班和国家卫生健康委规划司组织举办的在京单位基本建设项目管理培训班。

【建设安全文化，开展生物安全宣传科普工作】 2018年4月15日是党的十九大以来第一个全民国家安全教育日。当天，在昌平园区和北京市第十五中学举办了以“走近生物安全”为主题的活动。在昌平园区，来自火箭军某部的官兵50余人参观了科普展板并走进生物安全实验室。实验室人员向部队官兵讲解了传染病防控知识，让官兵了解了生物安全实验室和实验室里的实验活动。在北京市第十五中学，工作人员向70余名中学生讲解了病原微生物、生物安全实验室及如何进行个人防护等知识，并在现场进行了个人防护装备的穿戴、演练和指导。新华网、光明网、健康报等媒体的宣传报道，让大众深入了解了实验室生物安全相关知识，并对生物安全有了更深的认识和理解，扩大了公众科普范围。

2018 年 4 月 23—27 日，中心实验室管理处组织开展了主题为“实验室助力疾控，安全保驾护航”的第十二届实验室安全周活动。中心统一制作了安全周主题宣传画。2018 年 4 月 23 日，组织了全中心范围内的安全周活动启动会，组织专家对实验室安全与安保进行专题讲座。在活动期间，各直属单位在中心的统一部署下，结合实际，开展了内容丰富、形式多样、各具特色的活动，如实验室安全知识讲座、交流座谈会和安全检查等。

【开展检验检测机构资质认定工作】2018 年，共组织 5 个检验检测机构的现场评审工作，完成 19 个检验检测机构的同步评审审批和上报工作；完成 37 个检验检测机构的相关变更审批事宜，对 13 家卫生行业检验检测机构开展了资质认定监督检查工作；协助中国疾控中心病毒病所和内蒙古自治区疾控中心通过检验检测资质认定评审工作，取得国家级资质认定评审证书，提升实验室检验检测能力。

完成《卫生行业检验检测机构检验能力表述规范》的编写；委托中国疾控中心营养所对省（直辖市）级疾控中心和各省会城市市级疾控中心开展实验室间比对考核。

【强化人员培训】为强化实验室工作人员的安全意识，提高其安全技能，面向中心各直属单位及全国各省级疾控机构，有针对性地开展各项培训。这些培训包括 2 期病原微生物运输管理培训班（2018 年 4 月 10—12 日，海口市；2018 年 7 月 24—26 日，长春市）、2 期实验动物从业人员培训班（2018 年 4 月 18—20 日，北京市；2018 年 9 月 19—21 日，北京市），全国病原微生物实验室生物安全战略研究和培训交流会（2018 年 6 月 6—7 日，兰州市），全国疾控系统检验检测机构资质认定管理培训班暨实验室质量管理研讨会（2018 年 8 月 14—15 日，呼和浩特市），实验室主任和安全员培训班（2018 年 9 月 14 日，北京市），实验室监督检查员培训班（2018 年 12 月 4 日，北京市），累计培训 8 期，约 860 人次。

【严格监督检查】组织专家对中心各有关直属单位进行定期的季度实验室监督检查和不定期的抽查，在重大节假日前，组织开展专项检查，重点强调安全生产工作。在国庆节前，积极组织相关直属单位迎接国家卫生健康委、北京市卫生健康委及昌平区卫生健康委等单位对中心的生物安全专项检查。为了加强人才队伍建设，2018 年开展培训并通过考核，增聘 12 名实验室监督检查员，评选出 16 名优秀实验室监督检查员，以表彰其对监督检查工作的贡献。

【开展病原微生物运输审批及运输相关协调工作】依据《可感染人类的高致病性病原微生物菌（毒）种或样本运输管理规定》（卫生部令第 45 号），进行跨省运输至中心的高致病性病原微生物菌（毒）种运输审批工作。2018 年，共办理 66 个运输准运证书，涉及高致病性禽流感病毒、疑似埃博拉病毒分离物、结核杆菌、霍乱弧菌、布鲁氏菌、鼠疫等 10 余种病原。为运输单位解答办理运输准运证书期间的各类问题及办理应急运输准运证书。为协调解决有关省航空运输中存在的问题，召开感染性物质运输研讨会，协调航空运输的各参与单位。

依据《出入境特殊物品卫生检疫管理规定》（国家质量监督检验检疫总局令第 160 号）的要求，2018 年，共办理医用特殊物品出入境申请 29 个，其中出境申请为 7 个，入境申请为 22 个。

【推动援疆、援藏等对外援助工作】

（1）应新疆维吾尔自治区疾控中心请求，向负责自治区生物安全三级实验室建设项目招投标的公司推荐评审专家。

（2）举办专题培训，全面提高新疆维吾尔自治区和西藏自治区疾控机构的工作能力。2018 年 7 月，组织面向全疆各地州和县级疾控中心共 200 余人的病原微生物实验室管理培训班；2018 年 5 月，组织专家前往拉萨市对西藏自治区疾控中心进行实验室资质认定及认可培训；2018 年 10 月 31 日，组织专家对西藏自治区疾控中心、新疆维吾尔自治区疾控中心以及喀什地区疾控中心进行远程视频培训。

（3）接待普洱市疾控中心、内蒙古自治区疾控中心实验室人员到中心进行调研；组织接收广西壮族自治区疾控中心、内蒙古自治区疾控中心实验室人员到中心 BSL-3 实验室进修学习（共计 13 人次）；接待中国医学科学院基础医学研究所 60 余名实验室安全员到中心进行实验室安全管理方面的交流。

（4）联合中心资产管理处、全球公卫中心和传染病所，召开援塞拉利昂固定生物安全实验室设备采购准备会议。

（5）参加中心全球公卫中心组织的公共卫生援助合作研讨会准备会议，并在公共卫生发展合作研讨会上向参会的非洲公共卫生专家介绍了实验室生物安全的中国经验。

【开展实验动物管理工作】2018 年，实验动物中心共签订实验动物饲养及动物实验委托协议 34 个，涉及 41 项实验，开展辅助实验 12 项，包括肉毒梭菌毒素毒性、丙肝等应急动物实验 4 项。规划设计研究生实验动物课程。启动中国合格评定国家认可委员会

（China National Accreditation Service for Conformity Assessment，CNAS）实验动物机构认可进程，并编制部分认可文件。完成中心实验动物福利伦理委员会和实验动物管理委员会秘书处的工作，共审查实验动物福利伦理报告 7 份，完成实验动物福利伦理委员会相关文件的修订，完成《实验动物疾病》的出版。完成二期动物实验设施可研报告使用需求、平面图修改及确认工作；对全国疾控系统的实验动物条件现状进行摸底调查；进一步提升遗传修饰动物平台的业务能力，并启动抗体制备平台及疫苗研究平台的建设。完成 6 台高压蒸汽灭菌器的招标、采购、安装和调试工作。

【开展科学研究】积极推进国家重点研发计划专项课题“实验室生物安全装备的现状与发展战略研究”和“国家生物安全监测网络系统集成技术研究”、“十三五”规划重大专项课题“非洲重要传染病流行规律研究”、中美新发和再发传染病合作项目子项目九“传染病实验室管理能力建设”4 个项目的执行工作。申请通过“十三五”规划重大专项 1 个总课题和 2 个子课题、1 个国家重点研发计划、1 个国家自然科学基金课题、1 个国家科技创新基地、1 个中心财政科研项目可用结余资金课题、1 个团体标准。

参与行业标准《实验动物机构标识系统要求》（RB/T 172—2018）、《实验动物人道终点评审指南》（RB/T 173—2018）及行业报告《生物安全实验室建设与发展报告》的编写，完成《病原微生物菌（毒）种资源数据技术规范》《关于加强病原微生物实验室生物安全管理工作的指导意见》的编写。

【开展国家卫生健康委的技术支撑工作】完成国家卫生健康委委托项目，修改完善《关于加强病原微生物实验室生物安全管理工作的指导意见》；参与《人间传染的病原微生物名录》的修订和《生物安全实验室建设与发展报告》的编写；参与行业标准《实验动物机构标识系统要求》（RB/T 172—2018）和《实验动物人道终点评审指南》（RB/T 173—2018）的制定；起草《病原微生物菌（毒）种资源数据技术规范》的初稿。

【开展其他工作】

（1）2018 年 8 月 30—31 日，中国疾控中心、中华预防医学会与亚太生物安全协会在北京市联合举办第十三届亚太生物安全协会年会。本届年会以“制定顺应先进科技发展、改变安全格局的生物安全和生物安保战略”为主题，来自全球 20 多个国家和地区的 700 余位生物安全领域的专家学者共同探讨了全球健康安全战略合作问题，分享了宝贵经验。

（2）参与 *Biosafety and Health* 专业期刊的创办工作。

（3）2018 年，实验室管理处共发表科技论文 12 篇，其中 SCI 论文为 2 篇，参与编写专著 2 部。

（4）组织协调完成中心及直属单位 2018 年度病原微生物实验室工作人员的健康体检

工作，其中中心机关为 44 人。

（5）启动“实验室那些事儿”微信公众号，收集、整理和翻译国内外实验室管理相关标准、技术指南、培训资料，并将这些材料通过微信公众号发布，为国内各级公共卫生实验室从业人员提供学习平台和经验交流平台。

（6）开展实验室网络、实验室管理、菌毒种保藏、实验动物等方面的调研，组织工作人员参加相关的培训和会议约 35 人次，接待外国专家来中心交流 4 人次，组织短期出国交流 5 人次。

（赵赤鸿、魏强、卢选成、李晶、李思思）

离退休人员管理

【离退休人员基本情况】截至2018年年底，中心离退休人员共1 440人，其中离休干部为54人，退休干部为1 135人，工人为251人；党员为699人；去世31人，新增退休人员49人。机关离退休人员共162人，其中离休干部为3人，退休干部为137人，工人为22人；党员为114人；年龄在90岁及以上的为3人，80~89岁的为23人，70~79岁的为36人，60~69岁的为88人，60岁以下的为12人；去世1人，新增退休人员9人。

【坚持通报制度】中心和各直属单位坚持定期通报制度，每年通过春节团拜会、征求意见活动、走访慰问等通报工作情况，举行重要会议和活动时邀请老同志代表参加，采取多种形式听取老同志的意见、建议。

【召开春节团拜会】2018年1月24日，于南纬路二楼多功能厅召开机关离退休人员春节团拜会。会上，高福主任、李新华书记通报了中心的工作情况，并致以新春的祝福，梁晓峰总支书记通报了机关离退休党支部调整事宜。机关老同志和有关处室负责人共130人参加了会议。

【开展走访慰问】做好春节及重大节日的走访慰问。中心领导带队走访慰问生活困难党员、老党员、老干部、老专家，听取他们的意见、建议；同时，也委托离退休干部处探望急重病、住院老同志25人次。全年为31位老同志庆贺生日，送上生日祝福和礼物。

【提供健康服务】坚持在南纬路和潘家园两地收取老同志的医药费报销单据，全年600余人次；共办理就近医院变更53人次；协助2位去世老同志的家属办理丧葬等事宜；协助做好离退休人员年度体检，有109位老同志参加。在天坛医院搬迁后，协助7名北京市公费医疗直管医疗照顾人员变更合同医院，并推动将北京友谊医院纳入定点医院范围。

【组织专题活动】组织春秋两季参观学习活动，分别赴昌平农业嘉年华和中国园林博物馆参观，共有110位老同志参加；举办离退休职工庆“七一”知识答题和庆“八一”复转军人座谈会，重温党建知识，讲述点滴故事，传承优良传统，促进文化建设。

【开展兴趣活动】组织手工编织兴趣班和合唱排练；直属单位也组织开展舞蹈合唱、书法绘画、征文答题、参观展览等各类活动。老同志“老有所为”，以实际行动展示阳光心态、丰富精神生活，做健康长寿的追梦人。

【加强老干部活动室建设】加强（潘家园）老干部活动室建设，接待老同志开会学习、参与文娱活动、参加支部会议等 1 650 余人次，定期布置学习宣传栏（11 期）和更新报刊学习资料。

【加强沟通联系】加强与老同志沟通联系，积极利用微信群，将其作为交流平台发送通知、温馨提示等；坚持异地居住离休干部定期通知惯例，做好关怀关心和通报解释工作。

【更新统计年报】指导直属单位完善更新离退休干部信息管理系统数据库，认真完成离退休干部统计年报工作。

【组建丛书编委会】经中心批复，调整组建新一届历史回顾丛书编委会，并召开编委会议，讨论编写工作。

【协助开展其他工作】协助做好中央国家机关养老金发放转移、调整工作；协助做好机关离退休人员中 30 位退役军人和其他优抚对象的信息采集工作；协助做好离退休党支部工作，组织主题党日参观学习。

（田占平、王晓锋）

安全保卫管理

【开展综合治理工作】在中国疾控中心党政领导的直接领导下，中心保卫处紧紧围绕“保安全、保稳定、保发展”的工作主线，以确保中心内部绝对安全为目标，狠抓安全生产各项工作，连续多年实现无火灾、无责任事故、无重大刑事案件的“三个零”工作目标，为中心各项工作的开展提供了坚强的安全保障，较好地完成了上级交办的各项任务。

【落实安全生产责任】高度重视安全生产工作，成立了以党政一把手为组长、中心副主任为副组长、机关处室主要负责人为成员的安全生产领导小组。2018年年初，中心高福主任与直属单位和机关处室第一责任人签订了“年度安全生产责任书”，强调中心各级领导必须贯彻“管行业必须管安全、管业务必须管安全”的总要求，不断强化红线意识和底线思维，切实履行好安全生产主体责任。

【开展消防安全教育】2018年，选派保卫干部参加国家卫生健康委举办的各类专业培训班13人次。2018年5月22日，结合“安全生产月”活动，保卫处组织中心机关处室安全员到海淀凤凰岭培训基地学习，并进行消防应急演练。2018年11月7日，组织开展了“119”消防安全宣传日主题讲座。2018年3月和6月，定期两次组织开展保安培训，重点围绕保安值守、巡逻以及突发事件应急处置进行重点讲解，确保保安队伍的巡逻值守能力能够不断提升。

保卫处对中心的每一位新入职职工、进修人员和新进学生都进行了安全生产宣教，增强职工安全意识，明确安全责任，预防安全事故发生。

【开展安全督导检查】一是围绕常规，做好定期检查。针对值班、守卫、巡逻等常规安全措施，中心昌平园区每月定期开展一次安全检查，每季度会同后勤管理部门开展一次联合检查。同时，为加强对直属单位的安全督导，中心每半年要组成督导组开展一次检查。二是突出重点，做好随机抽查。在重要节日、重大会议、重点时期，中心都会紧跟安全形势特点，提前下发通知，提示直属单位、机关处室做好相关安全保卫工作，督促大家开展安全自查。同时，对相关重点单位及要害部门进行随机抽查，确保安全管理落到实处。三是瞄准隐患，做好专项督查。

（陈峰、王海东）

后勤管理与园区运营

【公共国有土地、房产、车辆的资产管理】完成土地、房屋资产决算报表上报工作，决算金额为 57 269.19 万元。完成机关车辆资产决算报表上报工作，决算金额为 2 164.11 万元。完成机关 41 台涉改车辆资产处置相关工作。完成辐射安全所与改水中心房屋出租相关资料的审核上报工作。

【职工公有住房管理】办理机关调入职工的住房补贴函调事宜。2018 年，对住房补贴预算中房屋未达标补贴、级差补贴及调入职工按月补贴进行发放前的程序化审核工作，并按相关手续发放 199.18 万元补贴。完成 2017 年职工住房补贴决算的编制及 2019 年职工住房补贴预算的编制。

完成中央在京单位已购公有住房 30 位业主房屋上市、过户相关手续的审核，办理超标处理 2 户，办理 15 名职工配偶单位无房证明手续。完成角门北路 8 号院 3 号楼维修资金的申请，资金已到账。

【职工供暖费、物业费管理】完成 2018—2019 年供暖季职工采暖补贴的发放，共计 98.79 万元。完成 2018—2019 年职工住房物业服务补贴的补发，共计 0.22 万元。

【计划生育与献血管理】中心机关已生育二孩 6 人，无政策计划外生育。独生子女父母一次性奖励发放 3 人，符合计划生育政策的育龄职工婴幼儿补贴发放 29 人。完成 2018 年度东城区献血指标。

【医疗管理】完成机关在职及退休职工的医药费审核工作，累计受理职工报销医药费约 1 350 人次。完成机关职工共计 381 人的体检工作。

协助园区医务室的日常诊疗工作、药房管理工作，保证医务室的正常运转。

【户籍管理】完成集体户籍管理工作，集体户口共有 631 人，其中学生为 314 人，职工为 302 人，博士后为 15 人。全年共办理户口迁入 49 人、迁出 78 人，户口外借业务 400 人次。完善户口首页出借流程，制定《加强中心集体户口首页管理》，并协助教育培训处对 1991—2018 年进出站博士后约 200 人进行梳理。

【人防及节能减排管理】与国家卫生健康委相关直属单位签订 2018 年安全责任书。储备防汛物资，开展防汛演练。开展防汛检查，保障汛期的安全生产工作。

作为国家卫生健康委人防第二协作组组长单位，组织完成国家卫生健康委 14 个直属单位的人防工作目标管理和责任制评议考核工作。

按照北京市发展和改革委员会的要求，报送 2018 年北区碳排放数据。按照国家卫生健康委财务司和北京市统计局的要求，每季度报送中心及各直属单位的能源消耗数据。

【重要经济目标防护工作】作为国家第二批试点单位，积极开展艾防中心菌毒种库防护工作。建立工作机制，分析昌平办公区现状，编制完成空袭损伤程度、平战转换、防护措施、消除空袭后果相关方案及试点工作研究报告。2018 年 11 月，顺利通过该项目的验收评审工作。

【教育培训处后勤保障工作】负责教育培训处后勤保障工作，以安全、稳定为主线，通过科学管理，深入开展各项教育培训处后勤保障工作。

1. 建立各项教育培训处后勤管理制度，加强安全管理

结合南区学生公寓的实际情况，制定《南区学生公寓管理办法》《学生公寓安全用电管理规定》《学生住宿承诺书》《学生公寓安全检查违规告诫单》，不断完善管理制度，提升规范化管理水平。加大安全检查力度，每周公寓管理人员进行宿舍检查，定期组织各部门人员对教学、宿舍各区域进行全面检查，发现问题时责任到人，立即整改。

2. 落实保障责任，加强安全宣传

根据新生入住、节假日、毕业生离校等各阶段的特点，具体安排工作，着重对学生假期去留进行逐一登记，并增加留校住宿申请程序，加强假期中留校生的住宿管理工作。加强学生宿舍长管理团队建设，以宿舍为单位，充分发挥学生的“自我管理、自我教育、自我服务”自主性。通过安装宣传栏、组织学生开展答卷活动、多次进班宣讲、通报违规行为等多种方式，增强学生的安全意识。

3. 规范内部管理，强化落实

规范学生后勤管理工作流程，建立完善的公寓住宿管理、资产管理、设备设施维护、钥匙管理、保洁标准等相关内部规定，并细化记录内容。通过加强节流节支、合理用工等内部管理措施，在人工成本、能源费用、物料消耗、采购库管等方面从严控制，有效地保障教育培训处后勤保障工作。

4. 配合教育培训处做好接收新生、毕业生离校工作

保证 2018 年 7—9 月新老学生交替工作的顺利开展，公寓及物业管理各岗位人员对宿舍区域的房屋、设备设施、卫生等情况进行检查，做好一切前期准备工作。为 208 名新老学生提供入住、退宿相关保障服务，完成在住学生的住宿费收取工作。

5. 其他保障工作

改善学生公寓配套设施条件，完成潘家园学生公寓的修缮浴室防水层、更换开水器、

更换门锁工作。完成南纬路学生公寓的修复屋顶防水层、修剪院内树枝、调整监控摄像头的取景范围、更新刷卡设备及节水管理系统、重新铺设浴室瓷砖工作。完成教学区及公寓的保洁服务工作；定期缴纳各种费用，确保公寓内电话、水、电、暖气的正常使用；及时处理学生钥匙、门禁卡、水卡的挂失和补办，创造干净、舒适、安全、和谐的学习和居住环境。

【北区通勤运行工作】2018 年，北区有通勤班车 19 辆（含 19 名驾驶员），自有班车 16 辆（聘用 13 名驾驶员），承担通勤运行工作。全年总计出车 1.2 万次，接送乘客 42.8 万人次，安全行驶 84.9 万千米。

【一般公务用车管理工作】2018 年，机关有一般公务用车 12 辆（含 6 名驾驶员）。全年总计出车 1 260 次，安全行驶 9.5 万千米。

【餐厅运营管理工作】为了改变职工餐厅运营管理模式，强化监督管理，提升职工的满意度和获得感，经主任办公会多次研究职工餐厅运营管理模式改革方案，反复论证和调研，建立了新的职工餐厅运营管理模式。

作为职工餐厅新运营管理模式试点的北区职工餐厅，在中心领导的大力支持下，经传染病所、病毒病所、艾防中心及机关各处室的共同努力，顺利完成招标确认运营服务商、更新餐厅结算系统、改造就餐二部区域、购置自助餐台等就餐设备设施等多项筹备工作，于 2018 年 10 月 8 日正式运营。新模式是按原材料成本核算，早、晚餐实行零点据实消费，工作日午餐实行自助方式。新模式增加了早、中、晚三餐的品种与花样，并通过在餐厅出口处设立满意度公告栏接收职工的反馈，及时调整菜品的质量和口味，尽量满足职工的不同需求。新模式运行后，早餐就餐日人均由原来的 400 人次增长至 500 人次，午餐就餐日人均由原来的 600 人次增长至 900 人次。

南区餐厅已实现职工补贴就餐，其中潘家园办公区食堂已完成与环境所的交接工作。

【专家公寓、会议室及洗衣房管理工作】北区专家公寓共接待境内外宾客入住 1.3 万人次，其中大型入住 23 次、外宾 4 次；提供会议服务 2 362 场次，其中大型会议 150 场次，共接待境内外宾客 3.8 万人次，茶歇 6 次；洗衣房洗涤公寓及餐厅布草 2 万余件。客房日使用率平均为 50%，会议室日使用率为 90%。南区提供会议服务 1 602 场次，其中大型会议 137 场次，共接待境内外宾客 3.6 万人次，会议室日使用率为 70%。

【邮件收发工作】全年收发各类文件、材料报刊、信函 10.9 万余件，承担上级部门及各直属单位文件往来交换约 2.2 万件，往来文件无差错。完成 2018 年 80 余种报纸杂志的订阅工作。

【保洁运行工作】完成南北区各楼宇公共区域、外围等的日常保洁工作，协助做好大型活动及来宾接待的保洁工作。通过完善的管理措施，强化工作细节，加强定期或不定期的监督检查，保障各管辖区域的环境卫生。

南北区累计清运道路垃圾、杂草、生活垃圾共 1 500 车，北区清运实验垃圾约 40.5 吨。组织完成对北区楼宇外墙及地面石材的清洗养护工作。

【北区绿化管理】完成北区绿化区域的常规养护，根据园区生态环境的特点，规划栽植玉兰、雪松、大叶黄杨绿篱等，增添园区绿化景观。对人工湖进行彻底清理，优化水质环境，打造自然生态水环境。参加国家机关事务管理局组织的全国绿化示范单位评选，2018 年 10 月，顺利通过初审。

【工程运行管理】北区给排水、供电、中央空调、电梯、楼宇自控、消防、安防等系统运转正常。对给排水、供电、中央空调、电梯系统机房进行 24 小时值班，每日 2 次巡视检修。完成 23 部电梯年检、避雷年检等专项工作，全年日常维修共计 2 934 次。楼宇自控、消防、安防系统运转正常。对于各类弱电系统，每季度开展自检自查工作，完成自查安防摄像头 346 个、布防系统 5 套、门禁 5 套、楼内电消防 5 套、消防栓 375 套、信号蝶阀 63 套、水流指示器 63 套、喷淋灭火湿式报警阀 9 套、消防栓管网 9 套、喷淋管网 5 套、会议系统设备 5 套、弱电间 52 间，全年日常维修共计 1 489 次。其中接报修维修 650 次（含楼宇自控维修 155 次、综合布线 264 次、实验室压力通风问题 170 次、门禁系统维修 39 次、消防管道问题 19 次），在季度检修与日常巡查维修中，共计维修 839 次。

南纬路办公区疏通上下水 110 次，维修门窗 224 次，更换公共部位零部件 98 个，更换各种管线 138 条，维修供暖设备 75 次，维修开水器 32 次，更换灯具及配件 130 次，更换消防应急灯 20 次，电话维修 120 次。

潘家园管辖区维修水暖 400 次，维修电器 410 次，综合维修 40 次。完成天坛西里居民区电气维修 70 次。

【安全生产检查】开展专项联合安全生产检查 10 次，月安全生产联合检查 12 次，发放安全生产简报 3 期。对于消防泵自动控制系统无法正常启动、电动自行车私自充电等问题逐一落实处理，排除安全隐患。按照西城消防支队的要求，对庆成宫西小院进行安全清理。全年无重大安全生产责任事故。

【其他改造工作】完成北区多功能厅大屏幕改造、餐厅二部修建、集装箱机房供电改造等工作；完成南区电、消检和二次供水检测；完成潘家园办公区配电室改造等工作。

（谭吉宾、杜娟、谷鑫、陈同年、王晓雪）

党群工作

【学习贯彻习近平新时代中国特色社会主义思想和党的十九大精神】组织召开4次中心组学习扩大会，邀请中心两会代表和有关方面的专家授课。结合“两学一做”学习教育常态化制度化，推动各级党组织开展学习活动，上报优秀“学用新思想，笔谈千字文”征文209篇。积极开展研究生思想教育、外派援助人员行前思想教育。开展党建联学，组织与财政部社会保障司、国家卫生健康委财务司、国家卫生健康委科教司、国家卫生健康委医药卫生科技发展研究中心、中国政法大学、新疆维吾尔自治区疾控中心等单位“联学联做”活动。

【配合委党组巡视工作】在中心党委的领导下，配合做好委党组第三巡视组对中心的巡视工作，做好巡视工作的各项后勤保障工作。

【落实全面从严治党要求，开展党风廉政建设和反腐败工作】落实中心党委部署，会同有关部门制定“中国疾病预防控制中心2018年党风廉政建设和反腐败工作分工意见表”，梳理了6个方面共50项工作任务，确定了任务分工，层层压实责任。

【开展党建扶贫工作】组织中心基层党支部开展脱贫攻坚专题民主生活会，提高党员干部对脱贫攻坚工作重大意义的认识。现场调研国家卫生健康委定点扶贫村，研究党建扶贫的具体措施。

【以科研方式抓党建】将疾控系统“百强支部”建设经验在《紫光阁》杂志上发表，学用新思想优秀主题征文28篇在《健康报》上连载，出版疾控系统首部党建专著《创新党建工作 建设健康中国——2019年度疾控党建优秀材料汇编》。参加全国党建研究会科研院所专委会加强党的政治建设研究课题。

【抓好分会工作，带动疾控系统党建】利用中国卫生计生思想政治工作促进会疾控分会平台，召开常务理事会和理事大会，到爱国主义教育基地开展现场学习交流，开展全国疾控系统学习党的十九大精神演讲比赛，组织开展主题征文活动和20项疾控党建研究课题，邀请专家进行分类评审指导。

【协助调整党风廉政建设和反腐败工作领导小组成员】中心纪委协助党委，建立了由党政主要负责人担任组长的中心党风廉政建设和反腐败工作领导小组，并将党风廉政建设工作列入重要议事日程，建立和完善党委常委党建联系点制度，推动党建和业务工作紧密结合。协助党委深入开展警示教育活动，认真排查廉政风险隐患，通报身边的违纪典型案例，以案释纪，利用多种形式教育党员干部知敬畏、守底线。

【开展经常性纪律教育】中心纪委结合工作实际，把经常对党员进行遵守纪律教育作为一项重点工作，增强广大党员的纪律和规矩意识。2018 年，开展纪律教育巡讲 5 次，300 余人次接受教育。组织对新任和转任新岗位的 14 名领导干部进行集体廉政谈话。在《中国疾控中心报》和协同办公系统中设立党风廉政建设专栏，刊登、上传有关党风廉政教育的规章制度、政策图解、体会文章。在法定节假日，向领导干部发送廉洁过节提醒短信 480 余人次。联合中心工会，以学习“习近平谈家风”为契机，继续开展“家庭助廉”活动，深入推进家庭、家教、家风教育。利用审计发现的问题，针对出国出差、会议培训等工作中易发生违规违纪问题，以及骨干、核心、领军人才进行 2 场重点教育。

【创编《廉政教育专刊》】从 2018 年 1 月起，中心纪委紧盯中心廉政宣传热点，创编《廉政教育专刊》，每期设置一个宣传主题，有针对性地开展学习教育。全年共编发 12 期，涉及学习新修订的《中国共产党纪律处分条例》和严禁违规“吃喝”、公款旅游等主题。

【制定规范与企业交往准则】中心纪委根据有关法律法规及党内规章制度，结合中心与企业交往实际，制定了《中国疾病预防控制中心关于规范与企业交往的若干准则（试行）》，于 2018 年 12 月 4 日印发实施。该文件对参加企业组织的活动、在企业的兼职行为、外出到企业讲课、招标采购、接待企业来访、答复企业咨询等易发生违规违纪情形做出明确要求和规范。

【加强权力运行监控工作监督】根据《中国疾病预防控制中心党风廉政建设和反腐败工作领导小组关于对 A 级权力运行情况进行检查的通知》，中心纪委督促对 A 级权力运行监控工作进行梳理、总结和自查，对内网门户网站中的“内部事务信息与权力监控”专栏进行检查，并通报检查结果。督促各直属单位对权力运行监控工作进行梳理、总结和修订完善，进一步健全对高风险权力的网上动态实时监控机制。

【落实监督执纪工作规则】中心纪委严格落实《中国共产党纪律检查机关监督执纪工作规则（试行）》，切实按照监督执纪“四种形态”，聚焦于主责主业，履行监督执纪问责的纪委职责。2018 年，共召开 12 次问题线索集体排查会议，通过集体分析排查和研究问题线索、逐一讨论决定初核与查办工作方案的方式，规范工作程序和责任，提高问题线索排查质量，对自收和转收群众来信逐一分析排查，做到事事有回音、件件有着落。对履行主体责任不力、廉政风险提醒以及群众反映问题等情况，谈话函询 17 人次，让“咬耳扯袖、红脸出汗”成为常态。完成 1 名党员党纪处分程序，未发生党纪重处分情况。

【召开民主党派新春座谈会】会议传达 2018 年全国卫生计生工作会议精神；听取党外人士对中心发展和疾控事业的意见与建议。

【举办统战工会管理干部培训】围绕习近平总书记关于统战工作的重要论述，结合党的十九大精神，组织中心统战干部和党外人士代表 50 余人集中培训。

【完成中心工会换届】审议通过中心第一届工会委员会工作报告、工会经费报告以及经费审查委员会报告，选举产生第二届工会委员会、经费审查委员会和女职工委员会（妇工委）。

【推进消费扶贫工作】推进中心各级工会组织开展消费扶贫工作。2018 年，累计采购扶贫产品 23.71 万元。

【举办工会干部培训】围绕习近平总书记关于工人阶级和工会工作的重要论述和党的十九大精神，组织中心全体工会干部参加培训。

【开展职工体育活动】全年共组织职工健步走活动 1 次、羽毛球赛 2 次、乒乓球赛 1 次、棋牌比赛 1 次、龙舟赛 1 次等，累计超过 400 人次参加了活动。

【开展文化聚力活动】围绕“六一”儿童节和“八一”建军节开展系列活动，慰问军烈属和子女残疾重病的职工，组织亲子共读会、暑期夏令营，超过 300 人次参与；组织职工参加国家卫生健康委书法、声乐、游泳、家庭乐跑以及职工子女篮球等协会培训活动超过 100 人次。

【建立共享书屋】开展职工荐书活动，按照职工的阅读意愿，购买各类图书 400 余册，建立共享书屋。

【开展送温暖活动】全年开展困难职工摸底调查 4 次，走访慰问困难职工 80 人次；慰问援疆援藏援蒙援外干部 30 余人次。

【开展青年主题教育活动】开展“与信仰对话”主题团日活动，邀请刘剑君副主任做专题团课；组织团干专题学习交流，累计超过 300 人参加；围绕学习侯云德院士精神，开展“学习先辈精神 YOUNG 帆疾控梦想”系列活动，召开座谈会，举办主题征文活动，组织“薪火相传疾控志”火炬传递活动。

【开展主题志愿服务活动】连续第四年开展青年专家走基层活动，前往陕西省清涧县开展健康科普和志愿服务，发放宣传品 2 972 件，捐赠文体用品 5 843 件，实现了山区 118 名儿童的“六一”心愿，累计超过 1 000 余名孩子和疾控工作者受益。

【服务青年职工】举办单身联谊会、联系订购免费观影和优惠演出票、举办医学专利主题沙龙、联合教育培训处举办师生运动会和羽毛球赛等，累计 1 600 人次青年职工参与。

【开展共青团组织宣传工作】指导 3 个基层团组织完成换届。中心网站上刊登稿件 25 篇；制作中心报专刊 1 期；“疾控青年”微信公众号发布稿件 16 篇。

【开展联学联讲活动】中心团委与中国医学科学院团委开展联学联讲活动，团干部、青年代表共 60 余人参加。

【开展“恒爱行动一线牵”公益活动】连续第六年组织女职工为新疆维吾尔自治区少数民族的 5 ~ 15 岁少年儿童编织毛织品。2018 年，完成毛线编织 20 千克。

【开展“家庭助廉”系列活动】连续第四年开展“家庭助廉”系列活动，组织女职工进行演讲交流、廉政答题、文艺表演等，并表彰参与“家庭助廉”作品征集的职工。

【推进“母婴港湾”建设】在中心各办公区，建立 8 个“母婴港湾”，发放新生儿礼包 41 份，关爱孕期、产期、哺乳期女职工。

【召开第一届职工代表大会第五次会议】2018 年 10 月 16 日，召开第一届职工代表大会第五次会议。补选主席团成员 8 人、职工代表 15 人，审议通过中心近期工作报告和财务工作报告，听取提案工作报告，通过职工代表大会换届决定，表彰优秀职工代表 38 人。

【完成职工代表大会换届工作】2018 年 12 月 17 日，召开第二届职工代表大会。审议通过中心第一届职工代表大会工作报告、中心五年工作报告和五年财务报告；选举产生第二届职工代表大会主席团、维权委、提案委、监督委。

（路凯、曾彦、刘海龙、孙建军、项春、陈思、吕柯）

第三部分 直属单位工作概况

传染病预防控制所

【派出专家参与疫情防控应急处置】2018 年，派出专家参与多次传染病疫情应急处置，包括 5 月和 8 月宁夏回族自治区、黑龙江省、内蒙古自治区的炭疽疫情，7 月海南省、10 月广东省的登革热疫情，8 月甘肃省天水市、宁夏回族自治区银川市的乙脑疫情，6 月北京市的弯曲菌暴发调查及溯源分析，8 月山东省的人感染猪链球菌疫情，为疫情的定性与处置提供了有力的专业支持。

【指导完成多起传染病疫情溯源分析工作】2018 年，国家致病菌识别网中心实验室通过现场指导、远程支持等方式，完成北京市、上海市、四川省、河南省、山东省、浙江省、江苏省、新疆维吾尔自治区、广西壮族自治区、陕西省等 23 个地区的省级疾控机构的传染病疫情溯源分析工作。

【继续开展援外派遣工作】2018 年，派出 3 批共 6 名专家赴塞拉利昂执行技术合作二期项目任务，其中阚飙副所长任队长，专家分别承担队伍管理运行、与塞拉利昂卫生部管理机构工作沟通、实验室建立、临床标本检测、现场水体监测、蚊媒监测、塞拉利昂人员培训等工作。开展基于实验室的重点传染病病原学监测和检测工作，在塞拉利昂成功建立了细菌学实验室，可开展 4 种重要常见肠道病原菌的分离培养、鉴定及分子生物学快速检测，为塞拉利昂疾控能力的提高和项目执行做出了努力。

【持续开展援疆工作】2018年，继续派出李新威同志任喀什地区疾控中心副主任、中心驻南疆工作站站长。制定了《传染病所2018—2020援助新疆维吾尔自治区疾病预防控制中心具体实施计划》和《任务分解表》。工作包括指导伊蚊应急监测与控制工作，并签订科技合作协议；开展相关实验室能力建设，赴基层进行技术指导，培训当地疾控技术人员；指导鼠疫、布氏菌病、可预防细菌性传染病、伤寒诊断与防控和病媒生物防控；赴喀什地区疾控中心开展管理工作交流、“联学联做”。全年共派出54人次。

【完成卫生应急物资储备工作】配合中国疾控中心卫生应急中心完成2018年度卫生应急物资储备工作，其中储备细菌性传染病相关试剂81个品类，合计70万余元；完成国际公共卫生队伍实验室检测设备技术参数确定，完成小型核酸提取仪和便携式实时测序仪的采购。

【完成公共卫生应急反应机制运行项目和病原菌监测能力建设项目申报及管理】完成2018年《中国疾控中心传染病所公共卫生应急反应机制的运行》《疾控中心传染病所病原菌监测能力建设项目》的任务和经费分配，为新发突发传染病的快速应对与准确诊断提供资源储备和技术支撑，完成年初制定的既定目标。完成2019年项目库“中国疾控中心传染病所公共卫生应急反应机制的运行”“疾控中心传染病所病原菌监测能力建设项目”项目申报。

【科研课题数量和获得科研经费持续增长】2018年，在研课题为181项，其中国家重点基础研究发展计划（973计划）为5项（参加），国家科技重大专项为22项（牵头4项），国家重点研发计划为25项（牵头1项），科技基础资源调查专项为1项，国家自然科学基金项目为39项，国际合作项目为5项，中心青年基金课题为5项，传染病所自主课题为27项，国家卫生计生委以及其他项目为52项；申报课题62项，其中国家重点研发计划为11项，国家科技重大专项为12项，国家自然科学基金项目为35项，北京市自然科学基金项目为2项，医科院青年医学人才奖励项目为2项；中标课题共计44项，其中国家自然科学基金项目为8项，国家科技重大专项为21项（牵头4项），国家重点研发计划为12项，医科院青年医学人才奖励项目为2项，深圳市南山区疾控中心创新团队项目为1项。新申请科研经费约为2.45亿元，到位科研经费约为3 310.03万元。

【申报并获得多项科技成果奖项】申报科技成果4项，获得省部级科技成果奖励2项。其中由肖迪研究员牵头完成的“病原菌质谱识别鉴定新型技术体系创建与应用”项目，分别获华夏医学科技奖二等奖和中华医学科技奖三等奖。

【发表科研论文与获得专利】2018年，共发表科研论文213篇，其中中文论文为88篇，英文论文为125篇，被SCI收录125篇［张永振研究团队在国际权威期刊*NATURE*（《自然》）和*CELL*（《细胞》）上发表文章各1篇］，总影响因子约为585.90，平均影响因子约为4.719。申请国家发明专利4项，已授权15项；获得软件著作权4项。

【开展教育培训】2018年，在读研究生为89人，其中硕士研究生为54人，博士研究生为35人；招收新生21人、博士后研究人员1人，接收联合培养、进修、实习人员137人；毕业研究生为22人，授予学位22人，其中2人获得优秀博士学位论文奖；获得奖学金一等奖5名、二等奖6名，获得梅里埃医学杰出研究生奖学金7名；新增硕士研究生导师3人；开设硕士和博士研究生专业课与专业基础课“病原微生物实验技术”“传染病控制”。举办国家级继续医学教育培训班7项，培训学员799人次。

【举办第3届细菌耐药检测监测质量管理与控制技术培训班】2018年10月22日，传染病所主办的国家级继续医学教育项目“细菌耐药检测监测质量管理与控制技术培训班”［项目编号：2018-12-07-187（国）］在北京市胜利举办。该项目对来自12个省23个市的63名疾控系统一线技术骨干进行了系统培训，从基础理论、桌面推演到实践操作，使学员系统学习细菌药物敏感性检测监测的技术和方法。该类培训班自2016年开始，每年举办一次，秉承小班授课、精讲细作、学以致用的理念，累计培训学员近180人，为提升疾控系统的药物敏感性检测能力、推进疾控系统的细菌耐药性监测工作奠定了基础。

【举办“中国微生物学会人兽共患病病原学专业委员会螺旋体学组成立大会暨莱姆病检测与防治培训班”】2018年9月6—8日，在海南省三亚市人民医院成功举办“中国微生物学会人兽共患病病原学专业委员会螺旋体学组成立大会暨莱姆病检测与防治培训班”。各级疾控中心及医院从事螺旋体病的防治人员、实验室人员和人兽共患病研究领域的科研人员参加了此次培训。此次培训邀请国内相关领域的专家就莱姆病、钩端螺旋体病和梅毒等螺旋体病的防控、临床诊治、基础研究等领域进行讲解，并对莱姆病的检测和防治技术进行讲解和视频示教。此次培训对螺旋体领域的研究进展和存在的问题进行了充分的讨论，使螺旋体相关防治技术得到推广。

【开展云南省景洪市莱姆病媒介和宿主动物感染状况调查】2018年3—4月，在云南省景洪市对莱姆病媒介和宿主动物感染状况进行了调查。共采集寄生蜱724只，经鉴定，它们均为微小牛蜱；共采集鼠35只，它们均为黄胸鼠。通过分离培养、PCR检测和测序分析，明确了其感染状况和感染的基因型。通过本次调查，明确了云南省景洪市蜱中存在伽氏疏螺旋体感染，微小牛蜱很可能是其传播媒介，应进一步对当地人群、宿主及媒介进行调查和监测。

【增加国家致病菌识别网监测网络实验室数量】2018 年，致病菌识别网监测网络实验室数量进一步增加。第二批 10 个省级疾控中心开展致病菌识别网建设工作，完善了三级监测网络，达到了国家致病菌识别网监测网络实验室的入网要求。至 2018 年，致病菌识别网已覆盖 18 个省 131 个地市。超额完成了国家卫生健康委疾控局部署的致病菌识别网建设工作年度任务。

【组织召开国家致病菌识别网建设工作培训班】2018 年 9 月，受国家卫生健康委疾控局委托，组织召开国家致病菌识别网建设工作培训班。本次培训明确了致病菌识别网建设要求，解读了建设方案和培训检测技术。培训对象涉及全国 31 个省级疾控机构的 80 余人。

【组织召开国家致病菌识别网工作年会】2018 年 11 月 12—14 日，国家致病菌识别网工作年会在广州市召开。本次会议针对致病菌识别网工作进行了总结和经验交流，研讨了建设工作中的问题，提出了解决方法。中国疾控中心领导、18 个省卫生健康委分管主任、疾控中心分管主任和实验室负责人共 50 余人出席了会议。

【完成 2018 年两期全国继续教育项目——PulseNet China 病原菌分子分型技术培训班】2018 年两期培训班，共培训疾控专业技术人员 240 余人次，持续推动信息化系统在全网络内的培训和推广应用，建立多种重要病原菌的分子分型基础数据资源库，服务于实验室监测工作。

【开展国际合作与交流】2018 年，因公出国（境）任务批准 50 批次 68 人次，其中短期出访 45 批次 62 人次，长期出访 5 批次 6 人次。在出访方面，共涉及 22 个国家，其中 9 个申根国 11 批次，5 个东盟国家 6 批次，日本 6 批次，英国 5 批次，美国 3 批次，2 个非洲国家 5 批次，2 个大洋洲国家 2 批次，“一带一路”沿线国家 1 批次；在来访方面，外宾来华共 16 批次 86 人次，其中顺访报备 8 批次 52 人次，来访报备 8 批次 34 人次，共为 3 批次 9 人次来访人员办理来华签证手续。举办亚洲媒介生物控制国际会议及“一带一路”鼠疫防控国际学术会议，有力地促进了传染病所相关专业领域与国际同行之间的交流。

【联合召开“一带一路”鼠疫防控国际学术会议】2018 年 11 月 13—15 日，“一带一路”鼠疫防控国际学术会议在哈尔滨市顺利召开。本次会议由中国疾控中心、传染病预防控制国家重点实验室和哈尔滨医科大学伍连德研究所联合主办，中国疾控中心传染病所、黑龙江省疾控中心联合承办。来自 11 个国家的专家和我国鼠防技术人员约 100 人参加了会议。

【开展建言献策评比活动】组织开展 2017 年建言献策奖励评审活动。征集建言献策提案 30 个；项目落实 15 个。最终评选出银点子 1 个、好点子 8 个、优秀建议 4 个。

【《中华流行病学杂志》的影响因子位列同类期刊第一】2018 年，《中华流行病学杂志》的组稿重点号为 9 个，共约稿组稿 76 篇。2018 年，《中国科技期刊引证报告》发布，该刊总被引频次为 7 959（核心总被引频次为 5 128），影响因子为 2.750（核心影响因子为 1.830），位列同类期刊第一。

2018 年，该刊中有 1 篇论文荣获 2018 年中国百篇卓越论文，有 3 篇论文荣获 2018 年中华医学百篇优秀论文。同时，该刊荣获“百种中国杰出学术期刊”“中国国际影响力优秀学术期刊”“RCCSE 中国权威学术期刊（A+）”“中国精品科技期刊”。

【《疾病监测》杂志的数字化建设取得新成绩】2018 年，《疾病监测》杂志荣获中国医药卫生期刊数字化与融合出版“示范单位”称号。开展了一系列新的探索，主要内容如下：

（1）打造协同创新的综合服务平台。2018 年，《疾病监测》开通了 CNKI 掌上腾云协同采编系统，该系统与原有的玛格泰克采编系统同时运行，为作者、审者和编者远程办公提供综合、多样化的服务。

（2）《疾病监测》杂志中英文网站按照国际规范与要求，重新设计了网页，页面设计简洁大方、重点突出，立体化展示专题优秀论文及专家风采；期刊优秀论文可同时在 CNKI 中文精品期刊双语出版平台及《疾病监测》杂志英文网站上向国内外读者开放发布；网站还为读者与作者开辟了引用文献和相关文献的链接服务，提供延伸阅读以及其他服务。

（3）启动开放科学计划（open science identity，OSID）。启动国家新闻出版署出版融合发展（武汉）重点实验室研发并倡导的开放科学计划，采用 OSID 码新技术，为 2018 年的 8 个重点专题搭建了功能强大的学术交流圈，并可将作者的语音介绍、音视频、论文数据资料以及创新点等内容加入其中，助力作者论文学术影响力的提升。

（4）与中国 CNKI 合作开展网络首发且颁发首发证书，在杂志网站开展 XML（extensible markup language，可扩展标记语言）优先出版，使《疾病监测》杂志网络版论文的发表时间（与传统纸质版相比）至少提前 2 个月，为论文争取首发权创造了有利条件。

（5）率先采用国际先进的 XML 编校一体化排版技术。该技术为《疾病监测》杂志开展网络首发和优先出版提供了支撑，提高了编辑部和作者的编校效率，提升了中文期刊的数字化及国际化办刊水平。

（6）微信公众号与期刊网站同步出版，精准推送，提升论文的传播力和社会影响力。

【学习贯彻习近平新时代中国特色社会主义思想和党的十九大精神】传染病所党委全年共召开 11 次中心组学习会，学习了《习近平新时代中国特色社会主义思想三十讲》《中国共产党纪律处分条例》《中国共产党支部工作条例（试行）》等内容 22 项。在“学用新思想，笔谈千字文”活动中，党员领导干部和党员积极参与，传染病所共上交千字文 26 篇，认真完成了“学做共享”平台信息发布工作，做好党建宣传发布工作。全年向党员发放《习近平扶贫论述摘编》等学习书籍 157 本。为每位党员制作了《党员政治生日纪念册》，时刻提醒他们以党员标准来规范自己的言行。通过组织学习，引导党员干部不断增强“四个意识”、坚定“四个自信”、做到“两个维护”，统一思想、统一行动，确保党中央的大政方针和决策部署落到实处。

【加强思想政治工作，坚定政治自觉】传染病所党委始终把思想政治工作作为党建的一项重要任务来抓，充分发挥党组织的政治核心作用，为完成疾控工作任务、履行疾控使命奠定坚实的思想政治基础。2018 年，在中国卫生计生思想政治工作促进会疾控分会组织的全国疾控系统思想政治主题征文和党建课题研究工作中，传染病所党委推送的《新时代疾控系统青年职工思想政治工作研究》《新时代下运用新媒体开展思想政治工作的思考》分别获得特等奖、优秀奖，《积极心理学视阈下加强思想政治工作针对性研究》获得党建课题研究论文一等奖。第三党支部获得疾控分会“百强支部”，传染病所党委荣获 2018 年疾控分会工作“优秀组织奖”。

【结合主题党日，持续推进“两学一做”学习教育常态化制度化】2018 年 8 月，传染病所党委联合新疆维吾尔自治区疾控中心党委，在新疆维吾尔自治区和田地区皮山县阔什塔格镇其格勒克村，开展“不忘初心、牢记使命”联学联做主题党日活动。在本次活动中，党员与当地村民同吃同住同劳动，开展重温入党誓词、党建工作交流、访贫问苦，组织健康知识讲座，促进了党建工作与维稳扶贫的有效结合。各支部间也开展了“联学联做”活动。传染病所党委结合“不忘初心、牢记使命”主题党日活动，不断推进“两学一做”学习教育常态化制度化。结合主题党日，开展“迎七一”党支部“联学联比”党建知识答题、“防疫征程”所史展馆讲解员选拔，参观焦庄户地道战遗址纪念馆、参观“真理的力量——纪念马克思诞辰 200 周年主题展览”、参观“伟大的变革——庆祝改革开放 40 周年大型展览”。

【加强基层党组织建设，严格“三会一课”制度】传染病所各党支部以主题党日为契机，用习近平新时代中国特色社会主义思想武装党员，坚持把坚定理想信念作为党的思想建设的首要任务，作为党支部建设的基础工程。为加强支部的工作战斗力，提升支部的工作水平，2018 年 6 月，传染病所党委组织党支部尝试开展支部自主培训。传染病所党委坚持以“标准化建设”为根本抓手，严格“三会一课”等组织生活制度，带动支部工作严起来、强起来。

为促进支部“三会一课”各项记录标准化，传染病所党委制定了“传染病所党支部‘三会一课’记录表”。各支部根据本支部的实际情况和特点，不断探索改进工作。第一党支部开展了“五分钟党课”的有效尝试，制作了支部党员参与党建活动记录表；第二党支部和第六党支部共同连线援塞拉利昂固定生物安全实验室技术援助临时党支部，开展了联学党课。领导班子成员积极参加双重组织生活，在 2018 年召开的脱贫攻坚组织生活会上，传染病所班子的 4 位成员均以普通党员身份参加了本支部的组织生活会。阚飙副所长也组织援塞拉利昂固定生物安全实验室技术援助临时党支部在塞拉利昂开展了组织生活会。

【强化纪律建设，夯实正风肃纪之基】传染病所党委组织签订党风廉政建设责任书，对党风廉政建设责任制、“三重一大”事项集体决策等制度落实情况进行督查。深入贯彻落实中央八项规定精神，从严落实各项纪律要求。元旦、春节、端午节、暑期休假期间反复提醒，严防“四风”问题的发生；开展 2018 年公务用车管理使用、班子成员交通费发放、财务报销情况检查；开展 2018 年公务出国情况、出国经费支出情况检查。组织开展以学习《中国共产党纪律处分条例》为主题的警示教育活动，并组织知识测试；通报国家卫生健康委纪检组，国家卫生健康委直属机关党委、纪委和中心纪委下发的曝光典型案例，制作《中国共产党纪律处分条例》宣传展板，加大宣传力度。在节假日发送廉洁警示提醒，做到防微杜渐，防患于未然。

【落实党建工作责任，推动全面从严治党】传染病所党委认真落实全面从严治党主体责任，党委书记履行党建工作第一责任人责任，将党建工作列入重要议事议程，全面履行“一岗双责”。全面加强党风廉政建设和反腐败工作，抓好“两个责任”落实，做到年初有部署，年中有检查，年底有考核。健全领导班子议事规则和工作规则，严格民主集中制，凡涉及“三重一大”事项，均开会集体讨论决定。按照保密工作相关要求，传染病所党委认真做好保密工作，机要文件在保密柜存放、文件接收时均手写登记，对机要文件做到专人保管、专人呈送，严格按照文件接收和传阅流程进行登记，严格按照规定范围进行传阅。

【落实中央统战工作会议精神，发挥工青妇组织作用】认真协助举办中心第二届职工代表大会暨第二次工会会员代表大会，提高职工民主参与、民主管理和民主监督的能力。

对援疆、援藏、援非职工及职工家属进行慰问，慰问困难职工，提升职工的归属感。响应国家卫生健康委定点扶贫工作的号召，开展扶贫帮扶工作，采购定点扶贫产品。围绕“健康院所”创建，支持各项文体队伍的发展，开展丰富多彩的文体活动。举办新春联欢会；在“三八”国际妇女节，为全所女职工举办了“预防女性疾病，做健康女人”的专题女性讲座。加强与各兄弟单位的交流学习，团山毽子队与改水中心毽子队举办首次“网毽交流赛”；团山羽毛球队积极参加“羽动疾控风采，疾控羽你同行”2018年度中国疾控中心职工羽毛球比赛，赵红庆、王海燕获得混合双打第一名，黄振洲获得男子单打第二名，尤元海获得男子单打第四名，阳波、赵鸿雁获得混合双打第五名。组织全体职工到昌平滨河公园开展“健康中国从脚下开始”健步走活动。为关心关爱哺乳期女职工，保证哺乳期女职工的切身利益，在国家卫生健康委和中国疾控中心工会领导的大力支持下，本着为职工服务、注重实效的原则，结合传染病所的实际情况，于2018年10月完成“母婴港湾”建设工作并投入使用。此项工作得到了广大女职工的一致好评。

【开展警示教育活动】2018年，在各级党组织中开展了以学习《中国共产党纪律处分条例》为主题的警示教育活动。制作《中国共产党纪律处分条例》宣传展板。组织党员干部学习新修订的《中国共产党纪律处分条例》，并组织知识测试；通报典型案例，以案释纪，警钟长鸣，用身边事教育身边人。

【受理信访举报工作】2018年，协助中国疾控中心纪委办理信访件1件，初步核实信访件1件；协助中央纪委国家监委驻国家卫生健康委纪检监察组办理信访件3件。

【执行内部审计工作】2018年，对110份经济合同进行了事前审计，审计金额为5 977.8万元。提出审计建议125条，其中103条得到有效落实。2018年5月28日—6月6日，协助中国疾控中心完成2017年度预算执行和财务收支审计工作，组织落实审计发现问题的整改工作。

（卢金星、李永文、冯岚）

病毒病预防控制所

【工作概况】2018 年，在国家卫生健康委和中国疾控中心的领导下，出色地完成了年度各项工作任务，取得了突出成绩。围绕“疾病控制、科学研究、应急处置、教育培训”等职能，扎实做好业务工作能力建设。疾控工作有序开展，应急工作能力稳步提升，科研管理制度化进一步完善，获准科研项目显著增加，国际合作向纵深发展，教育培训进一步规范、培养质量提高。按序时进度完成预算。认真落实“三重一大”集体决策制度，落实党风廉政建设责任制。完成“两学一做”学习教育常态化制度化实施方案工作。

2018 年，参与长春长生疫苗事件应对，承担长春长生疫苗接种者血清中狂犬抗体评价的平行检测应急任务；完成实验室检验检测机构认定工作，获得国家认证认可监督管理委员会颁发的“检验检测机构资质认定（China Inspection Body and Laboratory Mandatory Approval，CMA）证书”；成功举办生物安全学术会议第十三届亚太生物安全协会年会；进一步推动与德国莱布尼茨实验病毒学研究所（海因里希 – 佩特研究所）的学术交流，在德国汉堡成功举办中德中心暑期讲习班项目“感染结构生物学”；创办 *Biosafety and Health* 专业英文杂志，为科研人员搭建了生物安全领域的国际高端学术交流平台。

截至 2018 年 12 月底，共有正式职工 249 人，其中专业技术人员为 213 人，管理人员为 24 人，工勤人员为 12 人。在专业技术人员中，具有高级专业技术资格的占 53%，具有中级专业技术资格的占 36%，具有初级专业技术资格的占 11%。

【召开第十三届亚太生物安全协会年会】2018 年 8 月 30 日，第十三届亚太生物安全协会年会在北京市召开。来自世界各地的 700 余位实验室生物安全管理、政策研究，以及疾控、科研、高校和医疗等机构中从事病原微生物研究、教学、检测和诊断的相关专家参会。国内外生物安全领域的知名专家与学者，就生物安全、生物安保、生物技术等法律标准体系，新发突发传染病防控形势，监测技术，生物资源共享利用和生物安全实验室运行管理等内容进行了交流和培训。

【通过检验检测机构资质认定】2017 年 3 月 20 日，决定开展实验室资质认定的筹备工作。2017 年 8 月 1 日，启动检验检测机构资质认定试运行。2018 年 1 月 4 日，向国家认证认可监督管理委员会提起正式申请。2018 年 2 月 27—28 日，国家认证认可监督管理委员会组织专家组进行现场评审。2018 年 4 月 13 日，获得国家认证认可监督管理委员会颁发的“检验检测机构资质认定证书”（证书编号：180018104093）。获批证书包括 95 个获证项目，涵盖全所 17 个实验室、43 种病毒。检验检测机构资质认定证书是“向社会出具具有证明作用的数据和结果”法定资质证明，为病毒病所向政府、社会、企业提供检验检测服务奠定了基础，同时也进一步规范了病毒病所实验室质量管理。

【创办 *Biosafety and Health* 专业英文杂志】创办 *Biosafety and Health* 专业英文杂志，获得“中国科技期刊国际影响力提升计划 2018 年度 D 类项目”支持，在 90 多个项目的评审中，排第二位，脱颖而出，为科研人员搭建了生物安全领域的国际高端学术交流平台，填补了国内生物安全领域学术传播的空白。

【开展全国重点病毒性疾病监测工作】2018 年，按照监测方案和防控工作要求，积极开展各项工作，圆满地完成了流感、禽流感、脊髓灰质炎、手足口病、麻疹、病毒性脑炎、狂犬病、出血热、发热伴血小板减少综合征、登革热、病毒性肝炎、病毒性腹泻、克雅氏病等病毒性疾病的监测与防控工作。

（1）开展标本检测、鉴定和病原学监测。2018 年，完成 8 万余份标本 / 毒株的检测、鉴定或复核等工作。

（2）提供检测试剂。向塞中友好生物安全实验室提供埃博拉检测试剂约 19 200 人份、黄热等检测试剂约 7 680 人份；向全国省级疾控中心提供出血热荧光检测试剂 7 000 余人份、ELISA（enzyme linked immunosorbent assay，酶联免疫吸附测定）检测试剂 4 000 余人份，以及其他病毒检测试剂 1 万余人份；向全国 407 家网络实验室提供 1 万毫升各亚型标准抗原、1 万毫升各亚型标准羊抗血清、200 毫升雪貂血清；提供实验室检测用 RD 和 HEp-2 细胞 10 瓶、Vero/hSLAM 细胞 15 瓶、Vero 和 VeroE6 细胞各 6 瓶；向各监测省发放轮状病毒分型引物 1 套；向新疆维吾尔自治区等省（自治区、直辖市）发放轮状病毒 ELISA 试剂盒 2 盒、提供乙脑检测试剂 400 人份；向省级乙脑参比实验室提供细胞（BHK-21、C6/36）30 次等。

（3）积极开展疾病防控培训。举办病毒性疾病检测、监测等防控技术培训。2018 年，培训病毒性疾病防控人员 800 余人次。

（4）继续开展疾病防控能力考核。脊髓灰质炎、麻疹、风疹、病毒性腹泻、乙脑等多个实验室通过世界卫生组织参比实验室的盲样考核，同时完成对全国 32 个省级麻疹 / 风疹、20 个省级病毒性腹泻、25 个省级乙脑网络实验室的网络考核，为提升我国的病毒性传染病监测水平、增强病毒性传染病暴发应对能力奠定了坚实的基础。

（5）完成监测网络实验室现场认证。对江苏省、上海市、北京市、安徽省、山东省、四川省疾控中心等新增诺如病毒暴发监测网络实验室进行现场督导、认证；出血热监测网络实验室现场认证通过；流感 9 个检测项目获得检验检测实验室资质证书；完成 25 个省级乙脑监测网络实验室现场认证；对广东省、广西壮族自治区乙脑参比实验室网络建设进行督导。

（6）累计派遣 33 人次在全国开展疾病现场处置、防控督导、调研或技术指导。对疾控中心或哨点医院进行督导、调研，了解疾病防控现状和存在的问题，指导当地更好地开展疾病防控工作。

（7）作为主要负责单位，参加《流感样病例暴发疫情处置指南（2018 年版）》《登革热诊断》（WS 216—2018）等病毒性传染病相关指南、防控文件和诊断标准的编写和修订共计 19 次。

【开展长春长生疫苗事件应对工作】2018 年 7 月 28 日，成立长春长生疫苗事件应急检测小组，启动检测用标准病毒 CVS-11 的复苏、BSR 细胞培养等准备工作。2018 年 8 月 9—14 日，承担长春长生疫苗接种者血清中狂犬抗体评价的平行检测应急任务，顺利完成 222 份样本（100 份长春长生疫苗接种者的血清标本和 122 份非长春长生疫苗血清样本）的检测。为中国医学科学院病原生物学研究所培训了实验检测人员，提供了检测 SOP、世界卫生组织认可的标准品和标准病毒 CVS-11，为中国医学科学院病原生物学研究所做出准确的检测结果提供了科技支撑。此外，根据国家卫生健康委的统一安排，派遣 3 名专家参与国家卫生健康委督导组，赴全国各省（自治区、直辖市）及新疆生产建设兵团，参与狂犬病疫苗事件督导。

【开展新疆Ⅱ型疫苗衍生脊髓灰质炎病毒事件应对工作】为了及时发现或预警新疆Ⅱ型疫苗衍生脊髓灰质炎病毒（VDPV）潜在的传播、Ⅲ型免疫缺陷型疫苗衍生脊髓灰质炎病毒（iVDPV）的扩散、脊髓灰质炎疫苗高变异株的循环和潜在输入脊髓灰质炎野病毒，依据世界卫生组织《VDPV 的应急处置》和国家卫生健康委《关于加强Ⅱ型疫苗衍生脊灰病毒应急处置工作》的相关精神，在新疆维吾尔自治区和全国其他部分省市开展了扩大环境污水的应急监测；开展了高危地区健康儿童的便标本监测；开展了 iVDPV 所排脊髓灰质炎病毒种群基因构成的监测；在新疆维吾尔自治区 IPV 应急补种和 bOPV 强化免疫后的 2018 年年底，对乌鲁木齐市和南疆地区的儿童抗体水平开展了应急监测，评估当地脊髓灰质炎疫苗的免疫效果。

【开展流感疫情应对工作】

1．证实 H7N4 禽流感病毒可导致人类感染

2018 年 1 月 9 日，江苏省疾控中心报告发现 1 例疑似 H7N4 亚型禽流感病毒感染病例。经病毒病所国家流感中心测定全基因组序列，确定为甲型 H7N4 亚型禽流感病毒。这是全球首次证实 H7N4 禽流感病毒可导致严重的人类感染。

2．人感染 H7N9 禽流感病例病毒分离和全基因组序列测定

对 2 例有活禽暴露史的 H7N9 核酸检测阳性患者进行了病毒分离，在一例 72 岁男性患者中分离到 H7N9 禽流感病毒，并开展了全基因组序列测定。

3．应对季节性流感高发的冬季疫情高峰

2017 年冬季至 2018 年春季，季节性流感活动高峰是 2009 年大流行之后最高的一次，医院的就诊压力增大，媒体甚至有一些失实报道。据此，病毒病所加强监测，实时开展数据分析，相关专家通过中央电视台等主流媒体、国家卫生健康委新闻发布会等积极公布疫情信息，用科学数据消除关于流感大流行到来的社会恐慌。

【开展乙脑、戊肝等病毒病疫情应对工作】

1．甘肃省的乙脑疫情应对

2008 年，乙脑被纳入全国计划免疫。2017 年，共报告乙脑病例 1 147 例、死亡病例 79 例，实验室诊断率达到 92.2%。2018 年 1 月 1 日—8 月 13 日，甘肃省报告乙脑病例 206 例、死亡病例 19 例，较 2017 年同期（报告 18 例，无死亡病例）上升 11 倍，分离到的乙脑病毒均为基因 1 型。病毒病所及时派出专家，在现场样本收集、实验室病原检测及病毒分离培养等方面为当地提供技术指导。

2．宁夏回族自治区的戊肝疫情应急处置

2018 年 1 月 13 日，宁夏回族自治区银川市某公司发生一起疑似戊肝疫情。病毒病所派遣专家前往疫区开展疫情应急处置，根据病例临床诊断及血清抗 HEV-IgM 检测结果，共诊断戊肝病例 23 例，其中临床诊断病例为 8 例，实验室确诊病例为 15 例；判定此次疫情为一起戊肝暴发疫情。

3．其他病毒病应对

积极参加登革热、寨卡病毒病、黄热病、禽流感等重点病毒性疾病风险评估和督导等工作。

【储备和推广应急技术】

1．储备应急技术，建立应急机制

坚持平战结合，加强实验室生物安全管理，对 BSL-3 实验室进行 24 小时值班，确保随时使用，保障应急工作按时按质完成；大量应急技术和储备试剂在塞拉利昂塞中友好生物安全实验室的检测工作中应用；刚果（金）暴发埃博拉疫情之时，做好人员、技术和物资准备，病毒病所党委书记武桂珍同志和所其他领导带头报名，有 95 名职工主动报名赴刚果（金）开展援助工作。

2．培训和培养应急技术队伍

积极组织应急队员参加国家卫生应急队伍地震灾害救援等培训，锻炼队伍，提升卫生

应急处置能力。2018年9月4—7日，派专家参加中国疾控中心和河北省疾控中心在河北省邢台市平乡县举行的卫生应急联合演练。此次演练提高了与地方疾控机构的联动和协同应对水平，优化了工作程序和检测方案。

3．培训和推广应急技术能力

在2018年的多起应急工作中，不仅按时按质完成应急任务，而且将自身成熟的应急检测技术向兄弟单位推广，帮助兄弟单位培训技术人员。在长春长生疫苗事件中，为中国医学科学院病原生物学研究所培训了实验检测人员，提供了检测SOP、世界卫生组织认可的标准品和标准病毒CVS-11，为中国医学科学院病原生物学研究所做出准确的检测结果提供了技术基础。

【完善科研项目管理规章制度】为切实履行工作职责和工作职能，推动科学技术工作的顺利开展，营造和谐良好的学术氛围，促进高水平疾控人才培养与高质量科技成果产出，不断提高病毒病所在国内外的学术知名度和影响力，2018年4月2日，修订并印发了《中国疾病预防控制中心病毒病预防控制所学术委员会章程（试行）》。为了加强财政科研项目结余资金的管理，2018年10月23日，印发了《病毒病预防控制所财政科研项目结余资金管理办法（试行）》。

【2018年科研项目基本情况】2018年，申请各级各类课题50项，其中作为承担单位申报的为30项，作为参加单位申报的为20项；获准课题26项，其中承担课题15项，参加课题11项；获准纵向科研课题经费27 868余万元；在研课题为93项，其中承担课题52项，参加课题41项；到位纵向科研课题经费为11 328余万元。

【开展科研成果奖励申报工作】2018年，申报科研成果7项。2018年1月8日，2017年度国家科学技术奖励大会在人民大会堂举行。党和国家领导人习近平、李克强等出席大会。中共中央总书记、国家主席、中央军委主席习近平向获得2017年度国家最高科学技术奖的侯云德院士颁发奖励证书。获得中国专利优秀奖1项。完成2017年SCI论文奖励工作。2018年，申请专利5项，授权专利3项。2018年，发表中文论文80篇、英文论文110篇，其中SCI收录110篇，总影响因子为386.558。主编著作1部。获得医疗器械证书1项。

【举行2017年度病毒病所科技学术年会暨医学病毒和病毒病重点实验室年会】2017年度病毒病所科技学术年会暨医学病毒和病毒病重点实验室年会于2018年3月27—28日在昌平园区举行，病毒病所的200余名科研人员、研究生参加了会议。武桂珍书记向全体科研人员致辞，2017年，病毒病所取得了丰硕的成果，侯云德院士荣获国家最高科学技术奖是病毒病所科技工作的重要标志，同时，病毒病所还以第二完成单位荣获国家科技进步特等奖。武桂珍书记对大家一年来的辛勤付出表示衷心的感谢！随后，武桂珍书记从科研课题概况、科研主要进展、科研成果、科研管理制度建设、科研基地建设以及学术交流等方面，对病毒病所 2017 年度科研工作进行了全面总结。本次年度的学术报告包括 6 个重点报告、17 个主题报告和 4 个特邀专家报告。来自各业务科室的 23 位报告人奉上了专业的学术报告。此次年会邀请到中国农业科学院植物保护研究所的万方浩研究员、中国科学院上海生命科学研究院的李亦学研究员，以及美国辛辛那提儿童医院医学中心的谭明教授为大家做了精彩的学术报告。国家最高科学技术奖获得者侯云德院士也论述了自己的观点，并与大家进行了互动。2018 年 3 月 28 日，2017 年度发表 SCI 论文奖励颁奖仪式举行，病毒病所领导和部分专家为获奖者颁发奖状，以资鼓励。

【完善外事管理制度】为进一步提高因公临时出国（境）管理的质量和效益，充分发挥因公临时出国（境）工作对推动疾控、科研对外交流合作的重要作用，针对因公临时出国（境）管理，印发了《病毒病预防控制所关于进一步加强 2018 年度因公临时出国（境）管理工作的通知》。

【开展因公出国（境）任务管理工作】截至 2018 年 12 月 31 日，审批、审查、审核和办理短期 30 天（含）以下因公出国（境）人员共计 55 批次 132 人次，其中计划内 50 批次 119 人次（含未成行 5 批次 7 人次），计划执行率为 90%；计划外 5 批次 13 人次，执行援非埃博拉疫情防控 4 批次 8 人次。收缴管理护照 102 本，新办护照 14 本，办理签证手续 42 批次 104 人次。出国（境）回国（境）人员的总结上缴率为 100%。

【开展国（境）外来访管理工作】2018 年，接待来自美国、英国、马来西亚、韩国、澳大利亚、加纳、利比里亚等国家和国际组织的外宾 25 批次 166 人次，其中接待顺访外宾 12 批次 135 人次。通过认真细致地做好每次接待工作，增进了相互理解，促进了我国与世界其他各国的交流与合作。主要接待团组如下：亚太生物安全协会主席萨拉斯瓦蒂·苏布拉马尼亚姆（Saraswathy Subramaniam）女士等 3 人，参加第 13 届亚太生物安全大会筹备讨论会非正式工作会议，与武桂珍书记商讨筹办第十三届亚太生物安全协会年会事宜；非盟委员会主席穆萨·法基·穆罕默德（Moussa Faki Mahamat）先生等一行 17 人参观国家流感中心；非洲国家公共卫生实验室专家约瑟夫·汉弗莱·科菲·博恩（Joseph Humphrey Kofi Bonne）先生等一行 14 人到访，并参观 BSL-3 实验室、国家流感中心和中心实验室；非洲公共卫生专家阿格尼斯·阿塞尔（Agnes Asele）博士等 5 人到访，并参观国家流感中心；中俄传染病研讨会俄罗斯代表团爱德华·卡拉莫夫（Eduard

Karamov）教授等一行 18 人到访国家流感中心；非洲疾控中心主任 John Nkengasong 博士等一行 12 人到访，并参观国家流感中心；人感染人畜共患流感病毒应对研讨会及三代测序技术培训班的学员克里斯逊·雅马哈（Chrishan Jayamaha）博士等 27 人访问国家流感中心，并参加培训班；刚果（金）卫生部特别顾问乔纳森·辛巴·凯（Jonathan Simba Kai）先生参观国家流感中心，并与病毒病所专家进行了讨论交流；病毒病所流感室邀请美国疾控中心流感项目主任亚历山大·米尔曼（Alexander Millman）博士等 3 人赴广西壮族自治区，参加“在中国广西壮族自治区人群和环境中强化人感染 H7N9 禽流感病毒的监测项目”启动暨现场操作培训；病毒病所流感室邀请世界卫生组织驻华代表处医学官员李金基（Lee Chin Kei）博士等 3 人赴青海省西宁市，参加“2017—2018 年度流感与禽流感监测资料分析利用能力培训暨省级流感参比中心经验交流”；蒙古国卫生部国务秘书额·索德诺玛扎密策（E Sodnomjamts）先生等一行 7 人参观国家流感中心，并与病毒病所专家进行了讨论交流。

【举办国际研讨会和培训班】2018 年 8 月 26—31 日，与德国莱布尼茨实验病毒学研究所（海因里希－佩特研究所）在德国汉堡成功举办了中德中心暑期讲习班项目“感染结构生物学”。2018 年 9 月 1—5 日，成功举办了第二届中德双边研讨会“全球化对传染病带来的挑战及应对”。2018 年 9 月 10—14 日，国家流感中心（世界卫生组织流感参比和研究合作中心）在北京市成功举办东盟及我国周边国家人感染人畜共患流感病毒应对研讨会及三代测序技术培训班。

【开展国际合作项目】2018 年，新申请国际合作项目 10 项，获准项目为 12 项，正在执行项目为 13 项，结题项目为 9 项，到位经费为 432 万元。

【与世界卫生组织合作】病毒病所的多名专家作为世界卫生组织专家组成员、临时顾问参加国际会议，参与世界卫生组织在国际事务上的现场督导工作，提升我国在处理国际疫情、技术支持上的话语权和在国际公共卫生事务中的参与权。

【开展援非埃博拉疫情防控工作】继续执行援塞拉利昂固定生物安全实验室第二期技术援助项目，2018 年 6 月 15 日，派出病毒病所援塞实验室第三批检测队伍；2018 年 12 月 15 日，派出病毒病所援塞实验室第四批检测队伍。2018 年，三批专家组赴塞拉利昂、乌干达、埃塞俄比亚和刚果（金），就埃博拉疫情防控、检测调研和公共卫生等方面进行协助和支持，其中包括刘军和刘洋同志随中心团组赴埃塞俄比亚执行“支持埃博拉疫情防控工作”任务；张勇同志随中心团组赴乌干达执行“埃博拉疫情防控调研”任务；段招军和刘军同志随中心团组赴塞拉利昂执行“开展监测调研和支持活动”任务。

【开展研究生管理工作】

1．招生管理

开展2018年硕士研究生招生复试、录取工作。组织开展2018年博士研究生命题、阅卷、复试、录取工作。2018年，招收各类研究生28人，其中博士研究生为11人，学术型硕士研究生为8人，全日制公共卫生硕士研究生为4人，非全日制硕士研究生为5人。截至2018年年底，在读研究生共84人，其中博士研究生为41人，硕士研究生为43人。

2．培养管理

2018年，申请“实验室生物安全”课程并获得批准；组织开设“现代分子生物学技术”“病原生物学概论”和专业课“高级病毒学”共计3门课程，并完成相应课程的考核工作。2018年，组织课程小组开展各门课程教学大纲的编写和完善工作；开展课程教学评估及学生满意度调查；首次将新编教材《医学病毒学基础与病毒病防控》用于相关课程教学。

3．学籍学位管理

2018年，组织召开第二学位分委员会会议，分别审核了2018年博士/硕士学位论文开题、中期考核、预答辩与答辩；顺利通过答辩并毕业研究生为28人，其中博士研究生为15人，硕士研究生为13人；办理博士研究生延期毕业3人。博士研究生共发表文章34篇，总影响因子为84.066；硕士研究生共发表文章17篇，总影响因子为4.605；顺利通过2018年北京市硕士/博士研究生论文抽查工作，抽查结果为合格。

4．导师队伍建设

2018年，增选硕士研究生导师5名；组织副导师及研究生管理员进行研究生带教及管理经验交流2次；特邀高校资深导师来病毒病所进行交流培训1次。

5．师生获奖

2018年，2名研究生获一等奖学金，5名研究生获二等奖学金，22名研究生获三等奖学金；1名博士研究生获中心优秀博士论文奖；2名研究生获中心优秀研究生。2018年，博士研究生导师侯云德荣获国家最高科学技术奖；硕士研究生导师刘军荣获“全国青年岗位能手”，博士研究生导师王大燕荣获国家百千万人才工程“有突出贡献中青年专家”。

6．招生宣介

2018年，分别前往2所高校及3个全国疾控系统培训班开展招生宣介。

7．研究生会工作

完成2018年病毒病所研究生会换届和纳新工作；组织研究生学术沙龙和培训讲座、

开展各项活动12次；组织卫生监督检查1次；编印《榜样的力量》500册；印制研究生会通讯录；设立奖励机制；病毒病所网站投稿5篇；网站教育培训工作栏摘录投稿21篇，《中国疾控中心报》投稿6篇。

8. 学位授权点评估工作

2018年，牵头完成一级学科基础医学自评工作；辅助完成专业学位授权点评估工作。

【开展博士后管理工作】 2018年，办理博士后出站1名、在站博士后2名；报送博士后工作年报总结；组织完成博士后科学基金申报及中国博士后科学基金面上资助申请工作（获批1人）；完成《博士后管理工作规定》文件的修订工作。

【开展国家继续教育项目】 2018年，申报国家继续教育项目18项；获批17项；组织完成16项；承办1项；督导3项。

【起草编制《病原微生物实验室生物安全标识》（WS 589—2018）】《病原微生物实验室生物安全标识》标准为2015年度国家卫生计生委下达的2015年卫生标准制定修订项目计划（项目序号：20150202），病毒病所承担并负责该标准的起草编制工作。通过实地考察走访医学院校、科研机构和相关国家、省、市、县四级疾控中心及社区，并邀请生物安全实验室管理、生物安全实验室建设、病原微生物、消毒灭菌等相关领域具备高级技术职称的专家进行编写，形成了该标准。该标准的颁布与实施将进一步指导和规范我国卫生行业内病原微生物实验室生物安全标识的规范化，努力提示风险、规范操作，确保实验室生物安全，保障疾控、医疗、科研、教学工作安全、有序进行，为人民群众健康、社会稳定发展提供有力的技术支持和保障。

【举办“第十四届生物安全周”活动】 按照中国疾控中心生物安全周的部署，2018年4月23—27日，组织开展了以“提高生物安全法规意识，共创病毒防控美好明天”为主题的“第十四届生物安全周”活动。活动期间，统一制作了安全周主题宣传画、展板，并在病毒病所网站上设专栏进行报道。结合实际，开展了内容丰富、形式多样、各具特色的活动。

【完善机构设置】 根据工作需要，成立了病毒医学转化中心、新址后勤管理办公室、*Biosafety and Health* 编辑部，撤销了旧址综合管理办公室。

【完成委党组巡视工作】 按照中国疾控中心统一部署及要求，配合委党组巡视工作，梳理了病毒病所2016—2017年的人事工作，形成了人事工作专题报告。

【组织开展人才选拔推荐工作】许文波研究员荣获第八届“国家卫生计生突出贡献中青年专家”荣誉称号；武桂珍研究员荣获第二届“中国最美女医师”荣誉称号；王大燕研究员入选2017年国家百千万人才工程国家级人选；张益博士入选2018年驻外后备干部人选。完成中心人才工程建设项目“优才计划”培训人选选拔推荐工作，组织推荐病毒病所29人参加培训。

【改革养老保险制度】根据中央国家机关养老保险管理中心及中国疾控中心统一部署，完成病毒病所养老保险和职业年金调整及补缴工作，并于2018年6月启动退休人员待遇基金发放工作。

【开展内部控制工作】

（1）组织落实完善内部控制规范。对照事业单位内部控制规范，组织开展中心内部控制对照梳理、查找漏洞和不足、落实完善工作。

（2）及时进行岗位调整，完善处内岗位职责。财务处内部坚持轮岗制度，做到不相容岗位相互分离；对照岗位说明书，落实人员职责。强化岗位责任意识。

（3）按照国家卫生计生委的要求，总结单位内部控制建设工作，组织开展行政事业单位内部控制基础性评价工作。

（4）为加强预算管理，提高财务报销效率，在采购平台系统运行平稳的基础上，购置了财务预算报销系统，进一步完善了预算管理平台的功能。

【开展财务管理工作】

（1）严格执行《病毒病所部门预算管理暂行办法》，进一步完善预算管理责任制，坚持预算执行进度通报制度。截至2018年12月底，预算执行率为96.79%。

（2）严格按预算审核支付资金。严格“三公经费”预算管理。按照国家卫生计生委的要求，组织开展2017年度预算单位部门预算管理工作考核，开展财政拨款结转结余资金自查自纠工作。

（3）认真执行公务卡支付制度。根据《财政部 科技部关于中央财政科研项目使用公务卡结算有关事项的通知》（财库〔2015〕245号）的规定，办理工行公务卡，修订《病毒病所公务卡管理实施细则》，进一步完善了公务卡执行中的具体操作细节。

【开展内、外部审计】2018年1月29日，北京和兴会计师事务所进所开展对2015—2016年的审计。2018年5月8日，天圆全会计师事务所进所进行2017年预算执行、工会账户、无形资产审计。审计未发现病毒病所有违纪、违规事项发生。

完成2017年度预算执行和财务收支审计发现问题整改工作。完成49份经济合同签订前审计工作。完成对合同金额在5万元以上的工程类项目造价咨询审计的委托。抽查病毒病所采购平台上的采购信息，并对采购金额较大的业务科室重点进行数据分析，提出进一步规范采购方式等建议。抽查无形资产登记入账情况。对财务管理情况进行突击检查和抽查。

【开展往来款项清理工作】清理以前年度遗留问题中的“其他应收款－芯片”账目，共计清理未入账款项金额达85万元。按所务会要求，根据医科院复函，将病毒病所投资北京博奥生物芯片有限责任公司的200万元款项进行清理入账。

经多方努力，与广东国际信托投资公司深圳公司破产清算组取得联系，将病毒病所多年未收回的广东国际信托投资公司深圳公司破产清算款追回632 339.87万元。

【申报抗震加固修缮工程预算】完成病毒病所迎新街实验楼抗震加固改造工程、病毒病所迎新街东配楼维修工程、病毒病所西经路2号院宿舍楼抗震加固改造工程3个项目的预算和绩效报告，以及2019—2021年财政库的申报工作，顺利通过中心组织的专家论证会，争取到“优先选择”专家结论意见。根据国家卫生计生委的经费划拨计划，重新修改项目内容和预算，并申报成功。

【开展后勤保障管理工作】完善地下空间管理，探讨二期工程人防建设与生物安全保障；完成对全所入学新生的水电、交通安全教育；加强学生集体宿舍管理，完成中心食堂用餐新模式对接工作，完成高压消毒、危险化学品、保洁、收发、公务电话、水电、纯水、蒸汽、二氧化碳（CO_2）气等保障管理工作。完成职工医疗、物业、供暖费用审核测算工作。完成职工公有住房管理工作。

【落实党风廉政建设主体责任】成立党风廉政建设和反腐败工作领导小组，层层签订目标责任书，病毒病所党委印发“中国疾病预防控制中心2018年党风廉政建设和反腐败工作分工意见表”，结合领导班子成员的具体分工，将党风廉政建设和惩防体系建设进行细化分解，切实履行党风廉政建设主体责任。严格落实党风廉政建设责任制，对照具体分工，对落实执行情况开展自查。制定《病毒病所党委学习宣传〈中国共产党纪律处分条例〉工作方案》，组织专题学习，以高度的政治自觉、思想自觉和行动自觉抓好落实。贯彻落实“三重一大”集体决策制度，重大决策、重要人事任免、重大项目安排和大额度资金运作均经党委会、党政联席会议或所务会集体决策。

【践行党的十九大精神，激发事业发展动力】组织全所党员职工深入学习贯彻党的十九大精神，加强大厅宣传栏管理，规范网站资料信息发布，完善党建活动室设施，制作党的十九大精神专题展板和宣传橱窗，引导全体职工深刻领悟新时代、新思想、新目标、新征程精神内涵。购买并发放《习近平新时代中国特色社会主义思想三十讲》《习近平扶贫论述摘编》等理论书籍，组织专题学习，提升政治理论素养。组织赴国家博物馆参观“真理的力量——纪念马克思诞辰200周年主题展览”“伟大的变革——庆祝改革开放40周年大型展览”，激发党员为理想信念奋斗的热情。开展“不忘初心，重温入党志愿书”“学习先进、担当使命”等主题党日活动；号召全所职工向侯云德院士学习，组织召开座谈会，印发《病毒病所党委关于开展向侯云德院士学习的决定》，学习宣传侯云德院士崇高的理想信念和家国情怀；通过党的十九大精神的学思践悟，引导大家进一步坚定“四个自信”，认清使命担当，激发投身疾控事业的动力。

【开展“两学一做”学习教育】扎实开展主题思想教育，举办援非先进事迹报告会，邀请院士专家开展“专家谈人生”讲座，打牢思想基础。开辟建设所史陈列室，凝练病毒病所多年积淀的科研精神，传承发扬老一辈的科学情怀、奉献精神。组织党员开展“学习新思想　奋进新时代”线上答题活动，强化学习领悟党的方针政策，树牢理想信念。认真落实“三会一课”。支部书记带头讲党课，党员积极写感言，并充分利用病毒病所网站党建站点及内网门户、支部App等各类媒介进行宣传，提高党性修养。完成支部换届选举工作，配齐配强支部班子，进一步增强支部的组织力。党员领导干部认真参加双重组织生活，结合习近平总书记的重要讲话精神和“两学一做”，面向全体党员讲党课；举办“颂歌献给党——传递正能量，践行社会主义核心价值观”主题诵读活动，重温红色诗词经典，追忆初心，庆祝建党97周年；各支部结合开展“联学联做”活动，组织赴詹天佑纪念馆、中国航空博物馆等爱国主义教育基地进行参观学习，弘扬爱国奋斗精神、建功立业新时代。

【发挥群团组织的纽带作用】关心关爱援非家属和困难职工，做好慰问工作。开展新春联欢会、运动会、“爱心相伴·快乐暑假”夏令营、“童眼看世界”摄影展、“冬至一家亲”包水饺、健步走等活动，丰富职工的文化生活。以“青春飞扬·铸疾控梦想”为主题，组织开展了纪念五四运动99周年主题团日活动。常态化开展离退休干部帮扶、贴春联、帮助报销医药费、会议志愿服务等学雷锋志愿活动。

（苏晓婷、李旭彬、王晓芳、赵秀军、李静）

寄生虫病预防控制所

【工作概况】

1．实施寄生虫病所“十三五”发展规划，建设国家热带病研究中心

完成寄生虫病所“十三五”发展规划中期评估，开展异地扩建工程用地选址评估，编制国家热带病研究中心建设方案，推进委市共建工作。

2．履职尽责，开展寄生虫病控制消除工作

参与《地方病防治专项三年攻坚行动方案（2018—2020年）》和相关技术方案编制，以及“十三五”包虫病等重要寄生虫病防控规划中期评估，开展毛泽东同志《七律二首・送瘟神》发表60周年血吸虫病防治系列宣传活动，参与湖北省县级血吸虫病传播阻断达标考核，协调江西、浙江等省消除疟疾终审评估。推进四川省石渠县棘球蚴病综合防治试点和藏族聚居区棘球蚴病联防联控。进一步推进寄生虫病基层服务支持体系建设，完成全国寄生虫病监测预警工作，做好寄生虫病应急响应工作。

围绕“打赢脱贫攻坚战三年行动”目标，开展棘球蚴病、黑热病等援藏援疆工作，推动消除血吸虫病、疟疾和控制棘球蚴病等重点寄生虫病危害的进程，落实健康扶贫三年攻坚行动实施方案。

3．开拓创新，提高科研与教育水平

加强委级重点实验室管理，推进病原微生物菌（毒）种保藏分中心、寄生生物种质资源库建设。开展重要热带病相关入侵媒介生物、非洲重要传染病、“一带一路”传染病等方面的研究，以责任作者发表SCI论文52篇，科技成果转化3项。“重大媒传与食源性寄生虫病检测关键技术研究与应用”项目获2018年中华医学科技奖二等奖。

加强研究生培养，完善博士后工作站机制，招收研究生19名、外籍博士后（外籍杰出青年科学家）4名。

4．参与全球卫生合作，提升国际影响力

响应国家“一带一路”倡议，参与举办第71届世界卫生大会消除疟疾主题边会，2018中非卫生合作高级别会议中非疟疾、血吸虫病消除合作分论坛，第四届消除热带病监测响应体系研讨会等多个国际会议，与4个国家6家专业机构签署合作备忘录，完善热带病国际合作网络体系。

参与“中塞友好固定生物安全三级实验室技术合作二期项目”，组织实施中国－澳大利亚－巴布亚新几内亚三方合作疟疾防控试点项目，中国－英国－坦桑尼亚疟疾控制试点项目顺利结题并获得盖茨基金会的持续支持，积极向亚非国家推广中国经验与技术。

5．加强内部管理，推进人才队伍建设

全面加强党的工作，做好财务、后勤、保卫等保障工作，开展文明和文化建设，保持“上海市文明单位”称号。实施热带病人才发展工程，肖宁同志获“全国援外医疗工作先进个人”称号，周晓农同志等9人获“全国血防楷模”称号，曹建平同志等15人获“全国血防卫士”称号。

【联合召开第71届世界卫生大会消除疟疾主题边会】2018年5月22日，第71届世界卫生大会“努力实现全民健康覆盖——国家主导的消除疟疾行动边会”在瑞士召开。本次会议由中国、斯里兰卡和缅甸共同发起举办。遏制疟疾行动合作伙伴委员会主席温妮·姆帕努–舒姆布肖（Winnie Mpanu-Shumbusho）博士主持会议，世界卫生组织总干事谭德塞博士、助理总干事任明辉博士做支持发言。

国家卫生健康委崔丽副主任出席会议，发表了“实现全民健康覆盖——中国主导的消除疟疾行动”主旨发言，分享了中国在政府重视、部门配合、联防联控、边境防控屏障、国际合作等方面的成功经验，并重点阐述了中国提出的“线索追踪、清点拔源”工作策略和“1–3–7”（要求在发现疟疾病例后，1日内进行疟疾病例网络直报，3日内进行病例复核及流行病学个案调查，7日内进行疫点调查及处置）工作要求；表示中国愿与国际社会一道继续加大对发展中国家疟疾防控和消除的支持力度，积极为全球疟疾消除行动做出贡献。

斯里兰卡、缅甸、老挝、马尔代夫、巴布亚新几内亚、西班牙、坦桑尼亚、赞比亚等国家介绍了本国消除疟疾工作进展，并对中国消除疟疾经验做出肯定。世界卫生组织、遏制疟疾行动合作伙伴委员会的专家就全球消除疟疾挑战及解决路径提出建议。寄生虫病所周晓农所长作为中国专家，就参与全球消除疟疾经验、挑战和重点领域，特别是疟疾跨境传播控制提出新思路。会上，湄公河区域各国（包括中国、缅甸、泰国、老挝、柬埔寨、越南）卫生部部长共同签署了联防联控疟疾合作协议。

澳大利亚、老挝、柬埔寨、泰国、越南、马尔代夫、巴布亚新几内亚、西班牙、坦桑尼亚、赞比亚等国家卫生部部长、副部长，以及世界卫生组织，抗艾滋病、结核和疟疾全球基金等国际机构逾150名人员出席会议。

【中国–英国–坦桑尼亚疟疾控制试点项目结题】2018年6月，中国–英国–坦桑尼亚疟疾控制试点项目顺利结题。在中英全球卫生支持项目的资助下，该项目于2015年4月启动，由寄生虫病所和坦桑尼亚依法卡拉卫生研究所共同实施。该项目选择坦桑尼亚鲁菲吉（Rufiji）地区为试点地区，共覆盖4个社区，其中干预组、对照组各2个。

结合世界卫生组织T3倡议（检测、治疗和追踪）和中国疟疾防控“1–3–7”监测响应经验，该项目提出了基于社区的快速筛查和治疗模式（1–7mRCT），开发适合当地的疫情监测系统，实施社区动员、强化媒介控制、能力建设等干预措施，共有6批32位中国专家参与现场干预工作，圆满地完成了项目任务。

在中国和坦桑尼亚团队的共同努力下，干预地区的疟疾负担显著下降，高、低干预社区的疟疾感染率分别下降了81%（从2015年的25.7%降至2018年的4.9%）和52%（从2015年的28.1%降至2018年的13.4%）。

它作为一个成功的联合实施试点项目，结果得到了多方认可，引起了中外各方关注，证明了中国疟疾防控经验在非洲疟疾高疾病负担地区转化推广实施的可行性，为中国支持坦桑尼亚和非洲其他国家抗击疟疾提供了借鉴意义。

【开展毛泽东同志《七律二首·送瘟神》发表60周年血吸虫病防治系列宣传活动】为推动中国血吸虫病消除攻坚行动，展示中国血吸虫病防治（以下简称血防）成绩，增强血防队伍的凝聚力，在毛泽东同志《七律二首·送瘟神》发表60周年之际，在国家卫生健康委疾控局的指导下，中国疾控中心寄生虫病所、中国地方病协会、中国健康教育中心、中华预防医学会全力配合，组织开展了系列活动，包括中国血防纪念馆启动、全国血防成果评选、“全国血防卫士”评选、“不忘初心送瘟神，共筑健康中国梦”血防专题画报、新时期血防精神凝练等。

一年来，编制完成了中国血防纪念馆改造方案及布展方案，在全国范围内收集血防实物、文件、图片等资料，丰富馆藏量，确保2018年12月中国血防纪念馆正式开放。组织完成了“寻找全国血防卫士”系列活动，经过基层推荐、专家审核，评出7名血防先驱、41名血防先驱提名、51名血防楷模、272名血防卫士，积极通过报纸、电视、微信、网络等多种途径，宣传优秀人物的先进事迹。此外，评选出12项“中国血防重大科技成果”、10项“中国血防推广应用成果”、10项“中国血防优秀科技成果”，展示了血防科研的重大成就。

通过开展系列宣传活动，弘扬了“群策群力、科学防治、甘于奉献、誓送瘟神”新时代的血防精神，形成了全社会持续关心和支持的血防工作氛围，进一步促进了消除血吸虫病进程。

【举办第四届消除热带病监测响应体系研讨会】2018年6月25—26日，为推进全球消除热带病进程，联合世界卫生组织、瑞士热带病与公共卫生研究所，在上海市举办“第四届消除热带病监测响应体系研讨会”。国家卫生健康委疾控局贺青华副局长、上海市卫生计生委赵丹丹副主任、世界卫生组织热带病研究和培训特别规划署（WHO Special Programme for Research and Training in Tropical Diseases，WHO/TDR）主任约翰·里德（John Reeder）博士、瑞士热带病与公共卫生研究所所长约克·乌辛格（Jürg Utzinger）博士出席开幕式并致辞。全球近40个国家和地区的50余个热带病防治研究机构，以及相关企业的300余名专家、学者参加了此次会议。

本次会议组织了亚洲血吸虫病及其他蠕虫病区域合作网络20周年年会、第二届“一带一路”包虫病和绦囊虫病控制和消除网络研讨会、中非血吸虫病消除机构网络会议等多个边会。签署了多份双多边热带病合作协议，回顾了各国消除热带病监测响应体系研究进展，探讨了监测预警系统建设在推进全球消除热带病进程中的作用，就消除疟疾、血吸虫病及其他蠕虫病控制消除、亚洲输入性寄生虫病监测预警体系优化等主题进行了研讨。

本次会议还举办了毛泽东同志《七律二首·送瘟神》发表60周年纪念活动，重温毛主席当年消灭血吸虫病、誓送瘟神的决心。首届消除热带病监测响应体系研讨会于2012年6月在上海举办，每两年举办一次，为推进全球热带病消除进程贡献了中国经验。

（周晓农、王汝波、陶苾颖、罗恒锋、周丹丹、官亚宜、吕山、王多全）

性病艾滋病预防控制中心

【工作概况】2018年，全面贯彻落实《中国遏制与防治艾滋病“十三五”行动计划》，改革创新，锐意进取，积极开展所承担的艾滋病、性病、丙肝防治相关的技术指导和技术支撑工作，全面推进各项业务和管理工作。总体进展如下：

1．创新引领宣教

开展“全国艾滋病检测咨询月”“院士携手防艾大使校园行”“安全套推广”系列活动，开发青年学生“三个一”（一个艾滋病健康知识要点、一本艾滋病防治知识手册、一段艾滋病警示性教育宣传视频）宣传材料和检测核心知识，上线“中国疾控艾防中心”官方微信公众号。

2．科学评估疫情

首次以Spectrum/EPP方法作为主要估计方法、以省为基本估计单位，开展2018年全国疫情估计。加强省级专业人员技术培训，组织国内外专家反复论证。最终结果由国家卫生健康委通过新闻发布会发布。

3．扩大检测治疗

在推进自愿咨询检测、高危人权干预检测以及医疗机构检测等的基础上，制定传递检测、自我检测指导手册，探索学校自助服务检测模式。2018年，全国检测数量为2.4亿人次，较2017年增长20.0%。推进应治尽治，优化药品采购流程，确保药物供应。2018年，新增抗病毒治疗人数为15.2万人，较2017年增长15.5%。

4．提高干预效果

加强高危人群干预，持续推进吸毒人群社区药物维持治疗和针具交换，经注射吸毒的传播得到了有效控制。探索“互联网+”干预工作，在7个省启动暴露前后预防试点。开发艾滋病传播网络的监测和干预技术方案，探索通过HIV（human immunodeficiency virus，人类免疫缺陷病毒）传播网络实施精准干预。

5．推进重点地区防治和凉山攻坚

开展示范区工作，总结评估第三轮示范区经验和成效。加强“三区三州”及联系点技术支持。组建凉山彝族自治州（以下简称凉山州）艾滋病防治工作站，选派长期驻点站长。开展技术支持，并协调专家指导和社会力量支持，协助开展新发感染评价、疫情和耐药分析等。

6．深化国际合作

履行政府承诺，提交《2018年中国艾滋病监测报告》。举办金砖国家和“南南合作”

艾滋病防治交流研讨。完成美国及“一带一路”国家艾滋病防治情况的系统分析、解读。参与中国公共卫生援非工作。

7．推动丙肝及性病防治工作

完成《丙型肝炎诊断》（WS 213—2018）标准修订，国家卫生计生委于2018年正式发布。完成《中国丙型肝炎防治监督评估框架》，加强丙肝病例报告督导和疫情分析，扩大以医院为基础的丙肝疫情综合监测试点和促进性病就诊者HIV检测综合防治试点。

8．承担国务院防治艾滋病工作委员会办公室部门协调工作

协助完成国务院防治艾滋病工作委员会成员单位调整和工作职责制定，组织开展政策宣讲，多部门政策研究。完成“十三五”行动计划中期评估。

9．提高科教水平

通过教育部学位授予点评估。开展国家科技重大专项、国家自然科学基金等课题研究35项，在培研究生为72人，为地方培训专业人员。举办学术大会，加强学术交流。

10．提升防治能力

推进机构改革，精简科室设置，选拔培养青年骨干，建立院士工作站，加强实验室建设和安全管理，完成艾滋病综合防治信息系统安全升级改造，提高业务和管理能力。

【艾滋病防治工作进展】

1．宣传教育与信息交流

启动“全国艾滋病检测咨询月”活动，开发检测核心信息动画、宣传海报、视频等18份传播材料，通过多种媒体宣传，推动全国所有省开展活动。开展校园零艾滋主题活动，组织“院士携手防艾大使校园行”活动，发布学生防艾“三个一”宣传信息。组织线上“安全套推广”活动，针对青年人群，联合4家新媒体平台，推文3篇，7万多人阅读，超过1 300名读者留言、讨论和互动。

艾防中心新版网站上线运行，增加手机版网站、启用微信公众号，以满足移动端访问需求。门户网站发布信息731篇，手机版网站发布信息240篇，发布的信息数量位列中国疾控中心直属单位网站之首。

2．监测、检测

（1）哨点监测。全国运行艾滋病监测哨点共1 883个，覆盖8类监测人群，包括吸毒者、男男性行为者、暗娼、性病门诊男性就诊者、男性长途汽车司乘人员（男性长卡司机）、男性流动人口、孕产妇和青年学生，共完成问卷调查743 866人，其中完成HIV、梅毒和HCV（hepatitis C virus，丙型肝炎病毒）抗体检测的人数分别是743 812人、743 726人和743 324人，粗阳性率分别为1.0%、2.7%、4.8%。

（2）咨询检测。2018年1—12月，全国开展HIV抗体检测240 867 174人次，较2017年同期检测数量（200 720 919人次）增加了20.0%；新报告HIV/AIDS数量为

148 589 例，较 2017 年（134 512 例）增加了 10.5%；检测发现病例比例为 0.062%，较 2017 年（0.067%）有所降低。

（3）实验室网络建设。全国艾滋病检测实验室网络建设持续加强，其中确证实验室、检测点、CD4 细胞检测实验室、HIV 病毒载量检测实验室增加较多。截至 2018 年年底，全国共有艾滋病检测确证实验室 632 个（包括确证中心实验室 35 个、确证兼筛查中心实验室 374 个、确证实验室 223 个），覆盖了 81.8% 的地市；艾滋病检测筛查实验室 38 195 个（包括筛查中心实验室 341 个、筛查实验室 12 271 个、检测点 25 583 个），覆盖了 98.1% 的县区。已开展艾滋病相关 CD4 细胞检测、HIV 病毒载量检测、HIV 基因型耐药检测的实验室分别有 896 个、260 个、38 个，已覆盖所有省。针对全国艾滋病检测实验室网络，开展血清学、病毒学、免疫学、耐药、丙肝等检测项目的能力验证工作，并积极参加国际能力验证，具体检测项目包括血清学检测、CD4 细胞检测、HIV 病毒载量检测、HIV 耐药检测及婴幼儿早期诊断；完成 2018 年全国 HIV 抗体诊断试剂临床质量评估工作。

（4）全国艾滋病疫情分析和估计。为摸清我国艾滋病疫情的实际情况，与联合国艾滋病规划署、世界卫生组织共同开展 2018 年中国艾滋病疫情估计。将联合国艾滋病规划署和世界卫生组织推荐的、目前国际上使用最为广泛的 Spectrum/EPP 方法作为疫情估计的基本方法。基于我国艾滋病流行地区差异大的特点，以省为单位进行估计，综合评估得到全国结果。

截至 2018 年年底，存活艾滋病病毒感染者和病人人数约为 125 万人，全人群艾滋病感染率约为 9.0/万。2018 年，新发感染人数约为 8.1 万人，全人群新发感染率约为 0.58/万。艾滋病死亡人数约为 3.5 万人。

本次估计结果得到了联合国艾滋病规划署、世界卫生组织以及高校等不同组织和机构专家的广泛认可。经报中国疾控中心 [《中国疾病预防控制中心艾防中心关于呈报 2018 年中国艾滋病疫情估计工作报告的请示》(中疾控艾报〔2018〕79 号)]，上报国家卫生健康委。国家卫生健康委于 2018 年 11 月 23 日召开例行新闻发布会发布。

3．艾滋病随访管理与抗病毒治疗等工作

（1）随访管理。2018 年，各项随访管理考核指标继续保持在较高水平。截至 2018 年 12 月底，艾滋病病毒感染者 / 艾滋病病人随访及 CD4 检测比例达 95.1%；艾滋病病毒感染者 / 艾滋病病人的配偶 / 固定性伴 HIV 检测比例达 92.4%；艾滋病病毒感染者 / 艾滋病病人接受至少一次结核病相关检查的比例达 97.7%。

（2）抗病毒治疗。截至 2018 年 12 月底，报告存活感染者治疗比例达到 83.4%，在治病人的病毒抑制率达到 90%。在国家临床进修基地，组织为期 2 个月的医生进修培训班 28 期和为期 45 天的护理培训班 5 期，累计培训 28 个省的 324 名医生和 99 位护理人员。举办 2018 年艾滋病抗病毒治疗耐药工作培训班和 2018 年度全国艾滋病抗病毒治疗信息系统管理培训班。完成艾滋病综合防治信息系统抗病毒治疗子系统安全升级改造，并正式运行该系统。

（3）耐药监测。2018 年，组织北京市、福建省、湖北省、广东省、重庆市、浙江省、江西省、山东省、新疆维吾尔自治区、广西壮族自治区等省（自治区、直辖市），按照《艾滋病抗病毒治疗耐药工作框架（2017）》中的“艾滋病抗病毒治疗获得性耐药评估工作方案”，完成本年度获得性耐药评估工作。

（4）药品采购。制定并印发《国家免费艾滋病抗病毒治疗药品及盐酸美沙酮原料药艾防中心采购管理办法》及采购流程，对国家免费艾滋病抗病毒治疗药品采购管理工作进一步梳理、优化，规范采购行为，提高采购效率，降低采购成本，为免费抗病毒药品的计划采购、储存、申请发放、盘存和监督管理等工作提供制度保障。保障抗病毒治疗药品采购供应（含母婴阻断药品）：完成 2017 年经费第二批依非韦仑（efavirenz，EFV）采购，成交金额近 1.84 亿元。完成 2018 年经费 4 种 7 个规格进口药采购，成交金额为 5.38 亿元，节约资金 4 300 万元；6 种 11 个规格国产药采购，成交金额为 9.37 亿元，节约资金 9 941 万元；美沙酮采购 822 千克，成交金额为 246.4 万元。

4．高危人群干预工作

（1）经吸毒传播途径的干预。截至 2018 年年底，29 个省（自治区、直辖市）开展戒毒药物维持治疗（以下简称维持治疗）工作，共有 763 个门诊，其中包括 20 辆流动服药车，约 12.9 万人正在接受维持治疗，治疗人员的年保持率为 85.2%。全国门诊平均在治人数为 169 人，其中 5 个省（自治区、直辖市）的门诊平均在治人数为 200 人及以上，占全国开诊省的 17.2%。在治人数为 200 人及以上的门诊共有 230 个，占全国开诊门诊总数的 30.1%；开诊时间在 1 年以上、在治人数不足 50 人的门诊有 162 个，占全国开诊门诊总数的 21.2%。在治人员 HIV、HCV 和梅毒检测率分别为 89.8%、89.5% 和 88.9%，与 2017 年同期（三项检测率分别为 88.2%、84.7% 和 86.8%）相比略有上升，其中 28 个省（自治区、直辖市）的三项检测率均在 75% 以上。全国门诊在治人员的尿检阳性率平均为 14.9%。

参加维持治疗的吸毒人员的艾滋病病毒新发感染率从 2006 年的 0.95% 下降到 2018 年的 0.035%，下降幅度为 96.3%。2004—2018 年，维持治疗工作共避免约 1.8 万名吸毒成瘾者感染艾滋病病毒，累计减少海洛因滥用约 150 吨，减少毒资交易额约 990 亿元。

在针具交换工作方面，截至 2018 年年底，全国月均有 697 个针具交换点开展工作，覆盖 441 个县（区），参加针具交换的月均人数为 26 475 人。参加针具交换的吸毒人员月均超过千人的省（自治区）有云南省、广西壮族自治区、四川省、贵州省、湖南省和广东省，上述 6 个省（自治区）的月均参加针具交换人数占全国月均参加针具交换人数的 91.6%。2018 年，参加针具交换的吸毒人员中，进行 HIV 抗体检测的为 33 985 例，报告 HIV 抗体检测阳性 203 例，阳性检出比例为 0.6%。

（2）经性传播途径的干预。在暗娼人群干预方面，2018 年，继续围绕检测发现感染者为工作目标，采取以安全套推广使用为主的综合干预措施。2018 年，全国 31 个省（自治区、直辖市，不含新疆生产建设兵团）共有 2 883 个县（区）开展了高危人群干预工作。全国月均干预暗娼 43.4 万人，较 2017 年同期（43.9 万人）下降 1.1%；月均干预覆盖率为 82.2%，较 2017 年同期（82.8%）略有下降；暗娼人群 HIV 阳性检出比例为 0.08%（ = 834/1 005 298），较 2017 年 0.09%（ = 872/979 430）略有下降；全年累计发放安全套约 3 363 万只、宣传材料约 824 万份。

在男男性行为人群干预方面，2018 年，全国月均干预男男性行为者 230 142 人，较 2017 年同期（242 453 人）下降 5.1%；月均干预覆盖率为 75.5%，较 2017 年同期（76.4%）略有下降；男男性行为人群 HIV 阳性检出比例为 3.1%（ = 16 576/541 795），较 2017 年同期 3.2%（ = 17 018/524 860）略有下降。

开展男男性行为人群 HIV 暴露前后预防试点，探索将国际上成熟、有效的预防措施应用于干预工作中。通过收集与整理国内外研究和防治工作资料，起草试点工作实施方案，其内容包括开展 HIV 暴露前后预防宣传教育、设立 HIV 暴露前后预防门诊、实施 HIV 暴露前后预防工作。举办试点工作培训班，并启动试点现场实施工作。截至 2018 年 12 月，试点地区共为 111 名男男性行为者提供了暴露后预防用药服务，其中广西壮族自治区南宁市为 16 例，贵州省贵阳市为 34 例，云南省昆明市为 9 例，黑龙江省哈尔滨市为 3 例，天津市为 49 例。

（3）探索 HIV 传播网络精准干预试点。为提高艾滋病精准干预水平和能力，减少艾滋病传播和新发感染，起草我国 HIV 传播网络的检测和干预技术方案，在浙江省、广西壮族自治区、四川省、云南省、天津市和深圳市等地开展试点并开展培训，探索利用 HIV 分子传播网络开展精准干预。

5．艾滋病综合防治示范区工作

2018 年是第三轮全国艾滋病综合防治示范区（以下简称示范区）执行的最后一年。根据《国家卫生计生委办公厅关于启动第三轮全国艾滋病综合防治示范区工作的通知》（国卫办疾控函〔2014〕503 号）及《第三轮全国艾滋病综合防治示范区督导评估方案（2015 年）》的要求，各示范区在继续稳步推进各项艾滋病防治任务的同时，也重点开展终期评估、有效防治模式总结等工作。具体如下：

（1）终期评估工作进展。2018 年 7 月 17 日，全国示范区管理办公室印发了《关于开展第三轮全国艾滋病综合防治示范区终期评估工作的通知》（国卫疾控艾防便函〔2018〕107 号），要求各地按照评估方案开展评估工作并上报相关资料。评估结果表明，在《第三轮全国艾滋病综合防治示范区工作指导方案》提出的 8 个工作目标中，艾滋病相关知识知晓率、高危人群接受艾滋病和梅毒检测并知晓检测结果的比例、当年存活的艾滋病病毒感染者和病人中接受规范随访管理的比例及感染者和病人的配偶或固定性伴进行艾滋病病毒抗体检测的比例、建立医疗卫生机构与社会组织的艾滋病防治写作机制逐步提高社会组织工作能力、每个示范区探索解决至少 2 个防治工作难题形成符合当地特点的有效防治模式 5 个工作目标，在第三轮示范区整体层面都达到了要求。对于接受综合干预服务后的艾滋病病毒感染孕产妇艾滋病母婴传播率减低到 4% 以下和全国先天梅毒年报告发病率控制在 30/10 万活产数以下、符合指标标准的艾滋病病毒感染者和病人接受抗病毒治疗比例达到 80% 以上、一期和二期梅毒发病率呈下降趋势 3 个工作目标，待数据完善后再行评估。在 241 个示范区中，有 110 个（30 个城市和 80 个县区）全部实现了上述 5 个工作目标。围绕防治工作中的重点和难点问题，示范区积极开展防治模式探索创新工作，238 个示范区开展了创新模式探索工作，并形成了符合当地特点的有效防治模式，其中有 139 个模式（27.80%）在其他地区得到了推广应用。

（2）督导、技术支持。组织专家对重庆市、贵州省、浙江省、江苏省和青海省 5 个省（直辖市）的示范区工作开展情况进行全面督导，并对重庆市大足区、贵州省遵义市、浙江省义乌市和江苏省南京市 4 个“一地一策”试点工作进行重点督导，针对各示范区提出的问题给予支持，并广泛听取其对第四轮示范区的意见和建议。对广东省、海南省和北京市等地的示范区工作提供现场技术支持。

（3）第三轮示范区五年周期防治模式收集与评审等工作。各省（自治区、直辖市）按照规定的格式要求，上报辖区所探索的有效防治模式，共计 500 个。艾防中心综合防治与政策室组织来自全国的 20 多名专家对所提交的防治模式进行评审后，精选出 91 个，并将修改意见反馈给相关示范区进行修改与完善。

为做好各示范区之间有效防治模式的交流，进一步提升各模式的撰写质量，提升工作人员的能力和水平，召开了第三轮示范区典型经验模式交流培训班，共计 130 多人参加。本次培训总结了示范区模式探索在解决防治工作重点和难点问题上的重要作用，对 91 个典型模式逐一进行讨论，从解决实际问题、实施的策略方法、取得的效果、经验的亮点等角度，对各模式进行总结、提升。

6. 四川省凉山州艾滋病防治与健康扶贫攻坚行动及重点地区防治

成立凉山工作站，召开 4 次例会，协调解决 18 项问题任务清单。开展凉山州艾滋病防治宣传倡导系列活动，提供 35 个技术文件和方案制定等专项技术支持。承担凉山攻坚专家组具体服务和国家卫生计生委、盖茨基金会“凉山州艾滋病防治与健康扶贫项目”协调办公室工作。协调全国能力较强的临床医疗机构、阿里健康、上海贝高医疗科技有限公司等技术和社会力量支援凉山攻坚。加强凉山实验室能力建设，联合检测全民体检中新报告阳性样本 4 499 例。开展凉山州新报告感染者耐药分析工作，截至 2018 年年底，完成凉山州新报告感染者样本 2 215 例。加强凉山州新发感染检测技术培训和进修，培训超过 80 余人次。以凉山攻坚扶贫为抓手，带动“三区三州”与重点地区技术支持。派驻专业人员到 4 个联系点进行业务指导。

7. 国际合作和社会组织参与

举办2018年艾滋病防治南南合作技术交流与培训活动。来自肯尼亚、赞比亚、南非、塞拉利昂、尼日利亚、埃及、柬埔寨、越南、老挝、缅甸、泰国及俄罗斯和非盟的25名艾滋病防治领域从事管理的人员和专业技术人员参加了此次交流与培训活动。本次活动安排了专家报告、分组讨论与交流、现场考察等，向各国代表展示了中国艾滋病防治策略、成果和经验，分享了各国艾滋病防控经验，促进了国际交流与合作。

在中国医学科学院情报所的支持下，完成了高质量的金砖国家、美国和“一带一路”国家艾滋病防治情况的系统分析、解读报告，篇幅达125 000字，涵盖金砖国家、美国和“一带一路”重点国家的艾滋病流行情况、防控机构设置及机制等内容，为我国艾滋病防治提供了国际经验参考。

完成《2018年中国艾滋病监测报告》并在线提交。组织有关部门、单位和机构收集填报数据并分析，形成《2018年中国艾滋病监测报告》指标结果表、2017年经费矩阵表、2017年十项承诺的主要工作进展和国家承诺与政策问卷。经国家卫生健康委领导同意，向联合国艾滋病规划署在线提交《2018年中国艾滋病监测报告》。这是我国作为负责任大国的应有之举，也展现了我国开放的姿态。

加强社会组织防治工作沟通和交流，举办2018年社会组织参与艾滋病防治工作沟通交流会，中华预防医学会、中国性病艾滋病防治协会、香港艾滋病基金会以及较有影响力的社会组织代表参加。本次会议聚焦于参与艾滋病防治工作的社会组织面临的重点问题，就如何提高社会组织能力、增强人员稳定性、采用新的工作模式、提高检测干预及治疗关怀效果等进行了沟通交流和经验分享，为我国社会组织参与艾滋病防治提供了参考。

8. 承担国务院防治艾滋病工作委员会办公室多部门协调工作

（1）协助做好国务院防治艾滋病工作委员会调整相关工作。国务院办公厅于2018年5月印发了《国务院办公厅关于调整国务院防治艾滋病工作委员会组成人员的通知》（国办发〔2018〕44号），明确了国务院防治艾滋病工作委员会委员包括34个部委成员单位的分管领导和11个重点省（自治区、直辖市）政府的分管领导。

（2）组织国家卫生健康委疾控局、艾滋病防治专家以及基层防治专家组成宣讲团，赴吉林省、江苏省开展领导干部艾滋病防治政策宣讲活动。两省有关领导干部等约650人参加了此次宣讲活动。

（3）印发《〈中国遏制与防治艾滋病“十三五”行动计划〉指标评价方案》。在前期组织多轮专家研讨、开展预实验等工作的基础上，以国务院防治艾滋病工作委员会办公室的名义，印发了《〈中国遏制与防治艾滋病“十三五”行动计划〉指标评价方案》，指导全国贯彻落实《中国遏制与防治艾滋病“十三五”行动计划》。

（4）组织开展艾滋病防治多部门联合督导调研。协助组织由中国共产党中央委员会政法委员会（以下简称中央政法委）副部级领导和国家卫生健康委领导委托疾控局领导带队，司法部、国家卫生健康委、交通运输部、文化和旅游部、共青团中央等部委成员单位有关司局的同志和中国疾控中心专家组成的联合调研组，对广东省、重庆市艾滋病防治工作进行了多部门联合调研，起草并以国务院防治艾滋病工作委员会办公室发文和国家卫生健康委领导专报形式，发出《对广东省开展艾滋病防治多部门联合调研的反馈意见》《对重庆市开展艾滋病防治多部门联合调研的反馈意见》。

【性病防治工作进展】结合第三轮全国艾滋病综合防治示范区工作，在2014—2017年试点工作的基础上，扩大工作覆盖面，在辽宁省、黑龙江省、上海市、江苏省、浙江省、安徽省、山东省、湖北省、广东省、重庆市和四川省11个省（直辖市）的所有示范区，开展促进性病就诊者艾滋病和梅毒检测工作。在四川省凉山州和云南省怒江傈僳族自治州，开展性病诊疗现状及梅毒和HIV人群感染状况专题调查。

【丙肝防治工作进展】完成《丙型肝炎诊断》（WS 213—2018）标准修订，并由国家卫生计生委于2018年3月6日正式发布，2018年8月1日起实施。结合评估《中国病毒性肝炎防治规划（2017—2020年）》的落实情况，完成《中国丙型肝炎防治督导与评估框架》。

完成2017年全国法定传染病发病与死亡报告中有关丙肝疫情的分析。进一步加强丙肝病例报告数据质量核查，2018年，对6个省19个县区的20家医院的报告数据质量进行了现场督导和核查。

开展以医院为基础的丙肝哨点监测工作，覆盖天津市、辽宁省、吉林省、浙江省、河南省、湖北省、湖南省、广东省、云南省、甘肃省、四川省和广西壮族自治区12个省（自治区、直辖市）35个县区的61家医院，完成丙肝病例调查4 904例。

【艾滋病综合防治信息系统安全升级改造】

1．艾滋病防治工作信息系统安全升级改造

艾滋病防治工作信息系统包含哨点监测、检测咨询、艾滋病免费抗病毒治疗药品管理、艾滋病检测实验室信息管理4个子系统。通过公开招标采购，与项目中标商中科软科技股份有限公司合作完成了系统概要设计、系统集成等系统开发工作，对新系统进行了用户测试和项目初验，并且新系统通过了国家二级安全等级测评和风险评估。安全升级改造后的艾滋病防治工作信息系统已于2018年12月进入试运行。在系统启动试运行前，对全国31个省疾控中心和省级抗病毒治疗定点医院的4个子业务系统的相关人员进行了业务培训。

2．美沙酮维持治疗数据信息系统安全升级改造

积极推进美沙酮维持治疗数据信息系统的安全改造工作，在公开招标流标后，组织调研戒毒药物维持治疗数据信息系统开发项目所需经费预算，组织召开戒毒药物维持治疗

数据信息系统开发项目预算专家讨论会，组织技术标书修改，并再次申请实施招标采购。2018 年 12 月，戒毒药物维持治疗数据信息系统再次公开招标成功，与项目中标商中科软科技股份有限公司签署了开发项目合同，该系统预计在 2019 年完成安全升级改造并上线运行。

【会议培训、基层调研、技术指南制定或修订、应急事件处理情况】培训艾滋病防治人员 1 440 人次。赴基层调研、提供技术指导 386 人次。制定或修订各类技术指南、调查方案等技术文件 9 个。提交艾滋病及丙肝的疫情分析报告、哨点监测报告、数据质量核查报告、艾滋病抗体诊断试剂临床质量评估报告等 17 个，艾滋病综合防治信息月 / 季 / 年报 12 个。组稿并印发 4 篇凉山州艾滋病防治攻坚行动专家组通讯。印发 6 期《国务院防治艾滋病工作委员会工作动态》。处理突发公共卫生事件 1 起：为贵州省婴儿感染艾滋病事件的核查提供技术指导。

【科研与学术交流】新获准科研项目 / 课题 14 项（合作研究 7 项），总经费约为 5 316 万元。其中，国家自然科学基金项目为 7 项（合作研究 2 项），重大专项项目为 5 项（合作研究 4 项）。

在研科研课题为 35 项（合作研究 17 项），总经费达 4 438 万元。其中，牵头科技支撑项目为 1 项，国家自然科学基金项目为 9 项（合作研究 3 项），传染病预防控制国家重点实验室课题为 3 项，其他省部级项目为 7 项（合作研究 6 项），传染病重大专项为 6 项（均为合作研究），艾防中心青年基金课题为 8 项，国际合作项目为 1 项。

“中国艾滋病流行多维特征分析与循证防治策略构建”项目获得华夏医学科技奖二等奖。

发表中文论文 54 篇、英文论文 34 篇，英文论文皆为 SCI 论文。SCI 期刊的影响因子不低于 10 的文章为 3 篇，SCI 期刊的影响因子不低于 5 的文章为 11 篇，平均影响因子约为 5.043。出版专著 6 部。

【其他工作】

1．国际交流

共报批因公临时出国（境）组团数 33 批次（计 46 人次），其中计划内任务为 16 批次，实际成行 14 批次，完成全年计划内任务的 52%（＝14/27）；计划外任务为 17 批次（包括国家卫生健康委派遣 5 批次、国际会议邀请 12 批次），实际成行 16 批次，1 批次系国家卫生健康委临时任务而未能成行。接待来访 15 批次 78 人次，其中下发接待函 5 批次 60 人次。

承接全球公卫中心邀请非洲疾控中心 5 人；承接中华人民共和国商务部主办的“2018 年非洲法语国家公共卫生管理与疫情防控官员研修班”非洲代表团 50 余人。以上来访均以技术交流和培训学习为主。

2. 研究生教育

2018 年，在读研究生共 72 名。当年，共招收博士研究生 8 名、硕士研究生 12 名、非全日制公共卫生硕士研究生 2 人，毕业博士研究生 6 人、全日制硕士研究生 11 人。

3. 文秘工作

2018 年，共发上报文 97 件，平行文 37 件、便函 266 件，收文 1 456 件，处理内部请示 2 372 件。

4. 固定资产管理

对日常固定资产的登记进行核对。截至 2018 年 12 月 31 日，固定资产在用设备为 5 033 台件，资产总值为 8 279.92 万元。2018 年，新增资产 202 台件，价值为 249.56 万元。处置资产 522 件，价值为 1 325.5 万元。对所有固定资产标签进行了更新。

5. 实验室管理

完成实验室安全监督检查共计 12 次；完成 2 次实验室安全员安全培训，组织实验室人员进行培训百余人次。全年无生物安全事故发生。

6. 采购工作

完成“艾滋病防治技术指导与能力建设”项目试剂耗材等及“实验室设备购置”项目设备采购，金额共计 810.38 万元。组织实施 22 项采购项目，采购金额合计 839.34 万元。

7. 纪检监察审计

每季度开展中层干部廉政教育，每逢节假日对党员干部进行廉政提醒，搭建党风廉政建设平台并发布主流媒体文章；开展警示教育月活动，组织学习新版《中国共产党纪律处分条例》和答题活动；继续落实签订《党风廉政建设目标责任书》，并完善新任命的中层干部廉政档案。有计划、有重点地开展内审工作，积极配合协助外部审计。

8. 人事管理

截至 2018 年 12 月底，在职工作人员为 144 人（除学生外），其中编制内职工为 118 人，聘用人员为 26 人；临时人员为 16 人。2018 年，编制内人员进出 7 人（调出 4 人，退休 3 人），办理离岗创业 2 人；编制外人员进出 15 人；临时人员进出 43 人。完成机构优化调整和干部选拔任用，将原有 18 个科室调整为 15 个，干部调整 15 人，干部选拔任用 13 人。完成“优才计划”申报 16 人。

9. 党、团、群、工会工作

完成党委会、党政联席会等会议工作 17 次，其中党委会 12 次、党政联席会 5 次。完成支部的换届选举，新成立了第四党支部。召开民主生活会，开展党建述职考核评议等工作，组织召开职工座谈会 4 次。开展新春联欢会、春游、职工运动会和走访慰问、午间论坛等党群活动，组织职工及聘用人员 160 人进行年度体检。

（韩孟杰、陈清峰、王俊杰）

慢性非传染性疾病预防控制中心

【工作概况】

1. 慢性病相关监测工作稳步推进，为相关政策、报告等提供可靠的基础性数据

完成《全国疾病监测系统数据集（2017）》，全年报告死亡数732万条；完成中国成人慢性病与营养监测（2018）筹备工作；完成《中国居民慢性阻塞性肺疾病监测报告（2014—2015）》；完成《第四次全国口腔健康流行病学调查报告》出版，荣获中华口腔医学会“最佳支持奖”，相关人员获得“最佳执行者”称号；完成中国骨质疏松症流行病学调查，核心数据由国家卫生健康委疾控局公开发布；全国心脑血管急性事件发病监测覆盖31个省（自治区、直辖市）100个县（市、区）约6 000万人口。

2. 协助国家卫生健康委开展慢性病综合防控示范区动态管理

配合国家慢性病综合防控示范区支持推广平台建设，强化示范区动态管理，完成第二批示范区复审。2018年，全国共建成366个国家级示范区，占全国区（县、市）总数的12.8%。

3. 人群慢性病干预工作成效显著

山东省部联合减盐防控高血压项目经验得到推广与应用。山东省的20个项目县、浙江省的4个项目县开展减盐干预工作，河北省、黑龙江省、江西省、湖南省、四川省和青海省的12个项目县开展中英减盐行动——综合减盐干预项目；组织开展第三届“万步有约”职业人群健走激励大赛，全国449个县（区）超过20万人参加；以功能社区为基础，继续开展慢性病高风险人群健康管理；开展局部用氟预防龋齿、强化口腔健康教育效果评估；组织开展《“十三五”健康老龄化规划》中期评估；持续开展老年期重点疾病预防和干预工作，初步建立以社区为平台的多部门合作模式；在全国9个省市开展社区慢性病患者心理健康促进研究；继续开展淮河流域重点地区癌症综合防治项目和叶酸干预人群长期效应调查项目；参与《中华人民共和国基本医疗卫生与健康促进法》的立项准备工作。

4. 依托重点科研工作，助力我国慢性病防控

中国疾病负担研究成果突出，为国家卫生计生委关于“学习贯彻党的十九大精神实施健康中国战略”报告提供重要依据，并获得国家卫生计生委办公厅表彰；受国家卫生健康委委托，开展京津冀及周边地区大气污染对人群健康影响研究攻关项目死因回顾调查工作；与中华医学会糖尿病学分会合作开展我国首次全国范围的糖尿病并发症流行病学调查；开展中国成人主要慢性病风险评估体系研究，建立简单、适用的心脑血管疾病及糖尿病发病风险评估模型；开展糖尿病和高血压高危人群智能化健康管理。全年成功申请科技

部项目 2 项、课题 8 项、国家自然科学基金项目 1 项，发表中英文论文 81 篇。

5. 伤害预防工作稳步推进

持续开展全国伤害监测工作，累计收集门急诊伤害病例 230 余万例，完成《全国伤害监测数据集（2016）》和《中国儿童青少年伤害流行状况回顾报告》。在全国 11 个地区开展伤害干预试点，内容涉及道路交通伤害、老年人跌倒、溺水、动物咬伤和儿童伤害等。与国务院妇女儿童工作委员会办公室、联合国儿童基金会合作，在 6 个省（市）22 个县区继续开展儿童伤害预防项目。开展儿童暴力试点专项调查工作。

6. 积极加强交流与技术培训

积极开展行业合作，与中南大学湘雅公共卫生学院共建科研教育基地，建立慢性病大数据研究（宜昌）基地和慢性病大数据研究（宁波）基地，与国家肾脏病临床医学研究中心建立中国肾脏病大数据协作网；组织承办 2018 中国慢性病与信息大会、第三届全国糖尿病防治大会、2017 年中国慢性病大会分会场；加强公卫医师规范化培训、研究生教育和地方能力建设；开展国际合作项目 16 项，接待外宾来访 12 人次，短期出国（境）交流 23 人次。

【死因监测】完成《全国疾病监测系统数据集（2017）》，全年报告死亡数 732 万条。2018 年 5 月，分别在福建省和宁夏回族自治区召开全国疾病监测点的培训会议。完成对浙江省、上海市、重庆市、湖南省、四川省、贵州省等地区的督导工作。

【中国居民慢性病与营养相关监测工作】完成中国成人慢性病与营养监测（2018）筹备工作。全国心脑血管急性事件发病监测覆盖 31 个省（自治区、直辖市）100 个县（市、区）约 6 000 万人口。首次覆盖全部国家级监测点开展心脑血管疾病监测培训。完成《中国居民慢性阻塞性肺疾病监测报告（2014—2015）》。在 9 个省 12 个项目地区开展慢性阻塞性肺疾病监测随访工作。

【疾病负担】参与申请国家重点研发计划“重大慢性病疾病负担及防控策略研究”（项目编号：2018YFC1315300）。参与“在中国实现健康相关可持续发展目标：制定循证的政策行动建议”中的慢性病专题研究，为评价“健康中国 2030”提供依据。参编《中国慢性病技术报告 2018》。参编《健康中国慢性病防控策略与实践》。向国家卫生健康委报送《中国疾病负担研究主要结果报告（2016）》。为相关部门和各省疾控中心提供疾病负担数据与分析的技术支持，为国家卫生计生委关于“学习贯彻党的十九大精神实施健康中国战略”报告提供重要依据，并获得国家卫生计生委办公厅表彰。

【慢性病综合防控示范区建设工作】配合国家慢性病综合防控示范区支持推广平台建

设，强化示范区动态管理，完成第二批示范区复审。2018 年，全国共建成 366 个国家级示范区，占全国区（县、市）总数的 12.8%。

继续推进示范区动态管理，建立示范区省级联络员队伍，便于示范区建设进展信息的及时沟通。完成示范区动态管理模块的开发，与示范区申报、复审整合（国家慢性病综合防控示范区管理信息系统）。完成示范区网站开发。

【减盐防控高血压项目】推广应用山东省部联合减盐防控高血压项目经验，在山东省的 20 个项目县继续开展减盐干预，总结干预经验；在浙江省的 4 个项目县开展针对不同人群、不同场所的减盐干预工作，进行过程评估，探索适宜的减盐干预模式。

在河北省、黑龙江省、江西省、湖南省、四川省和青海省的 12 个项目县开展中英减盐行动——综合减盐干预项目。

【淮河流域癌症防治项目】开展能力培训，培训项目师资 75 人。完善随访信息系统。开展现场调查培训，培训调查人员 120 余人；调查随访约 4 000 余人。

【口腔卫生工作】完成《第四次全国口腔健康流行病学调查报告》出版，荣获中华口腔医学会"最佳支持奖"，相关人员获得"最佳执行者"称号。组织开发"幼儿园儿童刷牙四部曲"。在河南等 5 个省开展强化口腔健康教育效果评估。继续在重庆市等地开展局部用氟预防龋齿效果评估。

【老年健康工作】完成中国骨质疏松症流行病学调查，核心数据由国家卫生健康委疾控局公开发布。2018 年 10 月，对内蒙古自治区、黑龙江省、上海市、浙江省、安徽省、江西省、河南省、广东省、广西壮族自治区、陕西省 10 个地区进行《"十三五"健康老龄化规划》中期现场评估。继续开展老年期重点疾病预防和干预，以及老年心理关爱项目。

【伤害监测与干预工作】2018 年，持续开展全国伤害监测工作，累计收集门急诊伤害病例 230 余万例，完成《全国伤害监测数据集（2016）》和《中国儿童青少年伤害流行状况回顾报告》。在全国 11 个地区开展伤害干预试点，内容涉及道路交通伤害、老年人跌倒、溺水、动物咬伤和儿童伤害等。与国务院妇女儿童工作委员会办公室、联合国儿童基金会合作，在 6 个省（市）22 个县区继续开展儿童伤害预防项目。开展儿童暴力试点专项调查工作。

【健康教育与健康促进工作】制作《慢性病高风险人群健康管理指南》规范化培训教材 PPT。编写出版《慢性病高风险人群科普读本》。继续组织编撰《慢性病防控与健康》。

利用网站、微信公众号、杂志等多种渠道，开展慢性病健康促进工作。组织开展第三届“万步有约”职业人群健走激励大赛，全国 449 个县（区）参与，参赛人数超过 20 万人，影响力继续扩大。

【慢性病科研工作】受国家卫生健康委委托，开展京津冀及周边地区大气污染对人群健康影响研究攻关项目死因回顾调查工作；与中华医学会糖尿病学分会合作开展我国首次全国范围的糖尿病并发症流行病学调查；开展中国成人主要慢性病风险评估体系研究，建立简单、适用的心脑血管疾病及糖尿病发病风险评估模型；开展糖尿病和高血压高危人群智能化健康管理。全年成功申请科技部项目 2 项、课题 8 项、国家自然科学基金项目 1 项，发表中英文论文 81 篇。

【学术交流和教育培训】与中南大学湘雅公共卫生学院共建科研教育基地，建立慢性病大数据研究（宜昌）基地和慢性病大数据研究（宁波）基地，与国家肾脏病临床医学研究中心建立中国肾脏病大数据协作网；加强公卫医师规范化培训、研究生教育和地方能力建设。

2018 年，培养在读研究生 27 人，毕业 7 人，其中优秀毕业生为 1 人；顺利组织完成中国疾控中心“慢性非传染性疾病”“社区卫生与初级卫生保健”两门课程的授课与考试任务；组织慢病中心“慢性病流行病学方法与应用”“慢性病统计分析方法与应用”“专业英语”三门专业课的授课和考试任务，出版《慢性病预防与控制》教材；开展研究生学位点评估，组织研究生招生，并赴 2 所大学开展招生推介宣传。接收进修人员 10 名、实习生 4 名。开展继续医学教育项目 5 项，发放继续医学教育证书 754 本。

（蒋炜、刘芳）

营养与健康所

【工作概况】2018年，营养与健康监测、食物营养成分监测、全国碘缺乏病实验室外部质量控制考核、碘营养状况评估及甲状腺疾病调查、国家营养标准体系建设、农村义务教育学生营养改善计划及贫困地区儿童营养改善项目监测评估等任务按计划组织实施。“十三五”国家重点研发计划重点专项“基于我国母乳组分的特需乳制品创制及共性关键技术研究”“儿童、老年个性化营养设计和营养健康食品创制及产业化”“儿童青少年糖尿病患病现况、变化趋势与营养及相关因素研究”“神经系统疾病专病社区队列研究”等课题，国家科技基础资源调查专项“中国0–18岁儿童营养与健康系统调查与应用”，国家科技重大专项“转基因生物的食用和饲用安全评价技术”按计划全面开展。2018年，新获准课题24项（其中国家重点研发计划为2项，国家自然科学基金为1项，国家卫生健康委及其他省部级课题为9项，横向课题及其他课题为12项）。2018年，新获科研经费3 000余万元。积极贯彻落实《国民营养计划（2017—2030年）》的各项措施，开展政策研究和人群营养改善行动。2018年，共发表科研论文178篇，其中SCI论文为46篇，平均影响因子为3.77；获得2018年度中国食品科学技术学会技术进步奖一等奖；主编、参编及编译的论著共16部；获批软件著作权1项。

【营养与健康监测工作进展】组织2期全国营养监测数据分析培训班和2期全国营养知识技能培训班，提升了各省疾控中心的专业技术水平和营养监测数据分析能力。分别对山东省、贵州省、辽宁省、湖北省、浙江省、新疆维吾尔自治区和田地区和喀什市、西藏自治区山南市加查县的0 ~ 17岁儿童与乳母营养监测工作进行督导调研，承担问卷调查的技术咨询和指导，以及质量控制等任务。完成100个监测点尿样中钾、钠、氯、肌酐和尿微量白蛋白的检测；完成青海省、甘肃省监测点6 ~ 17岁儿童青少年及乳母血、尿样的生化检测。收取和保存2016年、2017年营养监测儿童青少年和乳母人群的血清和全血样本各3.61万份、尿样2.66万份。2018年，组织完成撰写和出版《中国居民营养与健康状况监测报告［2010—2013］之一　膳食与营养素摄入状况》《中国居民营养与健康状况监测报告［2010—2013］之十一　中国6 ~ 17岁学龄儿童营养与健康状况》2本专著。

【食物成分监测】2018年，开展食物成分监测统计分析培训，在浙江省、北京市开展维生素K_2分析技术研究，以及食物中维生素K_2监测；继续强化谷物及谷物食品营养成分监测，以及各地特色食物资源的食物成分监测。通过对各类预包装食品核心成分分布范围评估、各国减盐政策及技术梳理，联合中国营养学会，共同完成了《中国食品工业减盐指南》的文本撰写，提出了各类食品分阶段减盐目标。

【"农村义务教育学生营养改善计划"监测】完成《学生营养健康状况监测报告（2012—2017年度）》。根据2012—2017年度监测评估和膳食指导工作情况，修改下一轮监测评估工作手册，并在5个深入监测县试点开展成本效益调查。培训基层疾控中心和教育部门工作人员300余人，提高县级纵向数据分析方法，以及使用《学生餐营养指南》《学生电子营养师》开展营养配餐的能力。组织2018年度学生营养改善工作总结会，交流各地开展学生营养改善的经验，推进"农村义务教育学生营养改善计划"监测和膳食指导工作顺利实施。

【贫困地区儿童营养改善项目监测评估及营养包质量监测】完成21个省180余个贫困县的189名工作人员培训；完成贫困地区约4万名6～23月龄婴幼儿的问卷调查、体格测量、血红蛋白检测和数据录入工作。设计开发贫困地区儿童营养改善项目监测评估系统，该系统已完成测试且上线使用。开展2018年项目营养包及其他重点人群食品营养安全指标的质量监测工作，对7家营养包生产企业进行监测采样，采样地点包括企业库房、项目实施点营养包存放库房以及村医处，完成159个营养包样品的检测，以及10个省婴幼儿配方奶粉、中老年奶粉、孕产妇奶粉128个样品的采集和检测。完成2018年营养包质量监测报告。对营养包中营养素成分检测方法进行验证，为《食品安全国家标准　辅食营养补充品》（GB 22570—2014）中涉及的检测方法提供修订依据，该标准的征求意见稿已形成。

【早期儿童营养包干预长期健康作用评估】在贫困地区儿童营养改善项目覆盖的21个省中抽取10个省共15个县作为队列研究监测县，建立早期儿童营养健康作用研究队列。研讨并制定了项目实施方案，完成15个监测县项目负责人及相关专业技术人员的专业化培训。对贵州省福泉市、新疆维吾尔自治区墨玉县、云南省云龙县等项目县进行督导。2018年，完成11个常规监测县3 300名儿童的首轮常规监测工作，包括调查问卷以及身高、体重和血红蛋白等指标测量，完成4个深入监测县1 200名儿童常规监测以及头发、唾液、粪便等生物样本的采集工作，开展生物样本的微量元素、免疫球蛋白及肠道菌群等检测分析工作。

【"中国健康与营养调查"项目进展】完成第十一次队列人群追访。为保证现场调查质量，营养所项目组与16个项目省疾控中心的骨干成员组成培训师资团队，对参加现场调查的1 000余名调查员进行了统一系统培训，将课堂授课与入户调查实践培训相结合，收到了非常好的培训效果。统一配备现场调查设备和采样工具，并及时进行设备调试，给予技术支持。组织15个督导组赴现场督导，并协助完成项目省调查点的数据收集和生物样采集工作。2018年，共完成2万人的问卷数据收集、上传和首次数据清理工作；完成1.5万人调查人群的血样和粪便样现场采集、运输和储存；完成1.5万人调查人群的血常规、血糖、血脂、糖化血红蛋白检测及反馈工作。

【中国母婴营养与健康队列研究工作进展】完成江苏省太仓市和河北省武强县约8 000人次的母婴孕期及产后随访，完成现场督导26人次、实验室检测结果督导6人次。对两个项目点现场工作人员（包括妇保医务人员、儿保医务人员及实验室工作人员）进行了200人次以上的专业技术培训。项目开展进一步对项目点当地的妇幼工作起到了推动作用，特别是妇幼营养与健康相关知识的普及与提升，反响良好。为国家制定孕期妇女体重适宜增长标准提供数据。

【国家营养标准体系建设】组织9项营养标准研制与应用项目的立项和实施，包括《餐饮营养标识》等8项标准前期研制和《学生餐营养指南追踪评价》1项标准追踪评价。组织2018年度第一期营养标准宣贯培训班，在广东省、云南省、湖南省等多地开展调研工作。完成《婴幼儿辅食添加营养指南》《中国妇女妊娠期体重监测与评价》《人群维生素D缺乏筛查方法》3项标准的起草、审核；完成《成人糖尿病患者膳食指导》（WS/T 429—2013）和《高血压患者膳食指导》（WS/T 430—2013）2项标准的修订、审核；完成《中国居民膳食营养素参考摄入量　第5部分：水溶性维生素》（WS/T 578.5—2018）、《中国居民膳食营养素参考摄入量　第4部分：脂溶性维生素》（WS/T 578.4—2018）、《中国居民膳食营养素参考摄入量　第2部分：常量元素》（WS/T 578.2—2018）、《妊娠期糖尿病患者膳食指导》（WS/T 601—2018）和《人群叶酸缺乏筛查方法》（WS/T 600—2018）的发布。

【碘营养状况评估及甲状腺疾病调查】在广西壮族自治区、河北省等10个地区开展重点人群的碘营养状况监测和评估，共完成10个监测点的现场调查和血样采集，获得儿童青少年、乳母的甲状腺功能检测结果和尿碘、膳食碘摄入情况数据。在云南省开展孕妇人群的碘营养状况监测和追踪随访，完成基线评估、膳食调查、尿样采集、甲状腺功能检测等。在山东省和河南省完成4个监测点900名18～60岁妇女的甲状腺疾病流行病学调查、实验室检测、数据录入及反馈工作。在山东省和河南省开展“不同剂型剂量碘摄入与甲状腺疾病的关系”的研究，对1 200多名妇女开展甲状腺功能、碘营养水平及膳食碘摄入情况的调查。完成尿样、血样、唾液样碘含量检测3 600余份。

【"十三五"国家重点研发计划重点专项"基于我国母乳组分的特需乳制品创制及共性关键技术研究"】完善母乳样本库，组织母乳样本的抽样与分析，并合作开展母乳多种组分［包括骨桥蛋白、乳脂肪球膜蛋白（乳凝素）等］的分析，母乳中寡糖的分析，唾液酸基的寡糖分析（20余种寡糖），母乳中脂质的分析，sn-2脂肪酸、甘油三酯结构等脂质成分的分析。推进婴幼儿配方食品国家标准的制定，完成公开征求意见。

【"十三五"国家重点研发计划重点专项"儿童、老年个性化营养设计和营养健康食品创制及产业化"】建立无菌鼠人源肠道菌群模型，完成双歧杆菌-BB12对高脂HFA-大鼠肠道菌群调节作用评价试验；初步完成肌肉衰减小鼠模型的构建并开始探究相关机制，同时在人群调查中找出了适合预防老年人肌肉衰减的营养素，为研制预防退行性疾病产品配方奠定了基础；利用喷雾固化微胶囊包埋技术，完成对益生菌双歧杆菌-BB12的包埋，并进行了中试及质量评价；开展老年营养补充食品的研制。

【"十三五"国家重点研发计划重点专项"儿童青少年糖尿病患病现况、变化趋势与营养及相关因素研究"】整理2002年中国居民营养与健康调查、2010—2012年中国居民营养与健康监测中6～17岁儿童青少年血糖及相关指标的数据库；参加2016—2017年儿童青少年健康监测工作，收集相关生物样本，完成2016年儿童青少年营养健康检查中5 000份13～17岁青少年全血糖化血红蛋白的检测。

【"十三五"国家重点研发计划重点专项"神经系统疾病专病社区队列研究"】完成问卷和工作手册的编写工作；开发并完善计算机辅助面访调查系统；完成浙江省、陕西省、湖南省和河北省培训，共培训调查员120人，并对各地区负责人进行计算机辅助面访调查系统的培训。2018年，共完成30个社区的现场调查工作，包括问卷调查、体格测量及血样采集；完成1.5万份血样检测和反馈工作。

【国家科技基础资源调查专项"中国0～18岁儿童营养与健康系统调查与应用"】制定完成课题实施方案，形成工作手册和质量控制方案。分别组织全体课题及任务承担单位参加的项目启动会、项目管理人员研讨会和国家级培训班。在北京市延庆区和重庆市万州区，开展食物频率法和身体活动调查方法学验证；在北京市东城区幼儿园、小学、初中，组织体格测量、膳食调查和问卷调查预调查。完成28个调查点的抽样，搭建数据采集平台，完成手持问卷调查终端、体成分仪、低温冰箱等大型仪器设备的采购，为基层发放小型调查仪器清单，为后续统一开展全国调查做好技术和现场准备。

【国家科技重大专项"转基因生物的食用和饲用安全评价技术"】系统开展毒理学、营养学、致敏性和非期望效应研究，从评价内容、关键技术、敏感指标、测评影响等方面，进一步完善转基因作物食用饲用安全评价程序、技术方法和规范，应用于重点产品抗虫/除草剂玉米、抗旱小麦、大豆等的安全评价。系统开展6种转基因生物食用和饲用安全性评价，完成3项安全评价报告。修订转基因生物食用安全评价国家标准1项；研究传统动物试验的内暴露及效应指标，探索细胞、低等模式生物及传统动物试验的关联；开展细胞致敏模型的验证，完成1种致敏生物标志物的筛选；完成2种12个月慢性毒性试验。在安全评价工作的基础上，继续研制转基因食用安全性评价技术规范，推动安全评价的规范化。完成对哈尔滨市、厦门市两地大学生近300人次的转基因科普宣传教育。

【中国老年人膳食营养状况分析】进行老年人膳食多样性评分（dietary diversity score，DDS）的分析、DDS与营养素摄入不足的相关性分析、DDS与血液中维生素A/D状况的相关性分析、DDS与低体重和贫血状况的相关性分析。完成老年人膳食多样性评分在中老年人群及不同亚组人群中的分布状况，DDS与血液中维生素A、低体重和贫血状况的相关性分析及报告。完成撰写《中国居民营养与健康状况监测报告［2010—2013］之十二　中国老年人营养与健康状况》专著1部。

【马铃薯主粮化产品对消费者营养功效分析】重点针对“三高”（高血压、高脂血症、高血糖）人群开展食用马铃薯米粉的干预工作。在北京市丰台区王佐镇社区卫生服务中心，分别抽取100名60岁及以上“三高”人群作为干预组和对照组，开展基线调查、马铃薯米粉食用中期和终期调查，收集干预前后两组人群的膳食营养摄入、体质状况及贫血状况等相关数据。分析和评价马铃薯米粉作为主粮化产品对“三高”人群的营养功效。

【晋陕四县营养扶贫专项工作】启动营养扶贫专项工作，全力推动定点扶贫地区的各项工作任务落实。开展山西省永和县和大宁县、陕西省子洲县和清涧县4个贫困县县政府、教育局、卫生局、疾控中心、妇幼保健院等单位调研工作，制定营养扶贫项目方案，开展四县综合营养干预。完成对四县干预项目负责人、干部、专业技术人员、乡村医生等的专业化培训，开展贫困地区综合营养学干预效果科学观察，采集低体重老年人及孕产妇等目标人群的血液样品，开展维生素及矿物元素等营养学指标检测，分析营养干预对脱贫的影响和作用，进行营养学和卫生经济学评估，建立营养扶贫公共卫生模式。

【“营养校园”试点工作】在北京市顺义区、辽宁省盘锦市大洼区、河北省石家庄市新华区、山东省青岛市黄岛区、浙江省金华市义乌市、广西壮族自治区南宁市隆安县、甘肃省平凉市庄浪县和四川省成都市蒲江县8个区/县的12所中小学校，开展“营养校园”综合干预试点。发挥地方特色，开展营养健康教育、促进身体活动、提供合理供餐指导、创建校园营养环境，并组织中期经验交流会，探索以学校为基础的城市学生营养改善综合措施。

【营养社区创建工作】在上海市松江区、广东省深圳市罗湖区、浙江省宁波市鄞州区和河北省雄安新区容城县4个地区，启动国家营养社区试点创建工作。各试点地区根据国家总体方案，结合自身特点，开展社区营养诊断、营养宣传教育和健康促进等综合营养干预以及实施评估等，并提供有力的组织保障，全面推进创建工作，探索有地方特色的营养社区创建模式。

【《中国儿童青少年零食指南（2018）》发布】《中国儿童青少年零食指南（2018）》是在《中国儿童青少年零食消费指南（2008）》的基础上，针对我国儿童青少年零食消费的最新特点，经过大量调研、专家研讨、广泛征求意见，并参考国际上的最新研究进展编制而成的。该指南于2018年5月在北京市正式发布，由人民卫生出版社出版。新版零食指南分为三个部分，分别适用于2～5岁学龄前儿童、6～12岁学龄儿童及13～17岁青少年，更有针对性地为儿童青少年提供零食指导。

【实验室认证CNAS扩项+换证复评审】完成CNAS扩项+换证复评审工作，顺利通过237项参数（其中扩项17项参数）的CNAS现场考核，取得CNAS资质证书。这标志着营养所质量管理体系的常态化和持续有效运行又迈上了新台阶。

【实验室能力建设】建立血清中维生素B_{12}的测定、肠道菌群的DNA提取及16s rDNA PCR测定方法、血清中维生素D的质谱测定等新方法20项。通过10次11项参数CNAS能力验证和4项测量审核考核，13次46项指标实验室间比对（包括12项国际比对指标）全部合格。通过国家卫生健康委临床检验中心实验室间盲样比对。完成美国疾控中心脂质标准化考核，通过国家卫生健康委临床检验中心组织的脂类及常规生化项目的室间质评考核。完成液质/超高压液相、气相质谱联用仪，双能X线吸收仪，血细胞分析仪等多台新仪器，以及其他与计量认证和实验室认可相关仪器设备共204台套的量值溯源与归档。病理设备及双能X线骨密度检测仪投入使用。检测平台对全所实现有效共享，提高了液相质谱、ICP-MS（inductively coupled plasma mass spectrometry，电感耦合等离子体质谱）、生化仪及解剖间等的利用率。

【检测检验工作】组织完成保健食品和特殊医学用途食品样品检验受理，共出具12份检验报告，其中1份为特殊医学用途食品样品检验报告；11份为保健食品检验报告，包括成分检测报告2份、功能检测报告6份、卫生学稳定性检测报告3份，为相关机构申请保健食品资质提供了重要的数据支持。

【全国营养领域检验能力考核】在全国30个省（自治区、直辖市）及10余个省会城市疾控中心，开展生物样本营养指标实验室间质评工作。质评项目为血清中的5种矿物质元素钙、镁、铜、铁、锌，以及血清中的维生素A和25-羟基维生素D_3（25-OH-VD_3），提升了疾控系统营养领域检测技术能力。在全国省、地市、县三级共2 700多个碘缺乏病实验室，开展外部质量控制考核。举办1期省级和4期县级碘缺乏病实验室技术培训班，培训检测人员近200人。生产1万多套考核盲样和检测用国家一级标准有证物质。参与卫生行业标准《血清中碘的测定标准　电感耦合等离子体质谱法》的起草。

【国际合作与交流】邀请外宾来华2批次3人次，接待顺访外宾2批次4人次。接待美国盖茨基金会高级项目官员艾伦·皮沃茨（Ellen Piwoz）女士、新西兰国家科学挑战计划High Value Nutrition理事会理事Paul Te Poa Karoro Morgan先生一行、韩国首尔国立大学食品与营养学系教授Jihyun Yoon女士和日本东海大学短期大学部食物与营养学科教授末永美雪女士等外宾，交流相关领域的工作，并探讨合作意向。组织召开“营养与儿童青少年发展国际研讨会”，来自世界卫生组织、联合国儿童基金会和日本、韩国的专家，以及我国基层疾控中心和教育部门百余人，共同交流国内外营养政策与发展、学生餐与儿童营养改善和儿童营养教育与超重肥胖的先进经验，分享我国在减少儿童营养不良方面取得的重大进展。2018年，因公出国（境）共派出人员18批次25人次，进行国际学术交流。

【科研项目及经费情况】2018年，新获准课题24项（其中国家重点研发计划为2项，国家自然科学基金为1项，国家卫生健康委及其他省部级课题为9项，横向课题及其他课题为12项）。2018年，新获科研经费3 000余万元。启动2018年营养所第二期青年科学基金评选工作，共有9个项目获得资助。

【人才培养】在读研究生为61名，其中博士研究生为20名；全日制学术型硕士研究生为22名，非全日制学术型硕士研究生为2名；全日制公共卫生硕士研究生为10名，非全日制公共卫生硕士研究生为2名；在职公共卫生硕士研究生为5名。在站博士后为1名。2018年，录取各类研究生21名，包括科研型硕士研究生9名，其中全日制为7名，非全日制为2名；公共卫生硕士研究生6名，其中全日制为4名，非全日制为2名；博士研究生6名。17名硕士研究生通过论文答辩并取得硕士学位；4名博士研究生通过论文答辩并取得博士学位。全国营养工作领导能力培训——第五期营养与流行病学培训班培训了19个省（自治区）和地市疾控中心的20名学员。

【科研论文及相关成果产出】2018 年，共发表科研论文 178 篇，其中 SCI 论文为 46 篇，平均影响因子为 3.77；获得 2018 年度中国食品科学技术学会技术进步奖一等奖；主编、参编及编译的论著共 16 部；获批软件著作权 1 项。

【营养健康知识传播】在运行和维护“中国营养与健康”和“营养进万家”微信公众号的基础上，2018 年 1 月 1 日，营养所官方今日头条账号“中国营养与健康”正式上线。2018 年，共发布营养科普等文章 370 余篇（原创文章为 130 余篇）、微头条 30 余条，阅读量总计 137 万余人次，转载量为 8 万余人次，单篇最高阅读量达 12.6 万人次。及时解答大众膳食和社会热点等相关问题，将科学、权威的营养健康知识落地到千家万户。利用官方微信公众平台，开展“营养信使召集”活动，制作电子海报 18 份进行传播，转发海报 5 000 余份。

【国家营养科普宣讲团成立】2018 年，成立国家营养科普宣讲团，由全国 28 个省市疾控中心精心遴选出的 51 名从事营养工作的中青年骨干组成。宣讲团的职责是，以科学思想、科学知识和科学方法进行营养科普传播，通过巡讲、咨询等多种形式，深入社区、农村、企业、学校等，提高公众的营养素养水平。宣讲团的成立能进一步发挥疾控系统在改善我国居民营养健康状况中的领军作用，更好地将营养知识下沉到基层，把正确的营养声音传播给民众，进而联合全国的营养食品专家来共同抵制伪科学。

【李新华书记陪同原卫生部部长张文康莅临营养所调研】2018 年 4 月 3 日，原卫生部部长张文康在中国疾控中心书记李新华和慢病社区处副处长马吉祥的陪同下，到营养所就营养包工作的开展情况进行调研。张文康部长和李新华书记一行首先参观了营养所展室和实验室，随后与营养所领导班子和相关处室干部进行了座谈。座谈会由营养所所长丁钢强主持，刘开泰书记和张兵副所长参加了座谈。在座谈会上，李新华书记首先代表中国疾控中心对老部长一行的莅临指导表示热烈欢迎，并衷心感谢张文康部长一直以来对疾控工作和营养健康工作的关心和指导。丁钢强所长就营养所的基本情况、重点工作以及工作规划进行了汇报，贫困地区儿童营养改善项目工作组汇报了项目的开展情况、取得的成绩、存在的问题，并提出了建议。张文康部长对营养所取得的工作成绩给予了充分的肯定，指出在“以治病为中心”转变为“以人民健康为中心”的新形势下，营养所应立足国家和人民的营养健康新需求，认真思考，积极创新，为国家和人民提供更多行之有效的营养改善的技术、方法和产品；对营养包工作，应从技术、管理、政策、宣传等方面进行深入研究、促进和推动，为儿童营养改善保驾护航，使更多的孩子受益。

【高福主任一行到营养所调研】2018 年 4 月 4 日，高福主任一行到营养所开展工作调研。调研组首先到营养所展室参观，并实地走访了动物解剖室、遗传毒理室、高效液相室、ICP-MS 分析室、原子吸收仪室、液相－质谱仪室、气相－质谱仪室、全自动生化分析仪室、骨密度仪室和营养技术室等实验室，对实验室的工作提出了具体指导意见。随后，召开了营养所领导班子成员、中层干部以及部分职工代表参加的座谈会。丁钢强所长就营养所的基本情况、重点科研和工作任务、工作规划以及问题建议等方面进行了汇报。营养所领导班子的其他成员、中层干部和青年职工代表就营养工作体会、设想和需求踊跃发言。高福主任对营养所取得的成绩给予了充分肯定，强调要科学、理性地理解并践行“四个意识”“四个自信”，结合大卫生、大健康的理念，开动脑筋，认真思考，轻装上阵，在营养工作上有新的作为。建议开阔工作思路，国际国内并重，在将营养工作融入“健康中国 2030”建设的同时，也要将营养工作融入国家“构建人类命运共同体”和“一带一路”倡议，以及中心的“一带一路”和非洲项目工作；要积极创新融合，利用新技术的发展，创新营养工作的新方法；要加强营养的科学研究，进行学科延伸，开展微生态、组学等跨学科研究；要加强人才培训，做好梯队建设，培养青年科学家；要加强舆论宣传，发出营养声音，将对营养工作的思考和建议以及科学、准确的营养科普知识通过媒体传递出去；要做好中心和营养所二期建设工作场所的合理规划和设计，为工作开展提供有力的后勤保障。

【预算执行管理】加强预算执行管理，建立预算执行定期通报制度和约谈制度，有效地监督预算执行。预算执行管理与预算绩效管理相结合，既要保证预算执行实现预定目标，也要保证绩效指标的完成，贯彻全面预算原则，将全部活动反映到单位整体绩效中，对所有项目均设立绩效考核指标。提高自身的业务水平，全面学习新的《政府会计制度——行政事业单位会计科目和报表》，为 2019 年实施做好基础工作。

【党建工作】组织党员到中国国家博物馆参观“真理的力量——纪念马克思诞辰 200 周年主题展览”，观看教育影片《青年马克思》，聆听中国人民大学中共党史研究院张世飞教授“学习习近平新时代中国特色社会主义理论”专题讲座。召开庆祝建党 97 周年党员大会暨“不忘初心跟党走，牢记使命促健康”主题党日活动，在职党员、离退休党员、学生党员和入党积极分子参会。会上，全体党员观看了营养所党委专门录制的视频——《回顾入党初心，寄语青年一代》。视频以营养所部分高党龄离退休党员为主角，他们在视频中情真意切，娓娓道来，回顾自己的入党初心，寄语青年营养工作者，使在座的每位党员在感怀中备受鼓舞。

【群团活动】营养所团总支部召开换届选举团员大会，经投票选举，产生营养所第三届团总支部；开展“六一”儿童节系列亲子活动，开展“传家风，话家训”亲子绘画比赛，收到书画作品43幅；开展向新疆维吾尔自治区克孜勒苏柯尔克孜自治州阿图什市松他克乡克青孜村贫困儿童献爱心募捐活动，收到图书261册、笔记本76本、笔460支，以及玩具、衣物、鞋帽若干，收到当地村支书寄来的感谢信。开展家风建设系列活动，推荐营养所王丽媛同志参加国家卫生健康委直属机关家庭助廉故事会，并获得“最美家庭”称号。

【廉政教育工作】依托营养所网站、廉政教育微信群、营养所宣传公示栏等，开展廉政教育工作。全年开展“每周一课警示教育”41期；编印《党员干部应知名词100解》宣传手册；制作廉政文化宣传展板2期；组织廉政教育基地参观1次；编辑转发廉政提醒短信10余条；转发党风廉政相关文章近200篇。

（武洁雯、孙静、张兵、丁钢强）

环境与健康相关产品安全所

【工作概况】2018年，坚持以习近平新时代中国特色社会主义思想为指导，以党的政治建设为统领，切实加强党建工作，深入推进党风廉政建设，加强人才储备培养和引进，深化文化建设，践行健康中国理念，努力构建国际一流的环境与健康专业机构。

按照《中央编办综合司关于环境与健康管理职责有关建议意见的函》（编综函字〔2018〕293号）和国家卫生健康委《关于印发坚决打好污染防治攻坚战全面加强环境与健康工作三年行动方案的通知》（国卫疾控发〔2018〕33号）精神，有序推进落实《环境所发展规划（2017—2020年）》，认真履行职责，积极发挥环境健康科研机构的技术支撑作用，继续深入开展空气污染（雾霾）对人群健康影响监测、城市生活饮用水卫生监测、国家人体生物监测、公共场所健康危害因素监测、全国医院消毒与感染控制监测、环境与健康综合监测试点、重点地区环境与健康专项调查、城市室内环境危害调查评估以及标准制修订等工作，较好地完成了国家卫生健康委定点扶贫县“一县一策”农村饮用水水质提升保障工程阶段性任务，做好重要场所卫生保障和援外技术保障，努力提高应急队伍的实战水平，加强对外合作交流，不断提升科研能力和环境健康专业技术机构的核心竞争力。

【城市生活饮用水卫生监测】编制《全国饮用水水质监测工作方案（2018年版）》，对全国31个省（自治区、直辖市）333个地级市的2 853个县（区、市），以及新疆生产建设兵团的7个师66个团上报的6.7万余份城市饮用水水质监测数据进行清洗、分析，撰写上报《全国城市饮用水卫生监测工作技术报告（2017年）》。对2017年上报的33万条全国疾控机构生活饮用水水质检测能力调查数据进行清理、分析，撰写上报《全国疾病预防控制机构生活饮用水水质检测能力调查报告（2017年）》。组织全国31个省（自治区、直辖市）和新疆生产建设兵团的154家疾控机构开展饮用水卫生监测实验室间比对，此次比对在4项理化指标的基础上首次增加了微生物指标。

【空气污染（雾霾）对人群健康影响监测】监测点位达到152个，覆盖全国31个省（自治区、直辖市）的74个城市。重点开展全过程质量控制，加强细颗粒物（$PM_{2.5}$）成分检测、社区和小学生问卷调查以及新增综合医院数据收集，组织召开3次全国技术培训、2次国家继续教育培训，对21个省（自治区、直辖市）的项目工作开展现场技术指导。组织79家实验室开展$PM_{2.5}$成分检测实验室比对。编制修订4本监测工作和数据工作手册、1 本电子问卷调查系统操作手册。对 2013—2017 年的监测数据进行分析，编写上报《2017 年空气污染对人群健康影响监测工作总结》。组织成立国家级数据审核分析工作组，对 31 个省（自治区、直辖市）2017 年上报的 650 万条数据进行审核，撰写上报《2017 年监测数据质量评价报告》。

【全国公共场所健康危害因素监测】根据《国家卫生计生委办公厅关于印发全国公共场所健康危害因素监测工作方案（2018 年版）的通知》（国卫办疾控函〔2018〕147 号）要求，牵头组织全国 31 个省（自治区、直辖市）和新疆生产建设兵团，开展公共场所健康危害因素监测工作，监测城市（区）由 34 个扩增至 117 个，其中 85 个监测城市为新增城市。建立完善国家、省、市和区县四级疾控机构合作，以及卫生监督部门配合的工作机制。2018 年，共监测宾馆、游泳场所、沐浴场所、理发（美容）店和候车室 5 类重点场所 4 992 家，收集基本情况调查问卷 6 118 份、健康危害因素项目 482 627 项、从业人员调查问卷 32 627 份。完成并上报《2017 年公共场所健康危害因素监测项目技术总结报告》，顺利通过国家卫生健康委疾控局组织的专家评审。

【国家人体生物监测】该项目于 2016 年启动，通过 2017—2018 年的现场工作，完成全国 31 个省（自治区、直辖市）152 个监测区县 21 736 名调查对象的问卷调查和血尿标本采集，完成约 14 000 人份血尿样本的 13 种金属和类金属检测，总体完成率为 99.31%，初步获得了我国一般人群铅、镉、汞、砷等主要污染物人群暴露水平的特征图谱。为保证项目进度，为监测点提供扫码枪、分光光度计等耗材和相关仪器设备共计 60 多万元。根据项目点需求，派出技术骨干 60 余人次协助河南省、辽宁省、吉林省等 11 个省完成监测点培训，抽调湖北省、河南省、吉林省和陕西省项目点技术骨干协助西藏自治区完成监测工作。编制完成《2019—2021 年度国家人体生物监测工作方案》。该项目第一次回答了环境化学物质在我国居民体内的暴露水平。

【全国医院消毒与感染控制监测】2018 年，项目新增辽宁省和重庆市两个监测点，监测网络覆盖全国 21 个省（自治区、直辖市），有 21 个省级疾控和 1 个军队疾控，共 22 个省级监测点，监测 68 家医疗机构，获取数据 10 000 余条，监测指标完成率为 96%。2018 年 8—10 月，项目组织医院消毒与感染控制有关专家，分别对山东省、黑龙江省、吉林省、湖南省、湖北省、安徽省、上海市、江苏省和浙江省 9 个省市开展了全国医院消毒与感染控制监测项目督导检查工作，重点检查各监测点的项目实施、能力建设、质量控制等情况。完成 2017 年监测数据分析及项目总结、2007—2017 年十年总结并报送中心。开展 ICU（intensive care unit，重症加强护理病房）血流感染、口腔综合治疗台水路污染和过氧化氢等离子体灭菌器灭菌等高风险因素专项研究。

【重点地区环境与健康专项调查】在河北省、山西省、内蒙古自治区、吉林省、江苏省、山东省、广东省、重庆市及陕西省9个点位，开展有机污染和复合污染健康调查，并对内暴露检测技术进行指导。2018年，已完成血液中苯系物及卤代烃实验室分析方法报告、9个调查点位实验室质量控制评估报告、健康数据审核评价报告、省级技术报告及工作报告模板编制、评审。

【局部区域环境医学调查（淮河）】编写《重点地区环境水体样品的采集与检测工作方案》，并组织专家进行论证。在河南省驻马店市西平县12个乡镇27个行政村、安徽省阜阳市颍东区8个乡镇27个行政村共设置60个采样点。2018年8月，完成丰水期西平县和颍东区的现场采集工作，采集到样品60份、现场数据240个。2018年12月，完成西平县枯水期水体样品的现场采集工作。根据项目研究情况，绘制《淮河流域重点地区生活饮用水状况地图集》。项目组同时编写《江苏省射阳县胃癌危险因素的病例对照研究工作手册》，在江苏省盐城市射阳县开展胃癌危险因素病例对照研究。

【我国区域人群气象敏感性疾病科学调查】项目按计划推进，建立了23个综合调查基地、12个传染病和寄生虫病补充调查基地；采集和清理调查基地基础数据，编制人群干预服务实施方案及现场工作手册（初稿），制定数据采集和清理规范，筛选调查基地高温敏感性疾病，并针对基地人员开展数据采集和清理技术培训，建立区域气象敏感性疾病基础数据库，构建气象敏感性疾病的预测预警模型，初步搭建气象敏感性疾病综合数据平台。

【生活饮用水中新兴污染物调查与监测】生活饮用水中新兴污染物调查与监测项目继续在我国重点流域的典型城市和重点污染地区开展。生活饮用水中全氟化合物调查与监测工作覆盖17个省（自治区、直辖市）的21个城市。2018年，完成生活饮用水中全氟化合物检验方法研制工作，并对2017年度丰水期生活饮用水中抗生素等潜在污染物监测结果进行分析，撰写技术报告。

【城市室内环境危害调查评估项目】2018年，城市室内环境危害调查评估项目新增盘锦市、石家庄市、兰州市、青岛市、洛阳市、无锡市和绵阳市7个城市点位，城市点位现场研究工作在全国陆续启动。项目工作组修改整理实施方案与现场工作指导手册，组织开展城市室内环境健康防护现状调查、室内外环境质量调查、环境健康知信行调查、居民健康状况与相关因素调查。对2017年取得的数据进行整理、核实，并撰写技术报告。

【中国不吸烟女性肺癌危害因素调查】2018年，印发《中国不吸烟女性肺癌危险因素调查研究项目总体实施方案》，按计划完成2018年度病例收集、生物样本采集和暴露评估任务，新增2个项目点位，创建量化质控评分表，完成电子问卷系统开发，现场问卷调查由纸质版转为电子化网络直报。与慢病中心开展合作，分析我国女性过去20年肺癌发病趋势及筛选注意影响因素。

【京津冀及周边地区大气污染对人群健康影响研究】按照《国家卫生健康委关于开展京津冀及周边地区大气污染对人群健康影响研究攻关工作的通知》（国卫办疾控函〔2018〕90号）要求，成立联合攻关课题组，开展项目工作。开展健康基础数据收集工作，完成9个城市多中心调查，定群研究完成四次重复调查，初步搭建风险评估可视化平台。获得$PM_{2.5}$对死亡影响的初步分析结果和$PM_{2.5}$与12种生物标志物（特定人群）的关系研究结果。

【环境卫生标准制修订】2018年，环境所及环境卫生标准专业委员会组织对20项标准复评审，审查通过19项，报送11项。在全国公开征集并确定7项标准体系预研究项目。编写出版《环境卫生标准实用指南》。多次召开专家论证会，研讨9项行业标准和2018年环境卫生制修订项目《大气有害物质无组织排放卫生防护距离推导技术导则》征求意见稿。受国家卫生健康委委托，启动了《室内空气质量标准》（GB/T 18883—2002）修订工作。

生活饮用水卫生标准制修订工作取得重大进展。作为生活饮用水卫生标准修订起草牵头单位，联合住房和城乡建设部、生态环境部、水利部、自然资源部所属技术单位、全国部分疾控机构、高校科研院所等近20个单位，开展生活饮用水水质标准及配套检验方法的修订工作。基本完成指标及限值的确定，编写完成《生活饮用水卫生标准》（修订第六稿）、编制说明和技术支撑文件，开展配套检验方法的审定和修订工作。

《大气有害物质无组织排放卫生防护距离推导技术导则》将现行有效的29项卫生防护距离标准整合为1项，编写完成《大气有害物质无组织排放卫生防护距离推导技术导则》送审稿及编制说明，已通过环境卫生标准专业委员会会审并进入报批阶段。

《大气污染人群健康风险评估技术规范》《大气污染人群健康影响相关数据审核清洗技术规范》和《空气颗粒物中成分分析技术规范》3个技术规范编制完成，并在31个省（自治区、直辖市）的监测工作实际应用中不断完善，已通过环境卫生标准专业委员会会审并进入报批阶段。

【环境卫生事件应急处置和重点卫生保障任务】2018年8月，受第18号台风“温比亚”的影响，山东省境内出现持续性强降雨天气，潍坊、淄博、泰安等13个市68个县遭受不同程度的洪涝灾害影响，其中潍坊市寿光市灾情严重。2018年8月25—28日，派出

2名同志参加中国疾控中心国家卫生应急队，赴寿光市洪涝灾区指导洪灾后消毒和卫生防病工作，帮助当地卫生和疾控机构组织编制《洪涝灾害环境健康防护指南》。

持续开展冬季重污染天气应急工作，采集重污染天气下大气$PM_{2.5}$样品4 287份，开展$PM_{2.5}$及其附着多环芳烃（polycyclic aromatic hydrocarbons，PAHs）等污染物质量浓度监测和重污染天气下急性健康影响研究及风险评估，编制环境与健康舆情月报和重污染天气舆情监测专报，组织编制《突发环境污染事件健康影响评估技术指南》和技术分析报告，编制上报《2018年冬季重污染天气卫生应急工作方案》。

组织30余名应急队员进行首次卫生应急演练。制作《个人防护用品穿脱流程》视频，对应急处置现场的个人防护工作进行规范化指导。组织应急队员参加中心举办的重大自然灾害卫生应急先遣队综合培训演练、先遣队地震灾害模拟场景现场演练。

【"一县一策"农村饮用水水质提升保障工程策略研究】根据国家卫生健康委疾控局《关于开展委定点扶贫县"一县一策"农村饮用水水质提升保障工程策略研究的函》（国卫疾控环境便函〔2018〕31号）和《关于转发关于开展委定点扶贫县"一县一策"农村饮用水水质提升保障工程策略研究的函的函》（公卫处便函〔2018〕16号）的相关要求，对口帮扶陕西省榆林市清涧县和子洲县两县，落实当地饮用水水质提升保障工作。扶贫工作组对全国饮用水水质卫生监测信息系统中两县历年的水质监测数据进行综合分析，2018年8月，赴两县开展现场采样、检测及实验室检测技术培训。结合水质检测结果和现场调研情况，撰写上报《定点扶贫县"一县一策"农村饮用水水质提升保障工程策略研究2018年阶段性工作报告》。

【援疆援藏工作】与新疆维吾尔自治区疾控中心在当地合作开展全国医院消毒与感染控制监测项目，包括医疗器械消毒灭菌效果监测、医务人员手卫生和依从性监测、医院环境微生物污染和消毒效果监测、医院感染发病数据收集和新型诊疗操作及高风险因素监测等。

2018年9月，为完成原卫生部"到2015年，各省（区、市）和省会城市实现《生活饮用水卫生标准》（GB 5749—2006）中106项指标全覆盖"的要求，委派援疆技术工作组赴新疆进行现场技术指导，解决水中二氯乙酸等10项指标的检测能力问题。工作组编写了《新疆维吾尔自治区疾控中心技术指导方案》，结合当地实验室仪器设备和实际情况，针对存在的问题进行多次预实验、优化实验方法，编制了《水中十项指标作业指导书》，顺利地解决了新疆维吾尔自治区疾控中心在二氯乙酸等10项检测指标上存在的问题。

协助新疆维吾尔自治区昌吉回族自治州和喀什地区疾控中心开展人才培养工作，接收

2 名专业技术人员到环境化学室和质量控制处进修学习。

【科研研究与管理】2018 年，获批科研立项 8 项，包括大气重污染成因与治理攻关课题 2 项、国家水体污染控制与治理科技重大专项任务 1 项、国家重点研发计划“场地土壤污染成因与治理技术”重点专项任务 1 项、国家重点研发计划“主动健康和老龄化科技应对”重点专项任务 1 项、国家自然科学基金项目 2 项、环境化学与生态毒理学国家重点实验室开放基金课题 1 项，立项科研经费总计 4 131 万元。职工全年发表学术论文共计 125 篇，其中英文 SCI 论文为 42 篇（署名第一作者或通信作者的 SCI 论文为 30 篇，平均影响因子为 5.058，最高影响因子为 23.259），英文论文发表数量较 2017 年增长一倍。

【国际合作交流】全年短期因公出访美国、加拿大、瑞士、德国、西班牙、日本、韩国、尼泊尔等国家和地区 14 批次 25 人次。继续开展“环境与健康人才培养项目”选拔送出工作，遴选 5 位青年技术骨干分别前往美国加利福尼亚大学、美国埃默里大学、加拿大萨斯喀彻温大学、加拿大多伦多大学、西班牙巴塞罗那全球卫生研究所开展中长期学术交流。接待外宾和华裔学者顺访 13 批次 18 人次，与美国加利福尼亚公共卫生署、美国加利福尼亚大学、美国埃默里大学、美国耶鲁大学、美国布朗大学、澳大利亚卧龙岗大学等机构开展学术交流活动 10 余次。聘请来自澳大利亚、美国和国内知名院校的 7 位环境与健康领域知名专家为客座教授。

【科技奖项】2018 年 12 月 12 日，由华中科技大学、中国疾控中心环境所、中国环境监测总站、清华大学共同完成的“水中典型污染物健康风险识别关键技术及应用”项目获 2018 年度国家科学技术进步奖二等奖。该项目采用全生命周期毒理学，研究发现了水中典型污染物新的健康风险，用内暴露评估与健康效应检测相结合，研发了定量评估人群健康风险的关键技术；用生物毒性检测与化学分离鉴定相结合，建立了基于健康风险的水中特征污染的筛选技术；研究成果被用于健康风险评估和标准修订。环境所的项目参与人为金银龙研究员、王先良研究员、张岚研究员。

2018 年 12 月 28 日，由中国疾控中心、北京大学、国家卫生健康委北京老年医学研究所共同完成的“高龄老人重要健康相关指标的流行病学研究与应用”获中华医学科技奖二等奖。环境所参与项目的主要完成人为施小明、吕跃斌。

【实验室管理】组织“一带一路”沿线 18 个重点省及西北六省疾控机构质控技术培训，有效地提升了“一带一路”沿线各级疾控中心的质控技术能力；组织开展全国疾控系统《测量不确定度评定实例》编制工作；组织完成 2017 年度环境所管理体系内审和管理评审工作，完成 2018 年度国家认证认可监督管理委员会检验检测服务业统计数据及机构自查的上报工作；组织开展第十二届实验室安全周活动；组织新入职实验室人员培训，《实验室危险废物污染防治技术规范》（DB11/T 1368—2016）培训，进修人员及病原微生物运输人员、实验动物从业人员培训考核；接收新疆维吾尔自治区喀什地区疾控中心1名专业技术人员，协助完成其任前培训；组织在职职工191人次健康体检，完善病原微生物实验和动物实验人员健康监测档案。

【研究生管理与继续医学教育】2018年，在读研究生为32人。招生12人，其中博士研究生为3人，硕士研究生为9人。毕业19人，其中博士研究生为2人，硕士研究生为17人。新聘任副导师18人。制定印发《中国疾病预防控制中心环境所联合培养研究生管理规定》，接收联合培养学生4名、吉林大学选派实习生3名。2018年，开展继续医学教育和全国疾控机构环境健康专业培训10余项，培训内容涉及气象敏感性疾病科学调查技术、全国医院消毒与感染控制、西部地区环境卫生监测技术、空气污染物暴露及监测技术等，培训地方各级疾控机构专业技术人员2 000余人次。

【行政运行管理及信息化建设】2018年，在职员工为254人，专业技术人员为204人，管理人员为4人，工勤人员为7人，中心托管39人。年内接收博士研究生1名、硕士研究生3名，他们已全部入职。向社会公开招聘工作人员2名，调出人员4人，6人办理退休手续。

2018年，完成14项规章制度制修订，其中综合管理类为2项，监审类为1项，财务类为5项，科技管理类为3项，条件服务类为2项，群工类为1项。环境所网站全年发布信息128条，完成网络安全性改造、安全加固和7个系统的渗透测试工作。

2018年，新增资产414件，资产存量为4 504件，处置资产3批共计267件，通过不同采购方式，签订货物、服务、工程类合同86份。完成实验楼一层大型设备室改造、行政楼卫生间隔断更新、部分区域防水修缮、南区会议室装修等工程。

【党建与文化建设】2018年，以学习贯彻习近平新时代中国特色社会主义思想为重点，深入贯彻党的十九大精神，组织开展“专学、联学”、“主题党日+”、《党章》知识答题、支部工作App竞赛、家庭助廉等专题活动，建立“两学一做”学习教育常态化制度化。制定《环境所2018年党风廉政建设和反腐败工作分工意见》，完成6个支部的届满换届工作，第三党支部荣获全国疾控系统2018年“百强支部”称号，王超在国家卫生健康委举办的“读讲一本书”活动暨“健康中国”五四青年演讲比赛中获一等奖，在全国疾控系统演讲比赛中获特等奖。在疾控分会主题征文活动中，王政凯获二等奖，王玲芬获优秀奖。

2018年，从文化建设入手，制作“文化手册”“宣传册”，组织编撰《中国疾病预防控制中心环境与健康相关产品安全所志》，组织开展职工春节联欢会、妇女节艺术插花活动、儿童节图片展等活动。在中心工会举办的年度羽毛球比赛中，获得女单、女双冠军和混合团体季军。完成职工代表大会主席团成员、3 个工作委员会成员及工会委员、女工委员代表推选，以及南纬路、潘家园 2 个工作区工会小组长改选工作。

【《环境卫生学杂志》】《环境卫生学杂志》全年采编稿件 238 篇，出版 5 期，刊登文章 80 篇。经多项学术指标综合评定及同行专家评议推荐，仍保持《中国科技论文统计源期刊》（中国科技核心期刊）名录收录。筹备召开第二届《环境卫生学杂志》编委会会议，完成新一届编委会委员换届工作。加大宣传力度，通过微信公众号推送文章及热点信息。全年向新疆维吾尔自治区、西藏自治区等边远地区和各地区县疾控中心赠送杂志 2 000 余本。

（董梦萌、耿莉、张伟、朱文玲、孙玥）

职业卫生与中毒控制所

【工作概况】2018年，围绕疾控工作，以职业病防治与中毒控制技术支撑工作为依托，适应新形势，迎接新挑战，协助国家卫生健康委和中国疾控中心做好重点职业病监测和职业健康风险评估、《中华人民共和国职业病防治法》（以下简称《职业病防治法》）配套规章及标准制修订、职业病防治宣传与健康企业建设、中毒应急处置与能力建设等技术支持工作，开展“十三五”科技支撑、卫生行业公益、国家自然科学基金等多类重大专项科研工作，加强国内外合作，推动职业卫生与中毒控制工作稳步有序开展。

【为《职业病防治法》配套规章和防治规划制修订等提供技术支撑】配合新修订的《职业病防治法》，组织修订《职业病诊断与鉴定管理办法》《职业健康检查管理办法》；组织起草报送《职业健康检查质量控制规范（草案）》《全国尘肺病现患病人及接尘企业职业危害现况调查方案》，并就应对职业健康监管职责调整，提出加强职业病防治机构体系和能力建设的对策与建议。

【以重点职业病监测与职业病报告为抓手，开展职业病防治工作】起草《重点职业病监测与职业健康风险评估工作方案（2018年版）》；报送《全国重点职业病监测与职业健康风险评估报告（2017年度）》，地市级开展率和区县覆盖率均达到91%；对省级和新疆生产建设兵团年度工作开展考核；开展重点职业病监测现场督导；举办重点职业病监测技术培训和推进会。

【加强职业卫生标准制修订和宣贯培训】组织标准审查6项、报送37项、终止2项、发布34项；开展标准跟踪调查（13个省42家单位）；举办宣贯培训2次，培训师资为240余人次；召开研讨会4次；参与审查、修订70余项。

【依托“健康城市”开展工作场所健康促进工作】协助开展《职业病防治法》宣传周工作，起草实施方案，制作中英文海报，举办专场文艺演出。

报送《关于推进健康企业建设的意见》及配套文件，组织编写《中国健康企业建设与实践教程》；举办健康企业专业技术人员培训班、工作场所健康促进传播材料制作大赛（23家省级职业病防治机构提交了435件参赛作品）；指导地方健康企业建设。

【开展职业危害专项调查】开展全国重点地区环境与健康、典型行业噪声危害、女职工重点生殖健康、职业紧张监测、电力行业高温危害、风力发电场运行维护人员职业危害、工频电场职业危害、尘肺病人治疗康复追踪调查、全国突发中毒事件卫生应急基本情况调查等专项调查。

【组织开展全国实验室检测能力考核比对】组织开展职业健康检查机构实验室检测能力考核（44 家机构参加）和职业卫生检测实验室比对（253 家实验室参加）。

【提供中毒卫生应急技术支持】开展毒物参考品数据库及应用平台建设、急性中毒事件卫生应急处置技术规范（总则）编制工作；排查危险化学品安全风险。

【提供中毒应急救治技术指导及咨询服务】现场处置、技术支持甘肃省和西藏自治区等地发生的 40 余起中毒事件；为 40 余起毒蘑菇中毒事件处置提供标本鉴定和救治指导等技术支持。提供 24 小时中毒热线、微信、网络等形式的咨询服务，咨询记录为 1 609 条；收集报送职业病与中毒事件网络舆情信息 600 余条。

【加强国家化学中毒救治基地和中毒卫生应急队伍建设】完善国家化学中毒救治基地远程会诊系统；填报中毒事件卫生应急信息平台中毒病例 16 667 条；开展中毒卫生应急队员培训与业务交流，组织培训 3 期。

【开展有毒动植物数据库及标本库工作】整理、导入中毒病例文献 1 450 条，审核发布中毒病例信息 2 000 余条；维护更新有毒动植物标本库，赴云南省等地采集毒蕈及乌头等标本 1 000 余份。

【开展中毒检测鉴定技术储备工作】对陕西省等 16 个重点区域开展蜂中毒监测，并制定监测手册；开展标准品和试剂储备更新。

【开展科学研究，扩大国际合作】在研课题为 16 项，包括国家自然科学基金课题 7 项、国家科技基础性工作专项 2 项、国际合作课题 1 项、国家重点研发计划课题和任务 3 项、国家社会科学基金 1 项、北京市自然科学基金项目 1 项、中心青年科研基金项目 1 项。

申报世界卫生组织职业卫生合作中心新一届任期资格，撰写年度报告、工作职责和计划书；与世界卫生组织西太平洋地区共同申请南南援助基金项目。全年办理因公出访 14 批次 25 人次，接待外宾来访 6 批次 17 人次；组织外宾学术报告 3 次。

继续推进与美国弗雷德·哈钦森癌症研究中心合作开展的“孕前持续性有机污染物暴

露致新生儿免疫应答损伤动力学研究”项目。

【提供技术指导与帮扶】答复职业病诊断鉴定来函5件，接待电话咨询23件（次）；协助举办省级尘肺病诊断资格培训考核5期。

开展援疆援藏和健康扶贫工作。赴西藏自治区开展职业卫生调研；技术指导新疆维吾尔自治区疾控中心实验室检测2次；接收新疆维吾尔自治区疾控中心进修人员1人。

【组织召开重要会议】组织召开职业健康风险评估国际研讨会、职业噪声和耳毒性化学物质暴露导致听力损失及相关疾病国际论坛，进一步提升职业病防治国际影响力；组织召开职业健康监管职能调整后的首次全国职业病防治技术工作会议，交流职业病防治工作经验，探讨职业病防治体系建设和未来发展方向。

（张文翠、聂武、孙新）

辐射防护与核安全医学所

【工作概况】作为国家级放射卫生技术机构，在2018年重点开展并完成了如下工作：

1．辐射危害监测与风险评估取得新进展

按计划完成医用辐射防护监测、职业性放射性疾病监测、食品饮用水放射性监测与风险评估、全国放射工作人员个人剂量监测4项监测任务，监测范围进一步扩大，市级和县级覆盖率较2017年大幅提高。其中，在全国医用辐射防护监测工作中，地市级监测覆盖率（以完成2家医院视为覆盖）达到94.2%。全年共监测2 897家医疗机构的放射诊疗设备12 869台，约占全部放射诊疗设备的11%。全国职业性放射性疾病监测与职业健康风险评估哨点工作覆盖了31个省（自治区、直辖市）的4 912家医院，全年报告17例职业性放射性疾病。全国食品放射性监测与风险评估工作共组织全国有关技术机构上报数据8 860个。国家卫生健康委放射工作人员个人剂量监测登记子系统运行良好，2018年，共有143家机构通过计算机信息系统报告监测数据。全国饮用水放射性风险监测工作取得很大进展，首次实现了31个省（自治区、直辖市）全覆盖。

2．持续开展全国放射卫生能力建设工作

全国个人剂量监测、放射性核素γ能谱分析、总α总β放射性测量和生物剂量估算4项放射卫生技术机构检测能力考核工作，得到了国家卫生健康委的高度重视。2018年，参加比对机构增至390余家，其中省级机构参加项目占总参加机构项目数量的19.5%，而地市级机构和外系统机构分别占34.4%和46.1%。辐射安全所组织的这项能力考核工作已成为全国放射卫生技术质量控制的重要平台，得到包括卫生系统、核工业系统、军队系统和大专院校、科研院所在内的放射卫生技术机构的认可，具有较高的权威性，成为全国放射卫生技术保证的公认品牌。

3．核辐射卫生应急工作取得新成效

首次组织开展2支国家队联合演练。中国疾控中心国家核和辐射突发事件卫生应急队与江苏省国家核和辐射突发事件卫生应急队开展“核卫–2018”核事故卫生应急演练，中国疾控中心首次派出后勤保障车辆和技术人员参加。国家卫生健康委核事故医学应急中心组织相关领域专家，编制了7个核辐射卫生应急技术方案，为相关核辐射卫生应急机构和队伍提供核辐射突发事件卫生应急处置工作技术指导。组织对赴朝鲜核试验场采访归国的新华社及中央电视台6名记者，开展人员核辐射内污染剂量检测及生物剂量估算，未检出异常。孙春兰副总理视察中国疾控中心，辐射安全所核辐射卫生应急装备接受了检阅，应急办工作人员对领导关心的核辐射卫生应急及核电站监测等相关问题进行了现场汇报。积极参与我国第一次卫生应急素养条目《公民卫生应急素养条目》的编制，并在“4·15”全民国家安全教育日发布。

4. 精心组织开展“组团式”援藏、援疆工作

在国家卫生健康委疾控局的统一安排下，根据国家对口援藏要求，协调8个省级放射卫生机构，于2018年4—10月派出42名专家赴西藏自治区，开展医疗机构辐射防护检测工作、职业性放射性疾病监测与职业健康风险评估、全区放射诊疗摸底调查工作和全区放射卫生培训工作；连续3年的援藏工作弥补了西藏自治区在全区放射卫生防护领域的空白，做到了地市级全覆盖，对西藏自治区放射卫生事业发展和保障放射工作人员的健康具有重要意义；2018年，首次开展了西藏自治区饮用水放射性监测。于2018年1月在新疆维吾尔自治区乌鲁木齐市举办了一期“放射卫生检测与评价技术培训班”，来自全区各地州、区疾控中心，职业病防治院和新疆生产建设兵团疾控中心的70名放射卫生技术人员参加了培训。根据新疆维吾尔自治区疾控中心和喀什地区结核病防治所的相关工作请求，并结合辐射安全所年度援疆工作安排，由孙全富副所长带队，于2018年5月组织本所专业技术人员组成援疆工作队，赴喀什与和田地区开展医用辐射防护监测、职业病危害控制效果评价和调研帮扶工作。为提高喀什地区县市乡镇卫生院放射工作人员在放射诊疗过程中的安全与防护水平，与公共卫生管理处合作，于2018年9月在喀什地区喀什市和莎车县连续举办两期“2018年度喀什地区县市乡镇卫生院放射工作人员培训班”，共有来自喀什地区县市乡镇卫生院的225名放射工作人员参加了培训。组织编制了一套4张放射诊疗安全与防护告知科普挂图，将其赠送给喀什地区全部的基层医疗卫生机构，受到了基层放射工作人员的欢迎和好评。这也是辐射安全所开展放射卫生科普宣传的新尝试。2018年9月，曹进华书记等一行5人赴和田地区皮山县阔什塔格镇其格勒克村开展“走亲戚”“送温暖，献爱心”活动，将定制的160个爱心书包和辐射安全所职工捐赠的318件衣服、132册图书等物品送给全校学生。

5.《中华放射医学与防护杂志》取得突破性进展

2018年，辐射安全所承办的中华医学会放射医学与防护专业委员会会刊《中华放射医学与防护杂志》的学术质量和出版时效成绩卓然，在2 029种中国科技核心期刊中，继2017年荣登“百种杰出学术期刊”榜单，又前进22名，列第42名。2011年后，其影响因子持续增长了近230%，稳居军事医学与特种医学学科第一，推出4篇Top 100和领跑者5000（F5000）论文。

6. 持续开展科学研究工作

围绕国家疾控重点任务，积极推进辐射防护与核应急中国疾病预防控制中心重点实验室建设工作。2018年，共组织申报国家级课题32项，已获得批准的为3项；26项在研课题按照计划顺利进行。组织指导、培养研究生40名；6名研究生顺利完成学业，2名博士后出站。

【机构设置】截至 2018 年年底，共设有 7 个行政管理部门，分别是所办公室、党群工作处、人力资源处、财务处、纪检监察审计室、后勤管理处和安全保卫处；5 个专业技术管理部门，分别是科技处、质量管理办公室、核事故与放射事故应急办公室、信息中心和政策标准研究室；9 个业务部门，分别是放射诊疗设备质量控制实验室、辐射检测与评价室、辐射流行病学研究室、辐射防护研究室、放射化学研究室、毒理学研究室、学术期刊编辑部、放射生物学研究室和放射生态学研究室。

【人力资源管理】截至 2018 年年末，在职职工为 148 人，其中所领导为 4 人，中层干部为 26 人；离退休职工为 189 人。年内接收新进“三生”2 人，引进工作人员 1 名。截至 2018 年年末，专业技术人员为 130 人，其中具有正高级职称人员为 24 人，具有副高级职称人员为 48 人，具有中级职称人员为 46 人，具有初级职称人员为 12 人。

在 2018 年度绩效考核中，经各处室绩效考核评议、所联合评议会绩效考核评议和党政联席会审议，1 名所领导、4 个处室、6 名中层干部和 23 名职工获得绩效考核“优秀”等次。辐射安全所丁库克副所长在中国疾控中心的 2018 年度考核中，获得年度考核优秀。

绩效考核为“优秀”等次的所领导是刘青杰；绩效考核为“优秀”等次的处室为安全保卫处、财务处、学术期刊编辑部、放射生物学研究室；绩效考核为“优秀”等次的中层干部是胡京钢、张科、郭鲜花、拓飞、韩艳清、田梅（临时负责人）；绩效考核为“优秀”等次的职工是贾洪林、付悦、豆晓丽、范振芳、安晶刚、郝述霞、刘辉、刘雅、梁婧、杨宝路、李小亮、阮建磊、曲功霖、陆雪、习聪、朱卫国、李娜、赵江远、贾天娇、薛茹、王春燕、张庆、闫冬。

【财务预算管理与政府采购】2018 年，在进一步规范内部控制、财务管理、资产管理、物资采购和内部审计的同时，还加强了项目经费预算编制精细化管理，使经费预算执行更加合理，达到了各时序点的经费执行进度。全年财政收入总计 6 739.78 万元，截至 2018 年 12 月底，执行进度达到 89.83%（退休人员的工资自 2018 年 6 月转由中央国家机关养老保险管理中心发放，但退休费额度仍按全年预算下达，且年底财政追加本所在职及离退休人员经费 139.84 万元，以上原因拉低了本年度辐射安全所的整体预算执行进度）。全年财政项目经费收入为 2 420 万元，截至 2018 年 12 月底，执行进度达到 100%。

严格遵守国家政府采购法规，坚决执行计划采购。2018 年，进一步规范物资采购管理，简化定点采购低值易耗物资审批程序。全年共采购仪器、设备和物资 1 124.8 万元。

【内部管理制度建设】根据国家和上级单位要求，结合辐射安全所的实际情况，2018 年，重点加强内部管理和科研等方面的规章制度建设，制修订《中国疾控中心辐射安全所工作会议制度》《中国疾控中心辐射安全所授予外籍专业人员荣誉称号管理规定》《中国疾控中心辐射安全所职工公费医疗管理暂行规定》3 个规章制度。截至 2018 年 12 月 31 日，已制定各类规章制度 81 部项。

辐射安全所领导班子重视权力运行的有效监督，带头按制度办事，凡属重大决策、重要人事任免、重大项目安排和大额度资金运作“三重一大”事项，均按照会议制度要求，集体研究后决定。2018 年，召开所务会、所长办公会、党政联席会等 31 次所办公会议，做出 237 项会议决定。

【事项审批和公文管理】2018 年，进一步规范事项审批和公文管理工作，凡属所内出差审批、申请事项审批、合同审批、提交会议研究事项审批等，均需通过所内办公自动化系统提交，充分做到了公开、公正，按规定程序办事，加大了权力运行的监控力度。其中，通过办公自动化系统进行了 257 个文件的发文管理和 1 007 个文件的收文管理，下发了 237 个会议决议，审批各类请示 251 个；通过合同管理系统，对 214 份合同草本进行了审查，财务处、科技处、质量管理办公室、后勤管理处、所办公室的负责人和审计人员严格把关，依据工作职能，加强了送审合同的相关内容与程序审查，从根本上杜绝了各类违纪违法行为的发生。

【保密和档案管理】辐射安全所是国家卫生健康委的保密要害部位，逐年逐级签订保密协议和计算机安全保密责任书，定期组织专人对所内涉密计算机和涉密载体进行安全检查。在辐射安全所保密委员会和全体职工的共同努力下，2018 年，未发生保密安全责任事故。

为充分利用档案资源、保证档案安全，2018 年，共归档 647 件文书档案和 8 个科研课题档案。

【质量体系管理】完善质量管理体系，保障科学研究和技术服务的有效开展。2018 年，组织完成北京市卫生健康委对辐射安全所进行的放射卫生技术服务机构甲级资质年检和相关数据上报工作，组织完成国家认证认可监督管理委员会对辐射安全所检验检测机构资质认定资质的现场扩项评审工作，保证了相关评价与检测工作的正常开展。同时，按计划组织完成了 147 台仪器设备的检定 / 校准工作。

2018 年，对外检测和校准报告共计 519 份，其中检测报告 403 份，校准报告 116 份；编写建设项目职业病危害放射防护评价报告 11 份，其中预评价报告书为 6 份，控制效果评价报告书为 5 份。

【实验室安全管理】实验室安全和放射源安全是辐射安全所安全生产管理的重要环节。2018 年，组织开展第十二届实验室安全周活动，共接受环保、公安、卫生等主管部门的 10 次实验室和辐射安全检查，未发生实验室安全事故和辐射安全事故。截至 2018 年 12

月 31 日，放射性同位素总计 112 件，其中非豁免水平放射性同位素为 39 件，豁免水平以下的放射性同位素为 73 件；有射线装置为 3 台。

【后勤保障与安全保卫管理】作为中国疾控中心独立的办公区域，在后勤保障和安全保卫工作中，除负责辐射安全所业务保障管理职责以外，还承担办公区和家属区管理工作，任务重、责任大。2018 年，后勤和保卫人员克服重重困难，保障了辐射安全所的工作正常运转。按计划完成国有资产管理、公费医疗服务管理、物资供应、供暖、供电、供水、车辆运行、综合治理及安全保卫等工作。

【绩效工资改革与离退休人员津贴补贴调整】根据中国疾控中心的统一安排，组织实施 2018 年度个人和处室绩效考核工作。

辐射安全所领导班子十分重视离退休职工管理，全年共慰问看望离退休职工 53 人次，并组织离退休职工开展丰富多彩的业余生活。

【核与辐射突发事件卫生应急工作】首次组织开展 2 支国家队联合演练。中国疾控中心国家核和辐射突发事件卫生应急队与江苏省国家核和辐射突发事件卫生应急队开展“核卫 –2018”核事故卫生应急演练，中国疾控中心首次派出后勤保障车辆和技术人员参加。

为科学、有效地应对朝核核辐射突发事件，规范卫生应急处置程序，国家卫生健康委核事故医学应急中心组织相关领域专家，编制了 7 个核辐射卫生应急技术方案，为相关核辐射卫生应急机构和队伍提供核辐射突发事件卫生应急处置工作技术指导。

组织对赴朝鲜核试验场采访归国的新华社及中央电视台 6 名记者，开展人员核辐射内污染剂量检测及生物剂量估算，未检出异常。

孙春兰副总理视察中国疾控中心，辐射安全所核辐射卫生应急装备接受了检阅，应急办工作人员对领导关心的核辐射卫生应急及核电站监测等相关问题进行了现场汇报。辐射安全所司机班为此次总理视察提供了车辆后勤保障。

为了不断提高国家卫生健康委核事故医学应急中心的技术支撑水平，针对重大公众防护行动的科学瓶颈问题，组织翻译世界卫生组织在日本福岛核事故后修订的《碘甲状腺阻滞导则 / 稳定碘预防导则》，以及欧盟的《辐射事故受影响人群准备与健康监护建议与程序》等国际出版物。积极参与我国第一次卫生应急素养条目《公民卫生应急素养条目》的编制，并在“4 · 15”全民国家安全教育日发布。

【放射卫生法规、标准、部门规章的制修订工作】根据国家卫生健康委的要求，2018 年，对《中华人民共和国原子能法（草案）》《强制性国家标准管理办法（征求意见稿）》《中华人民共和国计量法（修订送审稿）》等提出修改意见，梳理、研究、分析职业安全相关的法律法规，并提出制修订建议，报送国家卫生健康委。

2018 年，组织召开放射卫生标准宣贯会，就标准体系概况、放射卫生标准概述及 12 项标准，对各省、自治区、直辖市的疾控机构、监督机构、职防机构、科研院所等单位进行宣贯，近 80 人参加宣贯会。

【辐射危害监测与风险评估】为全面、深入地了解辐射危害对人类健康的影响，根据国家卫生健康委的要求，2018 年，已按计划完成医用辐射防护监测、职业性放射性疾病监测、食品饮用水放射性监测与风险评估、全国放射工作人员个人剂量监测 4 项监测任务，监测范围进一步扩大，市级和县级覆盖率较 2017 年大幅提高。其中，在全国医用辐射防护监测工作中，地市级监测覆盖率（以完成 2 家医院视为覆盖）达到 94.2%。全年共监测 2 897 家医疗机构的放射诊疗设备 12 869 台，约占全部放射诊疗设备的 11%。全国职业性放射性疾病监测与职业健康风险评估哨点工作覆盖了 31 个省（自治区、直辖市）的 4 912 家医院，全年报告 17 例职业性放射性疾病。组织全国 63 名专家分为 9 个组，开展交叉督导，起到了互相学习、互相启发、推动后进的良好作用。按照上级有关文件的要求，交叉督导于 2018 年 11 月 15 日暂停。

全国食品放射性监测与风险评估工作共组织全国有关技术机构上报数据 8 860 个，注意对监测数据的分析和研判，及时发现系统行业风险，及时向有关司局汇报，引起了领导的高度重视，按照国家卫生健康委综合监督局的要求，对 4 个省 7 家医院核医学科的防护与管理工作进行了现场调研，起草了《全国范围内部署医疗机构核医学专项监督检查与调研技术方案》。国家卫生健康委放射工作人员个人剂量监测登记子系统运行良好，2018 年，共有 143 家机构通过计算机信息系统报告监测数据。全国饮用水放射性风险监测工作取得很大进展，首次实现了 31 个省（自治区、直辖市）全覆盖。

通过 4 项全国放射卫生监测工作的有效开展，进一步掌握了全国医用辐射防护与质量控制、食品饮用水放射性水平、放射工作人员职业健康监护现状，医院和卫生行政部门进一步提高了依法依规开展放射诊疗设备性能监测、医疗辐射防护和职业性放射性疾病防治的意识。通过汇总、分析 2017 年度全国范围内开展的放射性污染监测和健康影响监测等数据，编制完成了《全国医用辐射防护监测年度报告（2018 年）》等 7 个放射卫生年度报告，并已上报国家卫生健康委和中国疾控中心。以上工作的开展为我国放射卫生防护对策研究、科学实施国家卫生健康委“十三五”规划提供了科学依据。辐射危害监测与风险评估取得的新进展得到了国家卫生健康委领导的充分肯定和高度评价。

【援藏援疆工作】为充分落实国家卫生健康委和中国疾控中心支援西藏计划，精准开展支援西藏自治区的放射卫生工作，有效落实国家卫生健康委“组团式”援藏工作方针，在国家卫生健康委疾控局的统一安排下，根据国家对口援藏要求，精心准备，并协调 8 个省级放射卫生机构，由刘青杰副所长带队，于 2018 年 4—10 月派出 42 名专家赴西藏自治区，开展医疗机构辐射防护检测工作、职业性放射性疾病监测与职业健康风险评估、全区放射诊疗摸底调查工作和全区放射卫生培训工作。连续 3 年的援藏工作弥补了西藏自治区在全区放射卫生防护领域的空白，做到了地市级全覆盖，对西藏自治区放射卫生事业发展和保障放射工作人员的健康具有重要意义。2018 年，首次开展了西藏自治区饮用水放射性监测。

根据中国疾控中心相关文件的要求，于 2018 年 1 月在新疆维吾尔自治区乌鲁木齐市举办了一期“放射卫生检测与评价技术培训班”，来自全区各地州、区疾控中心，职业病防治院和新疆生产建设兵团疾控中心的 70 名放射卫生技术人员参加了培训。

为贯彻落实中国疾控中心援疆工作精神，根据新疆维吾尔自治区疾控中心和喀什地区结核病防治所的相关工作请求，并结合辐射安全所年度援疆工作安排，由孙全富副所长带队，于 2018 年 5 月组织本所专业技术人员组成援疆工作队，赴喀什与和田地区开展医用辐射防护监测、职业病危害控制效果评价和调研帮扶工作。

为提高喀什地区县市乡镇卫生院放射工作人员在放射诊疗过程中的安全与防护水平，与公共卫生管理处合作，由孙全富副所长带队，于 2018 年 9 月在喀什地区喀什市和莎车县连续举办两期“2018 年度喀什地区县市乡镇卫生院放射工作人员培训班”，共有来自喀什地区县市乡镇卫生院的 225 名放射工作人员参加了培训。

组织有关专家查阅世界卫生组织和国际原子能机构（International Atomic Energy Agency，IAEA）等国际组织的相关材料，结合本所多年积累，并征求多方意见、反复修改论证后，编制了一套 4 张放射诊疗安全与防护告知科普挂图，将其赠送给喀什地区全部的基层医疗卫生机构，受到了基层放射工作人员的欢迎和好评。这也是辐射安全所开展放射卫生科普宣传的新尝试。

我们急辐射安全所援疆干部之所急，2018 年 9 月，由曹进华书记带队，一行 5 人赴和田地区皮山县阔什塔格镇其格勒克村开展“走亲戚”“送温暖，献爱心”活动，将定制的 160 个爱心书包和辐射安全所职工捐赠的 318 件衣服、132 册图书等物品送给全校学生。

援藏援疆工作具有重要的政治意义，也是健康卫生扶贫的应有之义和重要内容。2018 年，在既往良好工作的基础上，有所创新、深入基层、力求实效，援藏援疆工作得到了当地政府的好评。西藏自治区认为，其他卫生援藏要学习分享辐射安全所放射卫生援藏的经验，南疆工作站将辐射安全所的放射卫生援疆工作在有关会议上做了专题汇报，并受到领导的好评。

【全国放射卫生专业培训与技术指导工作】2018 年，共组织全国核和辐射应急医学救治、放射诊疗设备质量控制检测技术等 7 个专业培训班，邀请国际原子能机构和世界卫生组织专家来华授课，培训以基层为主的全国放射卫生技术人员 903 人次，颁发国家继续教育学分证书658人次。

全国个人剂量监测、放射性核素γ能谱分析、总α总β放射性测量和生物剂量估算4项放射卫生技术机构检测能力考核工作，得到了国家卫生健康委的高度重视。2018年，参加比对机构增至390余家，其中省级机构参加项目占总参加机构项目数量的19.5%，而地市级机构和外系统机构分别占34.4%和46.1%。辐射安全所组织的这项能力考核工作已成为全国放射卫生技术质量控制的重要平台，得到包括卫生系统、核工业系统、军队系统和大专院校、科研院所在内的放射卫生技术机构的认可，具有较高的权威性，成为全国放射卫生技术保证的公认品牌。

放射卫生技术考核和技术培训工作的持续开展，有效地促进了省级，特别是地市级放射卫生机构的能力建设，提高了基层放射卫生技术人员的检测和应急能力，对全国放射卫生工作的可持续发展起到了关键性作用。

2018年，接收来自陕西省疾控中心等单位的16名进修人员。

【全国放射卫生年度报告编写工作】为及时汇总分析放射卫生各领域的监测数据，总结2018年放射卫生技术工作，经过辐射安全所相关部门的共同努力，已按计划完成《全国医用辐射防护监测年度报告（2018）》《全国核辐射突发事件卫生应急年度报告（2018）》《全国放射卫生技术机构检测能力考核年度报告（2018）》《全国饮用水放射性风险监测年度报告（2018）》《全国放射工作人员个人剂量监测年度报告（2018）》《全国食品放射性监测与风险评估年度报告（2018）》《全国职业性放射性疾病监测年度报告（2018）》7个放射卫生年度报告的编写工作，并上报国家卫生健康委和中国疾控中心。

【国家放射卫生重点专项工作】2018年，经过辐射安全所职工的共同努力，共申请到“中国疾控中心辐射防护与核安全医学所国家放射卫生与核应急体系建设与能力提升”“中国疾控中心辐射防护与核安全医学所放射工作人员职业照射风险监测与危害控制”“中国疾控中心辐射安全所公共卫生应急反应机制的运行”“中国疾控中心辐射防护与核安全医学所公众照射辐射监测与健康风险评估”“中国疾控中心辐射安全所国家卫生应急队伍演练经费”“中国疾控中心辐射安全所放射卫生标准体系建设”6项国家财政支持项目，申请到国家财政支持经费2 420万元。以上国家放射卫生重点专项工作的有效开展，对辐射安全所全面、细致地开展放射卫生工作既是机遇，也是挑战。截至2018年年底，已按照计划，圆满地完成了各项任务，取得了丰硕成绩。

【信息交流和媒体监测工作】2018年，辐射安全所承办的中华医学会放射医学与防护专业委员会会刊《中华放射医学与防护杂志》的学术质量和出版时效成绩卓然，在2 029种中国科技核心期刊中，继2017年荣登“百种杰出学术期刊”榜单，又前进22名，列第 42 名。2011 年后，其影响因子持续增长了近 230%，稳居军事医学与特种医学学科第一，推出 4 篇 Top 100 和 F5000 论文。

为使相关部门和领导及时了解国内外和辐射安全所的放射卫生工作动态，全年编辑印制《辐射与健康通讯》《辐射安全所工作通报》等共 42 期，并通过辐射安全所网站，及时发布了 43 条辐射安全所的工作动态。

【科学研究与学科进展】2018 年，辐射安全所承担的国家科技支撑计划、重大科学仪器设备开发、科技基础性工作专项，以及国家自然科学基金和国家标准等 26 项在研课题按照计划顺利进行。

【国际合作与学术交流】2018 年，继续深化与国际原子能机构、世界卫生组织等国际组织，以及英国、日本、韩国等国家的学术交流与合作，多项国际合作项目进展顺利。全年出访 22 人次，来访 23 人次。加强国际学术交流和人才培养，不断提高科研水平是辐射安全所做好放射卫生工作的重要平台。

2018 年，以第一作者共发表论文 60 篇，其中 SCI 论文为 13 篇，并且有论文在 *Radiation Research*（《辐射研究》）等专业一流杂志上发表，这是近年来的最好成绩。为表彰 2017 年度取得的科研成绩，组织召开了“辐射安全所 2017 年度科技奖励暨学术年会”，对 2017 年度的 11 项获资助课题的课题组、6 名研究生导师、13 个颁布的国家标准、1 部科技著作、5 项获准专利，以及在正式刊物上公开发表的 73 篇学术论文作者给予了奖励。

【研究生培养】为推动放射医学与防护学科的发展，2018 年，充分利用辐射防护与核应急中国疾病预防控制中心重点实验室条件，继续开展研究生培养工作。截至 2018 年年末，共有在职博士研究生导师 5 名、硕士研究生导师 8 名。2018 年，共指导、培养研究生 40 名，其中指导在站博士后 3 名，培养博士研究生 12 名、硕士研究生 25 名；毕业研究生 7 名；新招博士研究生 1 名、硕士研究生 6 名。

【职工在职教育】积极为在职职工提供多渠道的学习教育机会，每年都有职工考取硕士、博士研究生和获得各类专业技术证书。2018 年，辐射安全所领导参加党的十九大精神学习、处级干部轮训班和党务工作培训班等，进一步提高其履职能力；对全体中层干部进行法律知识、保密安全、团队建设能力和执行力培训，进一步加强其管理能力和执行能力；组织全所放射工作人员进行辐射安全和放射卫生管理岗中复训，加强放射防护能力建设。

（冒煦、秦斌、孙全富）

农村改水技术指导中心

【工作概况】2018 年，继续围绕农村饮用水卫生、农村环境卫生、农村改厕及相关的健康影响和疾病预防控制，组织开展技术支撑、标准制修订、科研、委托及国际合作等工作。组织完成全国农村饮用水枯水期和丰水期的水质卫生监测工作，组织实施全国农村环境卫生监测工作，继续开展农村饮用水安全工程卫生学评价项目。牵头研制《健康村建设和评价指南　第 1 部分：指标体系》和《健康乡镇建设和评价指南　第 1 部分：指标体系》，编制《农村户厕建设规范》和《农村户厕建设规范手册》，修订《国家卫生县城（乡镇）标准》。开展氟斑牙患病现状及其影响因素研究、全国海水淡化饮用水水质风险评估、饮用水病原微生物污染及健康风险评价、重点区域饮用水源地多溴联苯醚污染现状及风险评估等科研项目。开展长江流域部分地区饮用水中二甲基亚硝胺现状及其健康风险评估项目、饮用水中酰胺类除草剂残留调查及其风险评估项目等科研项目。承担国家卫生健康委疾控局“全国城乡环境卫生整洁行动评估项目”评估工作，在山西省大宁县、永和县两县开展“一县一策”农村饮用水水质提升保障工程策略研究扶贫工作；承担国家卫生健康委监督局“全国农村集中式供水卫生安全巡查评估”。与联合国儿童基金会组织开展“水与农村环境卫生相关健康项目”。

【全国农村环境卫生监测】按照国家卫生健康委疾控局的安排，继续组织开展中央财政转移支付全国农村环境卫生监测项目。2018 年，全国农村环境卫生监测实际完成 725 个县、14 509 个监测点、76 302 户家庭、6 295 所学校的监测和 14 442 份村中农田土壤样品的采集、检测工作。2018 年，全国农村环境卫生监测实际完成监测县数占除市辖区以外全国县级行政区划数的 39.34%，监测县覆盖农村人口数占全国乡村人口总数的 47.08%；实际调查行政村数占全国行政村数的 2.48%。2018 年，全国农村环境卫生监测数据的收集、录入、审核工作全部结束，进入全国监测数据的分析和技术报告撰写阶段。

【农村饮用水水质卫生监测】农村饮用水水质卫生监测工作是改水中心负责执行的一项医改重大公共卫生服务项目。2018 年，组织完成全国 31 个省（自治区、直辖市）和新疆生产建设兵团的 2 669 个县（市、区、旗）农村饮用水枯水期和丰水期的水质卫生监测工作。全国共采集农村饮用水水样 193 628 份，完成计划任务量的 115.3%，其中枯水期完成 96 680 份，丰水期完成 96 948 份。监测乡镇覆盖率为 98.2%。完成 5 个省 500 份水样的实验室检测结果复核；举办 2 期农村饮用水卫生监测技术片区培训，协助浙江省、重庆市、云南省、甘肃省等地区开展饮用水卫生监测技术培训；撰写并上报《2017 年全国农村饮用水卫生监测报告》。

【整乡环境卫生全覆盖项目】整乡环境卫生全覆盖项目周期是 2016—2018 年，为期 3 年，该项目主要在河南省栾川县和四川省泸县进行。完成 2018 年项目实施方案，开展全球可持续发展目标培训、乡镇及村级宣传发动、洗手日及厕所日宣传，开展项目终期评估调查，完成统计分析和评估报告工作等。

【美丽社区环境卫生与儿童健康项目】美丽社区环境卫生与儿童健康项目以改厕为龙头，带动云南省贫困地区社区和学校环境卫生改善，提高村民的环境与健康意识。2018 年，通过评估衡量项目目标计划、产出和预期结果的实现程度，总结项目的经验教训，形成可借鉴或推广的实例，为探索贫困地区环境卫生改善模式的第一步——农村无害化厕所改善的本地化提供科学依据。

（丁雪娇）

妇幼保健中心

【工作概况】2018年，以习近平新时代中国特色社会主义思想为指导，认真贯彻落实党的十九大和十九届二中全会精神，根据国家卫生健康委对妇幼卫生工作的统一安排和中国疾控中心的明确要求，围绕妇幼保健工作发展大局，全面推进妇幼健康服务各项工作。

协助国家卫生健康委工作，开展10余项委托研究工作，完成指南制定、报告撰写、手册开发、标准编制和完善等10余份技术文件；持续推进重大公共卫生项目；完成人类辅助生殖技术管理相关工作和母婴保健法律相关证件管理工作。

围绕“两癌”（宫颈癌和乳腺癌）监测、孕产妇心理保健、妇女保健、青春期保健、生殖健康相关领域，开展10多项研究工作；启动国家自然科学基金“HIV感染孕妇抗病毒药物耐药预测模型研究”，开展涉及预防母婴传播及孕产保健方面的科研和项目工作；推广儿童保健适宜技术，开发教材，组织培训，自主研发中国儿童发育筛查评价工具。编写《妇幼保健院评审标准释义》《妇幼保健质量与安全管理　妇女保健》手册；制定妇幼保健机构质量安全评价指标及释义；出版《中国0~6岁儿童生存发展策略——从证据到行动》中文报告并向全国发放。建设国家级妇幼健康信息平台，做好信息互联与共享；完成妇幼健康信息标准、信息安全等级保护、系统新建改造等工作。开展孕产妇及新生儿健康监测等各项监测工作；完成2017年度全国妇幼保健机构监测报告。与联合国儿童基金会、世界卫生组织、联合国人口基金等开展10余项国际合作项目，承担联合国儿童基金会、世界卫生组织的项目管理工作。

搭建行业交流平台，召开妇幼保健院院长年会、办公室主任会等，成立中国妇幼保健协会高危儿健康管理专业委员会和中国妇幼保健协会辅助生殖技术监测与评估专业委员会，并承办《中国妇幼卫生杂志（英文版）》。

2018年，获得2项国家自然科学基金青年科学基金项目资助。完成科研、研究生及进修人员管理工作，开展继续教育工作，制定和完善科研管理制度。印制和发放健康教育材料；开展“母婴健康信使——公益短信项目”等。

派出业务骨干援非1名，借调世界卫生组织西太平洋地区办公室1名，援疆1名，在山西省临汾市永和县妇幼保健计划生育服务中心开展对口支援工作。

妇幼保健中心有关部门通力合作，配合中国疾控中心审计处和派驻审计组完成法定代表人任期经济责任审计核查工作。

【完成《妇女常见病筛查质量控制报告》】为进一步促进以宫颈癌和乳腺癌检查为重点

的妇女常见病检查工作，规范检查流程和内容，提高检查质量和信息管理质量，受国家卫生健康委妇幼司委托，于2018年开展了妇女常见病检查工作质量控制项目。该项目采取文献研究、专家咨询与现场调研（3个省6个县）相结合的方法，最终形成《妇女常见病筛查质量控制报告》。该报告的出炉为推动妇女常见病筛查工作的开展、促进阶段性目标的实现提供了依据。

【开发并上线农村地区“两癌”监测信息系统】为配合“国家重大公共卫生服务项目农村妇女‘两癌’检查项目”的有效实施，探索和建立适宜、长效的“两癌”信息管理模式和智能的监测系统，于2013—2016年开展农村地区宫颈癌监测试点项目第一周期工作，形成了智能宫颈癌信息系统辅助下的监测工作模式，并于2017年启动了项目的第二周期工作，在10个省11个市13个县的项目地区继续开展监测工作。在前期工作的基础上，于2018年开发并上线乳腺癌监测系统，最终形成适宜、长效的“两癌”信息管理模式和智能的监测系统。

【启动“促进生育全程基本医疗保健服务利用模式及其效果评价研究”项目】为配合国家《关于加强生育全程基本医疗保健服务的若干意见》（国卫妇幼发〔2016〕53号）的有效实施，提升现有孕产期保健服务的内涵、质量、效率，优化生育全程服务内容，于2018年9月启动了“促进生育全程基本医疗保健服务利用模式及其效果评价研究”项目。21个项目单位覆盖了贫困地区和非贫困地区。

【完成互联网+多中心孕产妇心理干预课程效果评价研究项目师资培训】为推动孕产期心理保健服务在妇幼保健机构的开展，提高广大孕产妇的心理健康水平，于2016年9月在全国30家医疗保健机构启动了互联网+多中心孕产妇心理干预课程效果评价研究项目。2018年，继续对项目机构人员开展孕产妇心理课程师资培训、医务人员心身减压等课程培训，并在项目单位开展预试验，按计划完成各项目工作。

【完成我国妇幼保健机构妇女心理保健工作现况调研】为了解各级妇幼保健机构妇女心理保健工作管理现状、政策支持、服务能力以及服务对象的心理保健需求，与联合国人口基金联合开展了妇幼保健机构妇女心理保健工作现况调研。此次调研覆盖了全国30个省（自治区、直辖市）共504个妇幼保健机构，为进一步推动妇幼保健机构妇女心理保健工作、探索现阶段适宜的妇女心理保健工作模式提供了参考依据。

【依托联合国儿童基金会青少年健康与发展项目，探索新型青少年保健服务模式】为促进我国青少年健康与发展，于2016年起开展青少年健康与发展项目。2018年，基于项目产出的“青少年心理与行为发育服务包”国家级主导原创和探索青少年保健外展服务模式，并在5个省主办了5期“关爱青少年健康营地”活动；同时，完成新疆维吾尔自治区、重庆市、山东省、广东省和北京市5个地区的监督指导工作。

【完成联合国儿童基金会青少年健康与发展项目省级师资3期系列培训】2016—2017年，组织国家级专家完成“青少年心理与行为发育服务包”的初步开发工作。2018年开始，在11个项目省选拔40余名省级师资，并就“青少年心理与行为发育服务包”的3个模块开展3期师资培训。培训后，师资分别在11个省14个区县开展校医培训、家长课堂、青少年积极心理学团体辅导和减压注意力练习活动。

【完成联合国人口基金第八周期性与生殖健康政策框架项目相关报告】2016年起，开展联合国人口基金第八周期性与生殖健康政策框架项目。2018年，完成中国性与生殖健康政策问题与挑战报告框架和8个重点领域的选择；撰写及修订中国性与生殖健康政策孕产期保健的良好实践报告；完成国际性与生殖健康政策框架的收集汇总；完成妇幼保健机构性与生殖健康领域心理保健的工作现况调研方案和调查工具的开发，以及预调查和部分地区现场调查工作；起草青少年保健专科建设指南框架。

【推进国家卫生健康委－联合国儿童基金会消除艾滋病、梅毒和乙肝母婴传播试点项目】受国家卫生健康委妇幼司委托，于2018年10月17—19日在杭州市举办“国家卫生健康委－联合国儿童基金会消除艾滋病、梅毒和乙肝母婴传播试点项目年度会议”。来自国家卫生健康委、联合国儿童基金会、世界卫生组织、联合国艾滋病规划署、国家级专家组的相关专家，以及浙江省、广东省和云南省项目地区的参会代表共计120人参与了此次会议。会议介绍了国际消除母婴传播领域进展，回顾了2017年项目工作进展、项目基线调查和监督指导结果，分享交流了项目地区的工作经验。

【“携手凉山　健康妇幼”，牵头开展凉山州妇幼健康能力建设对口支援项目】由国家卫生健康委妇幼司牵头、中国性病艾滋病防治协会支持、中国疾控中心妇幼保健中心组织开展的“携手凉山　健康妇幼”凉山州妇幼健康能力建设对口支援项目（2018—2020）于2018年在四川省凉山州启动，以凉山州艾滋病防治和健康扶贫攻坚行动为切入点，重庆市、广东省、广西壮族自治区与湖南省4个地区的妇幼保健机构分别对布拖县、昭觉县、美姑县和越西县进行预防母婴传播技术工作对口支援。开展现场调研，开发基层人员技术手册、驻点专家手册，梳理和印发重点县区预防母婴传播工作和服务流程，召开对口支援专家讨论会，制定对口支援方案等一系列活动，并积极筹备对口支援启动会，对口支援工作的开展成为推动四川省凉山州预防母婴传播工作开展的重要力量。

【持续开展母婴阻断失败后 HIV 清除治疗方案研究对象入组工作】自 2015 年起承担“十二五”国家科技重大专项课题“母婴阻断失败后新生儿艾滋病毒清除治疗方案研究”，于广东省、广西壮族自治区、四川省、云南省和新疆维吾尔自治区开展现场研究，进行研究对象招募和随访工作。截至 2018 年 12 月，共招募研究对象 455 例，实际入组 400 例，课题进展已经完成 66.67%。

【持续开展预防艾滋病母婴传播依从性监测项目】为了为进一步实施精准预防艾滋病母婴传播干预措施提供有效的科学依据，于 2018 年 4—11 月分别在新疆维吾尔自治区、云南省、广西壮族自治区 3 个省（自治区）的 8 个预防艾滋病母婴传播项目地区，对项目工作开展质量控制、技术指导和现场培训。该项目进展顺利，项目服务对象依从性较好，项目地区工作人员的管理、科研及服务技能等得到了提高。2018 年，该项目已完成现场调研与质量控制、问卷审核与录入、实验室检测等工作。

【成功申报国家自然科学基金青年科学基金课题】成功申报并获批国家自然科学基金青年科学基金课题“应用社会生态学模型解析 HIV 感染妇女告知子女感染状态的心理行为研究”。该研究拟采用定性研究与定量研究相结合的方法。通过队列随访研究，收集 HIV 感染母亲的背景信息、心理、情绪、社会关系、卫生服务利用等，同时，了解其告知意愿、行为与需求。2018 年，该研究项目已完成课题实施伦理申报工作。

【支持西藏自治区全面启动预防母婴传播相关数据信息报送工作】在国家卫生健康委妇幼司的具体指导下，在西藏自治区卫生健康委的全力组织与支持下，于 2016—2018 年多次组织专家赴西藏自治区开展预防母婴传播相关专题技术培训与信息管理工作指导。2018 年 11 月，西藏自治区卫生健康委组织全自治区 7 个地（市、州）74 个县（市、区）的相关医疗专业人员进行预防母婴传播数据信息报送工作的培训，并于 2018 年 11 月—2019 年 1 月开展全自治区 2018 年预防母婴传播工作月报与相关个案数据的补报工作，首次实现全自治区预防母婴传播数据信息化，为全面了解全自治区预防母婴传播工作现状、制定中长期工作规划提供依据。

【危重孕产妇与新生儿救治体系建设评估项目评估工具获得通过】国家卫生健康委妇幼司、联合国儿童基金会于 2016—2020 年联合开展危重孕产妇与新生儿救治体系建设评估项目。该项目由国家卫生健康委卫生发展研究中心、中国疾控中心妇幼保健中心和陆军总医院附属八一儿童医院3家机构共同承担。2018年，完成培训评估工具开发和国家级培训，对试点地区浙江省、江西省及四川省的省市县三级孕产妇及新生儿救治中心进行督导调查评估，完善区域危重孕产妇和新生儿预警、管理、急救、会诊、转诊体系，进一步提升各级救治中心的危重孕产妇和新生儿管理救治水平，降低我国孕产妇和新生儿的死亡率。

【完成婴幼儿过敏性疾病纵向研究的6家研究机构督导工作】与雀巢营养科学院合作开展为期3年的婴幼儿过敏性疾病纵向研究。2018年，指导项目单位建立纵向研究队列，在孕妇孕早期、孕晚期、产后3天及其所生婴儿42天、3月龄、6月龄、12月龄进行随访工作，通过由其填写调查问卷，收集数据，最终上传至妇幼保健中心的“婴幼儿过敏纵向研究信息系统”。2018年，完成珠海市妇幼保健院、河南省妇幼保健院、郑州市妇幼保健院、厦门市妇幼保健院、柳州市妇幼保健院、中山市妇幼保健院6家研究机构的督导工作，并撰写督导报告；定期对上报数据进行管理及统计分析，并在线质控，及时发现、解决研究过程中出现的问题，进一步推进纵向研究的开展。

【完成“母婴安全示范单位”评估标准评分表】2018年3月，国家卫生健康委妇幼司委托中国疾控中心妇幼保健中心开展制定“母婴安全示范单位”评估标准项目，以指导各地深入实施母婴安全行动计划，推进“母婴安全示范单位”建设，制定可操作的“母婴安全示范单位”评估标准。妇幼保健中心制定项目方案，召开专家讨论会，形成评估标准框架，2018年5—10月，在宁夏和吉林开展现场调查，收集评估标准指标，形成评估标准试用稿后，组织专家多轮讨论，对评估标准进行修改完善，最终完成“母婴安全示范单位”评估标准评分表，上报国家卫生健康委妇幼司。

【完成《孕产妇危重症评审指南》】为了提高我国医疗机构孕产妇危重症评审工作的规范化及标准化水平，亟须制定适合我国国情的《孕产妇危重症评审指南》(以下简称《指南》)。2018年3月，国家卫生健康委妇幼司委托中国疾控中心妇幼保健中心开展孕产妇危重症评审指南研究项目。妇幼保健中心组织相关人员制定《指南》初稿，召开多轮专家讨论会，修改形成《指南》试用稿。2018年5—6月，在宁夏和山西选择开展及未开展孕产妇危重症评审的省、市、县级医疗机构各1家进行现场调查，了解《指南》的适用性，并组织专家经过2次讨论会进行修改完善，最终形成《指南》，提交国家卫生健康委妇幼司。

【完成母婴安全五项制度落实情况专题调研报告】受国家卫生健康委委托，为推动落实母婴安全保障系列文件要求，深入实施母婴安全行动计划，加强质量安全管理，于

2018 年 3 月承担母婴安全五项制度落实情况评估研究项目工作。组织人员撰写母婴安全五项制度评估方案及相关文本，收集母婴安全形势相关信息，对全部省开展函调。之后，随同国家卫生健康委赴北京、江苏、广西、四川、云南、广东、陕西、黑龙江、辽宁、重庆、新疆 11 个省（自治区、直辖市）开展母婴安全保障工作专题调研，根据母婴安全相关信息数据，结合函调及现场调研结果，撰写母婴安全五项制度落实情况专题调研报告，组织专家召开多轮讨论会进一步修改完善，形成终版，提交国家卫生健康委妇幼司。

【召开中国妇幼保健协会高危儿健康管理专业委员会成立大会暨首届学术年会】2018 年 4 月 1 日，由中国妇幼保健协会主办、中国疾控中心妇幼保健中心承办的中国妇幼保健协会高危儿健康管理专业委员会成立大会暨首届学术年会在北京召开。会上，宣读此次大会成立批复及委员名单，全体参会代表举手表决，全票通过。与会专家从国际高危儿出院管理研究进展、儿童早期发展与高危儿健康管理、高危儿健康管理工作展望、高危儿质量与安全管理等方面做了精彩的学术报告。中国妇幼保健协会高危儿健康管理专业委员会在国家卫生健康委妇幼健康政策的指引下，积极与中国疾控中心妇幼保健中心业务工作相结合，在全国范围内开展学术培训、健康教育、技术交流等活动，促进我国高危儿保健的学科体系建设和各项工作的规范化开展，为儿童的健康发展保驾护航。

【召开 2018 年全国儿童保健工作推进会】2018 年 4 月 12—13 日，由国家卫生健康委妇幼司主办、中国疾控中心妇幼保健中心承办的 2018 年全国儿童保健工作推进会暨省级儿童保健部主任会在河南省郑州市召开。会上介绍了 2017 年儿童保健工作总结和 2018 年工作重点以及《健康儿童行动计划（2018—2020 年）》，对妇幼保健机构建设以及儿童保健工作的覆盖范围、工作理念和内涵等内容做了解读，并做了题为“从联合国 SDG 目标到我国儿保体系建设看儿童早期发展工作”和“儿童生长中的运动健康要素”的专题讲座。浙江、北京、江苏等 12 个省（自治区、直辖市）的代表分别就“守护生命起点，促进儿童早期发展”“坚守平安底线，保障新生儿安全”“加强农村儿童保健三级网络建设，落实儿童健康管理”3 个主题，分享了工作中的成绩和经验，并引发了与会代表的讨论和思考。本次会议还为北京市顺义区妇幼保健院、唐山市妇幼保健院等 20 家医疗机构举行了第三批国家早期儿童发展基地授牌仪式。本次会议明确了 2018 年儿童保健工作重点，搭建了各省（自治区、直辖市）交流平台，将有效地促进各地儿童保健工作的顺利开展。

【完成 2018 年新生儿复苏项目省级师资培训工作】为降低新生儿出生窒息的发生率和新生儿死亡率，提升各级医疗卫生机构的新生儿危重症救治能力，受国家卫生健康委委托，2018 年 4—5 月，分 3 个片区举办新生儿复苏项目省级师资培训班。3 期培训班分别在西安市、昆明市、济南市举行，共有 284 名省级师资代表参加。培训班介绍了我国新生儿安全及新生儿保健工作现状，结合新生儿生存数据和国内外政策，凝练项目工作重点，部署 2018 年新生儿复苏项目工作安排，要求各省做好深化培训督导工作。培训班采取理论授课和团队操作训练相结合的方式，学员在熟悉与理解新版复苏理论知识的基础上，模拟临床现场进行实践操作，熟练掌握复苏全流程操作技能。本次培训重视案例模拟、团队合作等理念，学员不仅实现了更新知识、强化技能的目标，而且锻炼了团队合作技能，掌握了培训和带教方法。本次培训为各省（自治区、直辖市）开展培训工作提供了师资保证。培训结束后，各省（自治区、直辖市）要依托参加本次培训的省级师资代表提升全省所有师资的水平，大力开展地市级、区县级培训，确保培训质量，做好项目推广工作。

【启动 2018 年世界母乳喂养周母乳喂养咨询项目线上线下活动】2018 年 8 月 1—7 日是第 27 个世界母乳喂养周，妇幼保健中心联合母乳喂养咨询项目的 56 家项目单位，举办线上线下母乳喂养宣传活动。线上活动采用微信平台互动游戏形式，通过“福娃母乳喂养之旅”，展示从胎儿到 2 岁母乳喂养的相关知识，促进全社会共同支持母乳喂养。本次活动为期 1 周，来自全国 31 个省（自治区、直辖市）和港澳台地区的 12.5 万人次参与。同时，于 2018 年 8 月 6—7 日在内蒙古自治区呼伦贝尔市举办针对项目单位医务人员的母乳喂养咨询技术培训班，从母乳喂养的相关政策、重要意义、基本技能及问题处理等不同角度，对母乳喂养咨询知识技能进行了全面的培训，对今后各项目单位开展母乳喂养咨询工作起积极的促进作用。

【举办新生儿早期基本保健技术培训班】2018 年 9 月 6—7 日，为改善新生儿的生存与发展状况，减少可避免的新生儿死亡，提升新生儿保健服务能力，由国家卫生健康委妇幼司主办、中国疾控中心妇幼保健中心承办的新生儿早期基本保健技术培训班在北京举办。在本次培训班上，国家卫生健康委妇幼司儿童处主任科员李红做了“新生儿安全现状与对策”的讲座，从大数据层面分析我国新生儿的现状背景和面临的挑战，总结归纳新生儿领域现有的政策和措施，并详细介绍新生儿早期基本保健理论与实践，结合视频讲解新生儿早期基本保健的核心知识点。在熟悉相关政策、掌握基本知识点的基础上，学员分 4 组开展教练式操作练习，实际掌握有呼吸新生儿的操作步骤和无呼吸新生儿的操作步骤。本次培训班还邀请开展新生儿早期基本保健试点的 4 家医院进行经验交流。本次培训班首次在全国范围内普及新生儿早期基本保健知识，有利于更新各省医护人员的新生儿早期基本保健理念，为未来在全国推广和普及新生儿早期基本保健技术、提高医院新生儿保健管理质量、降低新生儿死亡率打下基础。

【举办 0～6 岁儿童残疾筛查工作培训班】2018 年 9 月 27—28 日，为进一步贯彻落实 0～6 岁儿童残疾筛查工作，建立 0～6 岁儿童残疾筛查工作机制，促进 0～6 岁儿童残疾早期筛查、诊断、治疗和康复工作，由国家卫生健康委妇幼司主办、中国疾控中心妇幼保健中心承办的 0～6 岁儿童残疾筛查工作培训班在成都市举办。培训内容包括《0-6 岁儿童残疾筛查工作规范（试行）》、残疾儿童康复救助制度的建立、《残疾预防和残疾人康复条例》等残疾儿童康复有关政策，以及儿童视力、听力、智力、肢体和孤独症五类残疾的初筛、复筛和诊断方法。此次培训班强化了学员对 0～6 岁儿童残疾筛查工作的认识和关注，巩固了筛查技术，接受培训的各省代表也将作为省级师资承担本省的培训任务，为 0～6 岁儿童残疾筛查工作的进一步开展和推广奠定基础。

【举办 2018 年全国托幼机构卫生保健工作培训班】为落实《中共中央 国务院关于学前教育深化改革规范发展的若干意见》和《健康儿童行动计划（2018—2020 年）》中加强托幼机构卫生保健工作的要求，提高各级妇幼保健机构对托幼机构卫生保健业务的指导能力，2018 年 12 月 3—5 日，由国家卫生健康委妇幼司主办、中国疾控中心妇幼保健中心和海南省卫生健康委承办的全国托幼机构卫生保健工作培训班在海口市举办。本次培训班介绍了托幼机构卫生保健工作面临的挑战及展望，对新设立托幼机构卫生评价要求、已建立托幼机构卫生评估细则、膳食指南修订后的托幼机构膳食管理要求、学龄前儿童体格锻炼、托幼机构健康管理和口腔及视力保健等内容进行了深入的解读和培训，与会代表进行了热烈讨论。2018 年 12 月 5 日下午，与会代表前往海口市五源河幼儿园进行现场实习。通过本次培训，各省（自治区、直辖市）充分认识到开展托幼机构卫生保健工作对促进 0～6 岁儿童健康的重要意义，明确了工作重点和管理要求，提升了管理和服务能力，本次培训为其做好新形势下托幼机构卫生保健工作指明了方向。

【修订印发《中国疾病预防控制中心妇幼保健中心科研及合作课题（项目）经费管理办法》】为了规范课题及项目资金的使用，2018 年 1—6 月，修订《中国疾病预防控制中心妇幼保健中心科研及合作课题（项目）经费管理办法》。该管理办法明确了不同经费相应的使用对象和执行标准，为妇幼保健中心的经费执行提供了依据。

【召开妇幼保健中心 2017 年度学术交流会】2018 年 2 月 2 日，妇幼保健中心 2017 年度学术交流会在北京市召开。会议从纵向课题申报、SCI 论文撰写与投稿、科研项目奖项申报、监测数据分析与利用 4 个方面分析存在的问题，总结经验教训，明晰工作思路。本次会议取得了丰硕成果。

【完成《儿少卫生与妇幼保健学学位授权点评估报告》】2018 年 4 月，牵头完成《儿少卫生与妇幼保健学学位授权点评估报告》撰写工作，并提交中国疾控中心教育培训处。本报告旨在向社会公开2013—2017年妇幼保健中心“儿少卫生与妇幼保健学”专业博士及硕士研究生的培养情况、师资力量、配套设施建设情况、本学位点的科研条件和成果，接受社会对本学位授权点的考核。

【启动外部专家信息库备案工作】根据妇幼保健中心的工作需要和《中国疾病预防控制中心妇幼保健中心科研及合作课题（项目）经费管理办法》的管理要求，2018年5月，启动外部专家信息库备案工作，每季度对外部专家信息库进行更新。

【授予5名研究生学位】2018年6月，1名博士研究生，2名学术型硕士研究生、1名全日制公共卫生硕士研究生及1名在职公共卫生硕士研究生顺利通过学位评定委员会评议，取得相应学位，完成学业。

【举办2018年庆祝教师节暨迎新生活动】2018年9月5日，举办2018年度“欢庆教师节暨欢迎新同学”活动。博士研究生导师、妇幼保健中心主任张彤，妇幼保健中心党委副书记张学清，部分硕士研究生导师和副导师及教学管理相关教师与研究生共近40人欢聚一堂，共同欢庆教师节并迎接2018级新同学入学。

【编写完成研究生教材《高级妇幼保健学》】为提高研究生专业课程“高级妇幼保健学”的教学质量，为研究生上课提供合适的参考资料，组织20余位授课教师，从2017年11月起，历时一年时间，经过三轮会议讨论、一轮专家评议和一轮集中修订，完成了《高级妇幼保健学》教材编写。该教材于2018年10月完成印制并投入使用。

【启动科研课题（项目）执行人员年度备案工作】2018年11月，为加强科研及课题（项目）的过程管理，了解科研人员执行和参与课题（项目）研究情况，启动了科研课题（项目）执行人员年度备案工作。同时，此项工作也是落实科研诚信管理的具体举措之一。

【修订印发《中国疾病预防控制中心妇幼保健中心科技奖励办法（2018版）》】为了鼓励科技人员开展科学研究，充分调动和发挥科技人员的积极性和创造性，促进科学技术水平的提高和发展，2018年，组织修订并于12月5日印发了《中国疾病预防控制中心妇幼保健中心科技奖励办法（2018版）》，进一步完善奖励范围，提高奖励标准。

【完成2018年秋季学期专业课教学工作】2018年10—12月，“高级妇幼保健学”“专业英语”“医学现场调查研究”3门专业课教研组有序开展教学工作，完成教学任务，共

29 名教师参与教学和组织工作。

【完成科研及合作课题（项目）结余经费核查工作】2018 年 10—12 月，对全部在账的科研及合作课题（项目）结余经费进行核查并完成核查报告，完善了对结余经费的管理。

【完成《2017 年度全国妇幼保健机构医疗设备管理现状调查报告》】2018 年 1—12 月，通过网络直报的方式，组织在全国范围内开展妇幼保健机构医疗设备管理现状的调查工作，并完成数据整理和报告撰写，为掌握妇幼保健机构医疗设备管理现状提供了依据。

【开展妇幼健康信息化建设项目】2018 年，完善国家级妇幼健康信息平台和“母子健康”App 建设与联通，实现国家级妇幼健康信息平台与 3 个妇幼健康信息化建设项目试点省妇幼健康信息平台的联通工作，并在该试点省部署“母子健康”App 和应用出生人口编码。与项目试点省签订工作任务委托书，于 2018 年 6 月完成对 2017 年度国家级妇幼健康信息平台和“母子健康”App 的验收工作，2018 年 10 月召开项目工作推进会，2018 年 11 月完成对 2018 年度国家级妇幼健康信息平台、“母子健康”App 建设和标准符合性测试的招标采购工作。

【开展全民健康保障信息化工程一期项目——妇幼健康子系统建设】2018 年，对全民健康保障信息化工程一期项目——妇幼健康子系统建设招标文件中的技术和服务等要求部分进行编制确认，并组织中标公司编写相关技术文件，组织妇幼保健中心相关部室、国家卫生健康委妇幼司业务相关处室、全国妇幼卫生年报办公室和监测办公室开展系统需求分析与调研。

【完成 2017 年度全国妇幼健康信息化现状调查】2018 年，启动 2017 年度全国妇幼健康信息化现状调查问卷工作，完善网上填报系统，对数据填报提供电话指导，并对数据进行清理、分析，撰写提交调查报告。

【制修订妇幼健康信息标准与技术规范】研制完善《基于区域卫生信息平台的妇幼健康信息系统技术规范》团体标准。2018 年 10 月 19 日，中国卫生信息与健康医疗大数据学会正式发布《基于区域卫生信息平台的妇幼健康信息系统技术规范》（T/CHIA 11—2018）。开展妇幼保健机构大部制改革信息化需求研究项目，并编写《妇幼保健机构信息化建设指南》（初稿）。

【开展妇幼保健机构质量控制指标体系研究】通过文献研究、专家研讨、德尔菲咨询、现场调研和访谈，收集和整理近500个妇幼保健机构质量与安全管理相关指标。通过规范每个指标的定义、来源、统计分析和运用，确定核心指标，形成一套妇幼保健机构质量控制指标，撰写研究报告并提交国家卫生健康委妇幼司。

【开展妇女保健质量与安全管理研究】2018年3—4月，成立妇女保健质量与安全管理研究专家组，并召开启动会。2018年5—12月，组织全国妇女常见病、青春期保健、更年期保健、乳腺保健、中医妇科，以及计划生育等方面的相关专家，编写《妇幼保健质量与安全管理　妇女保健》手册，并组织专家对手册内容进行多次研讨和修改完善。

【组织编写《妇幼保健院评审标准释义》】为帮助各省准确理解、正确运用三级和二级妇幼保健院评审标准及实施细则（2016年版），组织评审标准编写专家，撰写《妇幼保健院评审标准释义》，并对该标准释义进行反复讨论和修改完善，完成《妇幼保健院评审标准释义》终稿。

【开展妇幼保健质量与安全管理研究】针对前期研究产出的《妇幼保健质量与安全管理　儿童保健》手册，于2018年5月在厦门市、6月在大连市共举办2期全国培训班，来自全国31个省（自治区、直辖市）妇幼保健机构的230名从事儿童保健服务的业务人员参加了培训。

【完成《中国0～6岁儿童生存发展策略——从证据到行动》中文报告】妇幼保健中心前期研究产出的《中国0～6岁儿童生存发展策略——从证据到行动》中文报告，于2018年5月正式出版，免费向全国发放1 685册，并被翻译成英文版。

【实施国家卫生健康委与联合国儿童基金会“母子健康发展综合项目”】国家卫生健康委与联合国儿童基金会“母子健康发展综合项目”于2016—2020年在我国中西部地区8个省（自治区）的25个项目县（区）开展。该项目年度工作会议确定了2018年的重点为支持我国中西部贫困地区妇幼卫生人员能力建设，采用师资培训、入县培训和技术支持等形式，结合现场案例讨论及模拟评审，充分调动了基层工作人员的积极性。2018年，国家级专家入县技术支持工作覆盖了9个项目贫困县，共组织开展了11期入县培训，覆盖2 000余人次，帮助项目地区提高了基层妇幼卫生人员的服务能力，提升了医疗保健机构的服务质量。

【实施香港嘉道理慈善基金会“社区参与　促进农村老年健康Ⅱ”项目】2018年5月，

国家卫生健康委港澳台办与香港嘉道理慈善基金会签署项目协议书，并由中国疾控中心妇幼保健中心负责实施。该项目覆盖7个省（自治区、直辖市）22个县71个乡镇150个村的约20 000余名老人，为其提供健康管理服务及健康积极老龄化探索。2018年7月，该项目召开启动会，并于2018年11月对项目管理人员约120人进行项目管理执行、财务、专项技术及基线调查等相关培训，为其他各项活动计划的顺利实施奠定基础。

【推动国家出生医学证明管理信息系统取得重大进展】2018年，保证了国家出生医学证明管理信息系统的正常运行，数据收集量稳步增长。截至2018年11月22日，已收集数据55 GB，其中签发信息4 600万条。为保证高数据上传率和数据质量，开展了系统的升级优化工作，部署上线了数据上报情况和数据校验情况两大功能模块。2018年，制定了与国家税务总局信息共享的工作方案和建设方案，完成了数据库的迁移和接口改造，优化了服务器响应速度，实现了与国家税务总局的信息共享。

【完成“母婴三证”改版，推出第六版“母婴三证”】2018年3月，国家卫生计生委更名为国家卫生健康委。2018年5月，妇幼保健中心受委托，启动了“母婴三证”（《出生医学证明》《母婴保健技术服务执业许可证》《母婴保健技术考核合格证》）的改版，要求2019年1月1日启用新版证件。组织多次论证，确定了改版方案，组织企业制版、打出初样，组织专家评估，确保中英文版和藏文版的文字、版式、所有防伪点及色值达标。规划部署改版进程及改版后相关废证管理等工作，顺利完成了改版，确保2019年1月1日全国使用第六版“母婴三证”。

【组织开展出生医学证明管理调研，召开全国证件管理工作会】组织专家团队，于2018年赴上海市、福建省、重庆市等6省市开展出生医学证明调研评估，深入省级、地市级、县级出生医学证明管理机构和签发机构，细致了解各地出生医学证明管理工作情况，及时发现问题，总结经验。2018年11月，在河北省组织召开全国证件管理工作会，通报了调研情况、国家出生医学证明管理信息系统建设进展，部署了2019年调研评估新安排等。

【举办中国妇幼保健协会辅助生殖技术监测与评估专业委员会成立大会】中国妇幼保健协会辅助生殖技术监测与评估专业委员会（以下简称专委会）在中国疾控中心妇幼保健中心主任张彤的倡议下，由妇幼保健中心副主任樊延军和行业内的15名专家联合发起。2018年12月16日，专委会成立大会暨首届学术会议在南京市举办。专委会提名顾问、常委、委员等180余人参加了会议。会议上全票通过了专委会成立和所有提名，樊延军当选为专委会主任委员。专委会聚焦于辅助生殖技术服务能力和效果，就安全性、有效性、经济性和社会伦理等方面，开展监测与评估的交流研讨和实践工作。

【设立“合生元母婴营养与健康研究项目”——“促进妇幼健康教育专科建设专项课题”】 2018年起，在2014年已设立的“合生元母婴营养与健康研究项目”的基础上，增加“促进妇幼健康教育专科建设专项课题”，并于2018年1月开展了相关项目评审，共有7个省（市）级妇幼保健机构获得了相关立项。

【举办2018年度全国省级妇幼保健机构妇幼健康教育工作会暨妇幼健康教育管理培训班】 2018年10月18—20日，在云南省昆明市举办全国省级妇幼保健机构妇幼健康教育工作会暨妇幼健康教育管理培训班。该培训班对新时代健康传播的特点、开展健康传播的策略进行了讲解；介绍了妇幼保健机构标准化建设与规范化管理；解读了《母婴安全行动计划（2018—2020年）》；对新时期妇幼体系健康教育的发展方向提出了要求和期望。

【举行“母婴健康信使——公益短信项目”工作经验交流会】 2018年11月13日，“母婴健康信使——公益短信项目”工作经验交流会在湖南省常德市鼎城区举行。妇幼保健中心健康教育室报告了项目满意度调查的结果，进行了阶段性总结，对该项目的下一步工作提出了要求。来自广西壮族自治区、河北省和湖南省不同地域的妇幼保健业务人员对妇幼健康教育工作的发展方向与工作方法开展了沟通和交流。

【召开中国卫生计生思想政治工作促进会妇幼保健分会2018年常务理事扩大会】 2018年6月13—15日，中国卫生计生思想政治工作促进会妇幼保健分会2018年常务理事扩大会在上海市成功举办。中国疾控中心妇幼保健中心党委副书记张学清、上海市第一妇婴保健院党委书记杨新潮等26个常务理事单位的党委书记、党办主任，以及部分理事单位共50余名代表参加了会议。会议代表围绕妇幼分会2018年深入学习和贯彻落实党的十九大精神、积极开展三项主题活动进行了热烈的讨论。会议特别聘请中国浦东干部学院首任常务副院长奚洁人教授做“习近平新时代中国特色社会主义思想理论精髓与精神品格”主题培训。妇幼分会以全面贯彻落实党的十九大精神为重点，以习近平新时代中国特色社会主义思想为指导，积极落实新时代卫生与健康工作方针、2018年全国卫生计生工作会议精神，分析形势、统一思想、明确目标、研定任务、部署实施，推进妇幼保健机构的政治思想工作迈上新台阶。

【举办“不忘初心，努力奋斗，争做新时代有为人才”主题党日活动】 2018年7月2日，妇幼保健中心党委开展“不忘初心，努力奋斗，争做新时代有为人才”主题党日活动。妇幼保健中心全体党员、积极分子以及民主党派代表40余人参加了此次活动。妇幼保健中心党委副书记张学清以“不忘初心，努力奋斗，争做新时代有为人才”为题讲了专题党课，全体党员在张学清的带领下重温入党誓词。参会党员代表结合国家卫生健康委的“大学习、大调研、大讨论”和张学清所讲党课内容进行了讨论并发言。此次活动还邀请了九三学社、中国民主同盟的民主党派人士一同讨论。

【召开配合国家卫生健康委党组 2018 年巡视工作动员会】2018 年 7 月 19 日，妇幼保健中心党委组织召开了中层及以上干部专题会议，学习、传达国家卫生健康委党组 2018 年巡视工作会议精神，并进行巡视宣传动员，做出工作安排和提出工作要求。妇幼保健中心党政领导班子成员、中层干部和受部门负责人委托参会的 20 余名同志参加了此次会议。

【召开 2018 年妇幼保健机构院刊通讯管理工作会】2018 年 10 月 18—19 日，在云南省昆明市组织召开 2018 年妇幼保健机构院刊通讯管理工作会，来自全国妇幼保健机构的近 40 名宣教骨干参加了会议。会议邀请国家卫生健康委妇幼司妇女卫生处副处长王亮、中国疾控中心政研传播中心副主任郭浩岩、中国疾控中心妇幼保健中心主任助理杨琦及《中国生殖健康》杂志执行主编何军等专家进行授课。此次会议不仅明晰了妇幼健康院刊通讯的目标方向和要求，而且使各机构学习了兄弟单位的优秀经验。

【与慢病中心开展联学联建和干部培训活动】2018 年 11 月 1 日，妇幼保健中心党委采取学习培训、联学联建、领导干部讲党课等形式，组织开展党员、中层干部教育培训活动。妇幼保健中心与慢病中心党员、中层干部、入党积极分子和民主党派代表等 60 余人参加了此次活动。此次活动邀请中央党校刘玉瑛教授进行了主题授课。之后，进行了新颁布的《中国共产党纪律处分条例》的知识竞答。2018 年 11 月 1 日下午，妇幼保健中心领导班子成员张彤、张学清、樊延军、金曦和主任助理杨琦从如何做好管理工作、中心文化建设、纪检案例警示教育、研讨会的组织管理、加强制度建设等方面，多维度、多角度地进行了培训讲座。联学联建活动形式新颖，实现了资源共享，学习效果显著，也为两个单位创造了学习交流、优势互补、合作发展的机会，今后要不断探索、长期坚持。

【与房山区妇幼保健院党委联合开展“不忘初心、牢记使命”主题党日活动】2018 年 11 月 2 日，妇幼保健中心党委组织党员、干部到平西抗日战争纪念馆和房山区妇幼保健院，开展“不忘初心、牢记使命”主题党日活动。妇幼保健中心党员、干部参观了坐落在房山区十渡的平西抗日战争纪念馆，赴房山区妇幼保健院进行参观座谈。两个单位的专家、骨干围绕妇幼相关业务工作进行了交流，职责相近部门的负责人相互结对。双方表示，在之前友好合作的基础上，会进一步借力和共享资源，在科研教学、人才培养、业务实践等各方面互相支持和合作。

【与新疆维吾尔自治区妇幼保健院开展联学联建活动】2018年11月19日，妇幼保健中心第三党支部抓住所辖两个部门到新疆维吾尔自治区乌鲁木齐市和阿勒泰市开展项目培训和业务督导的契机，经过积极的沟通协调，与新疆维吾尔自治区妇幼保健院（以下简称新疆妇幼保健院）第三党支部开展了联学联建活动。妇幼保健中心党委副书记张学清、新疆妇幼保健院党总支书记王磊均到会，并分别介绍了两个单位的党建工作。妇幼保健中心第三党支部书记狄江丽、新疆妇幼保健院第三党支部书记苏梅分别介绍与交流了党支部工作的亮点和经验，两个支部党员之间也进行了亲切的交流，双方互相学习借鉴、取长补短。

【组织召开警示教育大会】2018年12月7日，妇幼保健中心党委和纪委组织召开了警示教育大会，对切实促进和加强本中心党风廉政建设和反腐败工作起到了重要作用。妇幼保健中心纪委书记樊延军传达了国家卫生健康委和中国疾控中心警示教育大会精神，带领大家一起学习了国家卫生健康委马晓伟主任、崔丽副主任和中央纪委国家监委驻国家卫生健康委纪检监察组马奔组长的重要讲话精神，通报了党的十八大以来国家卫生健康委及其直属单位发生的违纪违规案例和违法案件情况，并对典型案例进行了重点分析，以案为鉴，用身边事教育身边人。妇幼保健中心党委副书记张学清做了会议总结，并结合出现过的问题，对《中国疾控中心工作人员行为规范》进行了重点解读，要求大家作为妇幼保健专业技术国家队队员，在开展科研项目、国际合作、企业合作、基层调研、培训交流等工作中，时刻注意把握原则、谨言慎行、遵规守矩，领导干部、党员要做好表率。最后，妇幼保健中心组织收看了根据真实腐败案例拍摄而成的警示教育片《代价》。

（聂妍、马媛）

第四部分 挂靠单位工作概况

地方病控制中心

【工作概况】协助国家卫生健康委起草《地方病防治专项三年攻坚行动方案（2018—2020 年）》；开展“十三五”全国地方病防治规划中期评估；表彰全国地方病防治健康教育工作先进个人；深入辽宁省、黑龙江省、湖南省和西藏自治区的地方病病区开展现场调研与防治工作；牵头制定国家卫生行业标准《碘缺乏地区和适碘地区的划定》；完成全国氟砷检测实验室质量控制工作；全国碘缺乏病监测信息系统运行良好，全国地方性氟砷中毒、克山病、大骨节病防治信息管理系统平台正在建设；完成碘缺乏病防治日的各项工作；完成 2017 年度地方病防治工作调查表数据收集、核对、汇总工作，并召开 2017 年度地方病防治年报统计工作会议；2018 年度颁布实施 1 项标准，即《尿中砷形态测定　液相色谱 - 原子荧光法》（WS/T 635—2018）；上报、审查 1 项标准，即《适碘地区划分》。2018 年，中标国家自然科学基金 8 项；发表 SCI 论文 28 篇；获省创新团队项目 1 项。中华医学会内分泌学分会及中国疾控中心地病中心和营养所等单位共同举办了“全国第三届碘与甲状腺疾病大会”。国家卫生健康委成立了全国地方病防治专家委员会，地病中心孙殿军研究员当选为主任委员，申红梅研究员、高彦辉研究员当选为副主任委员；地方病防治团队入选中央精神文明建设指导委员会办公室和国家卫生健康委共同组织的“中国好医生、中国好护士”月度人物；哈尔滨医科大学地方病防治团队获得以“新时代的奋斗者”为主题的全省高校 2017—2018 年度人物。

【开展地方病防治项目】2018 年，继续协助国家卫生健康委，按照全国地方病防治重点，指导全国地方病防治机构开展公共卫生服务地方病防治项目的各项工作。完成2017年度地方病防治项目碘缺乏病监测、水源性高碘地区监测、地方性氟中毒监测、地方性砷中毒监测、大骨节病监测、克山病监测及各项干预措施的落实工作，撰写2017年度地方病防治项目工作总结报告，并编印2017年度项目子报告汇编和各省项目资料汇编。

【实施地方病防治专项三年攻坚行动】为落实国家领导人关于地方病防治工作的批示，协助国家卫生健康委进行《地方病防治专项三年攻坚行动方案（2018—2020年）》的相关工作，包括起草行动方案，参加孙春兰副总理主持的、在陕西省麟游县召开的现场工作会议，以及协助国家卫生健康委在江西省鹰潭市余江区召开会议，与各省签订《地方病防治专项三年攻坚行动方案（2018—2020年）》目标责任书等有关工作。

【深入病区开展调研与防治】2018年，开展大量的地方病调研与防治工作。完成全国地方病现症病人信息的快速收集；全国生活饮用水水碘含量调查；适碘地区划分标准的前期研究；湖南省邵阳市城步县高碘水井调查；辽宁省营口市儿童甲状腺肿大率现场复核；地方性氟中毒、地方性砷中毒相关课题和标准的现场调查；西藏自治区昌都市洛隆县大骨节病防治情况调研；黑龙江省大骨节病未消除病区和历史重病区儿童大骨节病病情调查及成人大骨节病病例核实工作；大骨节病历史重病区内外部环境影响因素调查；全国克山病病区硒水平调查；黑龙江省克山病未消除县调查；黑龙江省农村地区慢性病自然人群队列研究项目基线调查；等等。这些工作为我国地方病防治提供了技术支持与保障。

【建立健全全国地方病防治信息化平台】完成2017年度全国地方病防治年报统计工作，对各省的地方病防治管理动态变化进行分析。全国碘缺乏病监测信息系统运行良好，全国地方性氟砷中毒与全国克山病和大骨节病防治信息管理系统平台正在建设，进一步加快了全国地方病防治信息化建设。

（孙殿军、申红梅、魏红联、张璐璐）

性病控制中心

【工作概况】2018 年，紧紧围绕《性病防治管理办法》和《中国预防与控制梅毒规划（2010—2020 年）》的落实，进一步加强全国性病防治工作的技术指导，完善性病监测、检测两个体系建设，提升各地的临床服务能力，不断探索适合新时期性病精准防控的策略和措施，开展试点工作，并加以推广应用，取得了显著的成效。

【起草、制修订相关文件】完成疾控业务信息系统建设指导方案编制、第二届二十国集团卫生部长会议相关材料提供、卫生行业标准申请立项、《2018 年中国艾滋病监测报告》性病相关指标内容提供等 20 余项重要的应急性、临时性工作任务；起草《全国性病防治工作规范》《全国性病防治综合考核方案》，并将其内容纳入针对 6 个省的性病防治综合督导的工作，进行现场试用、征求意见；印发 2018 年全国性病防治工作要点，组织编写或修订《全国性病病例报告质量管理方案（2018 年版）》《全国性病监测方案》《性传播疾病临床诊疗与防治指南》《性传播疾病实验室检测指南》等技术文件。

【加强性病监测体系建设】制定 2018 年全国性病监测工作要点与工作指标；按月与年度及时对全国梅毒和淋病疫情进行分析与反馈，按季度与年度及时对 105 个国家性病监测点进行疫情分析与反馈；完成《2017 年中国传染病监测报告》中的梅毒疫情和淋病疫情分析报告；赴四川省成都市与德阳市、广西壮族自治区南宁市与玉林市、福建省厦门市与漳州市、江苏省苏州市与盐城市、浙江省宁波市与台州市、广东省广州市与东莞市 6 个省（自治区）12 个地市的 40 家医疗机构，开展 3 期梅毒报告病例调查及性病病例报告数据质量核查。

【加强性病检测体系建设】加强全国省级性病中心实验室管理、全国性病检测实验室质量管理；开展淋球菌耐药实验室监测、试剂评估等工作；组织参加 HIV 质控，成绩优秀；参加世界卫生组织西太平洋地区淋球菌耐药监测室间质评考核工作；完成卫生部临床检验中心组织的沙眼衣原体、淋球菌核酸检测项目的能力验证活动，考核成绩均为合格；接受中国合格评定国家认可委员会组织评审组专家对实验室进行的现场定期监督评审，并通过评审。

【探索性病防治试点模式并加以推广应用】在全国部分地区，组织开展针对性病综合防治的不同病种和策略措施的试点工作，包括高危人群性病干预（武汉市、襄阳市、长沙市），梅毒筛查、转介和规范化医疗服务（三亚市、银川市、珠海市、岳阳市、衡阳市），生殖道沙眼衣原体综合防治（深圳市）等，通过会议交流和现场指导等方式，对试点经验进行介绍和推广。在此基础上，指导深圳市生殖道沙眼衣原体综合防治项目从试点产出逐步实现了政策转化，在南山区和光明区，已经将重点人群的生殖道沙眼衣原体免费检测和干预作为政府专项经费的公共卫生项目。此外，还与世界卫生组织合作，在云南省开展性病疫情估计和预测试点工作。

【组织召开全国性会议、培训及重要活动】组织召开 2018 年性病实验室质量管理暨淋球菌耐药监测会议、全国性病实验室工作专家研讨会、全国性病监测方案修订专家会等全国性工作会 9 期；牵头举办 2018 年性传播疾病实验室检测技术培训班、全国性病防治骨干培训班、全国性病疫情监测质量管理工作会议暨新版性病诊断标准培训班等全国性培训班 4 期，覆盖全国 31 个省（自治区、直辖市）以及新疆生产建设兵团，培训学员 175 人；赴江西省、天津市、海南省、湖北省、宁夏回族自治区、山西省 6 个省（自治区、直辖市），开展性病防治工作综合督导暨性病防治体系现场调查；参加妇幼保健中心艾梅乙母婴阻断项目的现场督导工作；参与中国疾控中心举办的中美西部现场流行病学培训项目，并负责指导新疆维吾尔自治区、西藏自治区的 2 名学员；通过调研、督导、培训、参会等方式，对海南省、江西省、天津市、山西省、广东省等 20 余省（直辖市）的性病防治工作提供业务指导和技术支持。

【加强信息化建设，完成全国性病防治管理信息系统升级改造】完成全国性病防治管理信息系统的升级改造和功能增补工作，组织召开国家级信息员专题培训会 5 次，逐步完善全国性病防治管理信息系统的统计、查询及审核等功能；加强性病控制中心网站建设，全年更新动态类文章 110 篇，网站年访问量逾百万人次，年访问量较 2017 年上升 10.4%。

【加强性病健康教育，创建新媒体健康传播平台】探索建立国家级性病防控新媒体健康传播与服务平台，构建覆盖全国各级性病诊疗机构、防控管理机构及患者 / 社会公众的，提供精准防控性病艾滋病的健康教育与诊疗随访服务的线上、线下组织管理模式。该平台已完成研发阶段的工作，于 2018 年 11 月在江西省的 7 家医疗机构率先开展试点推广工作。

【开展科研与学术交流】新申请获批准的科研项目有 5 项：科技部重大专项“一带一路”项目“梅毒综合防治策略推广及其对区域流行影响的研究”；世界卫生组织总部项目“衣原体 / 淋病双检测和滴虫单检测快速试剂盒现场评估”；江苏省自然科学基金青年基金

项目“基于 MALDI-TOFMS 快速鉴淋球菌耐药决定子的研究以及菌株多重耐药相关可移动遗传元件的分析”；北京协和医学院项目“淋球菌耐药决定子的快速鉴定及可移动遗传元件的研究”；北京协和医学院项目“淋病奈瑟菌模拟宿主唾液酸抑制天然免疫反应相关研究”。此外，还有由陈祥生研究员与苏州市第五人民医院共同申请并成功获得苏州市人民政府启动的“医学专家团队引进项目”、与深圳市慢性病防治中心继续实施的“深圳市医疗卫生三名工程项目”。2018 年，科研项目结题 1 项，在研 5 项。

以通信作者、第一作者发表文章 21 篇，其中 SCI 论文为 9 篇。主持修订 1 项卫生行业标准《梅毒诊断》（WS 273—2018）。该标准于 2018 年 3 月由国家卫生计生委发布通告，同年 8 月正式实施。

【开展国际合作】作为世界卫生组织性传播疾病预防与控制合作中心，向“一带一路”沿线国家推广防治经验，加强与国际社会的交流合作。2018 年，3 名专家赴爱尔兰都柏林参加 2018 年国际性病控制联盟（International Union Against Sexually Transmitted Infections，IUSTI）世界性病大会暨欧洲性病会议，1 名专家赴美国参加 2018 年国际致病奈瑟菌会议；接待国外专家来访 2 批次。

【开展研究生、进修生教育】2018 年，有在读研究生 11 名（其中博士研究生为 8 名，硕士研究生为 3 名）；新招收研究生 4 名（其中博士研究生为 2 名，硕士研究生为 2 名）；毕业 1 名（博士研究生）。接收西藏自治区进修生 1 名，接待广东省皮肤性病防治中心、武汉市皮肤病防治院及中国疾控中心地病中心等机构参观学习 3 批次 20 余人次。

【荣誉表彰】《梅毒预防核心知识》动漫视频荣获国家卫生健康委、科技部、中国科学技术协会举办的“新时代健康科普作品征集大赛奖（动漫游戏类）”。郑志菊荣获江苏省人民政府“五一劳动奖章”；陈绍椿荣获江苏省第五期“333 高层次人才培养工程”第三层次培养对象。

（许丹丹、葛凤琴、陈祥生）

麻风病控制中心

【工作概况】2018 年，根据国家卫生健康委疾控局麻风病防治项目要求，按照年初工作计划，围绕落实《全国消除麻风病危害规划（2011—2020 年）》总目标和“十三五”麻风病防治中期评估要求，召开全国麻风病防治工作会和全国麻风病防治管理信息系统会等，举办两期全国麻风病防治技术培训班，组织专家开展高流行地区现场督导和技术指导，加强防治管理和疫情监测（麻风病疫情监测以及复发、耐药、麻风反应的现场专题调研），做好麻风病健康教育宣传，保障全国麻风病治疗药品供应，开展全国麻风病防治管理信息系统（Leprosy Management Information System in China，LEPMIS）等级保护与测评等工作。

【防治工作进展】2018 年，协助国家卫生健康委，开展麻风病疫情监测、会议培训、督导慰问、药品管理、健教宣传、实验室检测等工作，具体如下：

1．疫情监测

2018 年 3 月，在广东省广州市召开 2018 年全国麻风病防治管理信息系统会议，布置了 2018 年麻风病疫情工作任务；2018 年 5 月，完成《2017 年中国传染病监测报告》第四章第三十三节“麻风病”部分；同月，派员赴青海省西宁市参加全国疾控信息化技术培训班；2018 年 6 月，派员赴北京市参加《2017 年中国传染病监测报告》定稿工作会；2018 年 8 月，在江苏省丹阳市召开全国麻风病防治管理信息系统专家研讨会，优化疫情监测系统功能。根据公安部数据安全的管理要求，完成全国麻风病防治管理信息系统等级保护与测评工作。全年度组织专家赴安徽省、河南省、广东省、广西壮族自治区、贵州省等地开展疫情数据核查工作。

2．重要会议

（1）2018 年全国麻风病防治管理信息系统会议。2018 年 3 月 28—30 日，在广东省广州市组织召开 2018 年全国麻风病防治管理信息系统会议。国家卫生健康委疾控局结核处梅扬处长和中国疾控中心麻风病控制中心顾恒主任等相关负责同志及专家、新发病例超过 10 例的有关省级分管领导或业务科长、30 个省（自治区、直辖市）（西藏自治区因故缺席）和新疆生产建设兵团全国麻风病防治管理信息系统管理员，总计 60 名代表参加会议。该会议汇报 2017 年度全国麻风病疫情监测工作情况，总结和交流 2017 年度全国麻风病防治管理信息系统工作，布置 2018 年全国麻风病防治管理信息系统工作任务。

（2）全国麻风病综合监测方案研讨会。2018 年 4 月 24—27 日，在江苏省丹阳市召开全国麻风病综合监测方案研讨会。麻风病控制中心陈祥生副主任和有关专家，以及来自江苏、浙江、江西、山东、湖北、湖南、广东、四川、贵州、云南10个省的专家共13位专家参加。该会议的主要议题是讨论麻风病防治工作的可持续性发展，起草《全国麻风病综合监测方案（讨论稿）》。

（3）编写中国现代麻风防治史专家会。2018年7月17日，在江苏省南京市召开编写中国现代麻风防治史专家会。麻风病控制中心顾恒主任等相关负责同志及专家、全国12个省（自治区、直辖市）的卫生行政部门负责《中国现代麻风防治史》省级篇编写工作的领导和有关专家20余人参加了会议。该会议解读了《中国现代麻风防治史》的编写内容，讨论并安排了撰写人员和相关编写工作等事宜。

（4）全国麻风病防治工作会暨专家研讨会。2018年7月17—18日，在江苏省南京市召开2018年全国麻风病防治工作会暨专家研讨会。国家卫生健康委疾控局夏刚副局长和中国疾控中心麻风病控制中心顾恒主任等相关负责同志及专家，全国17个麻风病一二类省、自治区、直辖市卫生健康委主管麻风病防治工作的负责同志，以及全国31个省（自治区、直辖市）和新疆生产建设兵团的省级麻风病防治业务负责机构的负责同志、防治科长等代表80余人参加了会议。该会议通报了全国麻风病防治工作和疫情情况，分析了当前麻风病防治的主要问题并交流了工作经验，部署了“十三五”期间消除麻风病危害工作。

（5）麻风病分子诊断技术专家共识会。2018年7月18日，在江苏省南京市召开麻风病分子诊断技术专家共识会。国家卫生健康委疾控局夏刚副局长和中国疾控中心麻风病控制中心顾恒主任等专家，以及12个省级麻风病防治业务负责机构共20余名麻风病专家参加会议。该会议探讨了麻风病实验室诊断新技术的应用，以及国家卫生健康委公益性行业科研专项“我国麻风病高危人群利福平/利福喷丁化学预防干预研究”（项目编号：201502008）成果。

（6）全国麻风病防治管理信息系统专家研讨会。2018年8月28—31日，在江苏省丹阳市召开全国麻风病防治管理信息系统专家研讨会。麻风病控制中心和江西省、湖南省、广西壮族自治区、云南省有关专家共8人参加。该会议主要讨论“十三五”麻风病防治中期评估方案，测试全国麻风病防治管理信息系统的用户登录短信验证功能和药品管理功能，优化防治信息功能等。

3. 国家级培训

（1）全国麻风及其他分枝杆菌感染实验室诊断技术学习班。2018年11月30日—12月2日，在江苏省南京市举办第二届全国麻风及其他分枝杆菌感染实验室诊断技术学习班。来自全国麻风流行地区28个省（自治区、直辖市）的省、市、县三级麻风专业技术人员共47人参加培训。学员掌握麻风病人的标本采集、制片、镜检等检查，熟悉麻风血清学检查（麻风抗体、麻风Elispot），了解其他分枝杆菌实验室检查（如PCR鉴定、细菌培养等）。

（2）全国麻风病规范化诊疗培训班。2018 年 12 月 11—14 日，在江苏省苏州市召开全国麻风病规范化诊疗培训班。全国除吉林省、西藏自治区、新疆维吾尔自治区以外的 28 个省（自治区、直辖市）和新疆生产建设兵团的人员共 57 人参加培训。国家卫生健康委疾控局结核处李光琳处长参加开幕式并致辞。本次培训主要讲解麻风病规范化诊疗技术，解读《麻风病诊断》（WS 291—2018），明确并规范麻风病诊疗管理要求；开展全国麻风病防治管理信息系统培训，布置并督促完成 2018 年年底麻风病疫情监测相关工作任务。

（3）全国麻风流行病学培训班。2018 年 10 月，协助国家卫生健康委疾控局在山东省济南市举办 2018 年全国麻风流行病学培训班。国家卫生健康委疾控局夏刚副局长、中国疾控中心麻风病控制中心顾恒主任、中国麻风防治协会张国成会长等相关负责同志及专家，山东省卫生健康委秦成勇副主任、山东省皮肤病性病防治研究所张福仁所长等相关负责同志及专家，以及全国除新疆生产建设兵团以外 31 个省（自治区、直辖市）的人员共 123 位代表参加培训，其中市县级学员有 52 名（占 42%）。该培训班的主要内容有麻风病流行趋势、疫点调查的理论和实践，消除麻风危害规划进展、对策及关键技术研发应用，病例发现、报告与管理等。

4．现场督导

2018 年 12 月，根据《关于开展麻风病防治工作督导的通知》（中疾控麻控发〔2018〕14 号）文件要求，组织专家分别赴安徽省、河南省、广东省、广西壮族自治区、贵州省 5 个省（自治区）开展麻风病防治工作督导，重点对“十三五”麻风病防治中期评估的完成情况和对比《全国消除麻风病危害规划（2011—2020 年）》终期目标的落实进度、“十三五”期间麻风病防治工作采取的措施和行动、全国麻风病防治管理信息系统的运行和管理情况、病例管理情况（包括病例诊断、病例随访、愈后随访者管理、严重不良反应和重症反应处置等）等工作进行现场督导，发现防治问题并提出反馈建议。另外，麻风病控制中心专家分别赴湖南省、广西壮族自治区、安徽省、浙江省、四川省等现场开展麻风业务培训和防治技术指导，并协调四川省、湖南省派员赴西藏自治区协助开展培训。

5．“十三五”麻风病防治中期评估

根据国家卫生健康委疾控局的工作部署，2018 年 8 月，组织专家讨论并制定了《“十三五”全国麻风病防治中期评估方案》。经过反复论证和征求反馈意见，于 2018 年 9 月下发《关于开展“十三五”麻风病防治中期评估的通知》（中疾控麻控发〔2018〕12 号），在全国各省、自治区、直辖市全面开展“十三五”麻风病防治中期评估工作，通过自评、抽查和复核，完成各省、自治区、直辖市中期评估报告和自查表，最后对中期评估报告和自查表进行收集、汇总、分析和总结。

6．其他

协助起草《关于开展世界防治麻风病日活动的通知》，报送2017年麻风病防治委托办事完成情况和经费决算报告；完成本中心2017年年鉴和大事记；协助完成《疾病预防控制业务信息系统建设指导方案（试行）》、落实《人口健康信息管理办法（试行）》情况、改革开放以来疾控事业发展成就（麻风病控制）、基本公共卫生服务麻风病指标等。

【全国麻风药品管理】2018年4月，2017年度世界卫生组织捐赠的22箱麻风病联合化疗药品（共12 384板）在完成海关免税进口工作后，被送达麻风病控制中心并登记入库，其中成人多菌型药品为19箱共9 792板，成人少菌型药品为2箱共1 728板，儿童少菌型药品为1箱共864板。2018年1月和5月，按计划完成2018年上、下半年药品分发任务，累计向全国21个省（自治区、直辖市）发放麻风病联合化疗药品8 682板，其中成人多菌型药品为7 824板，成人少菌型药品为858板。根据各省的药品需求，全年累计向8个省（自治区、直辖市）补给麻风病联合化疗药品563板，其中成人多菌型药品为341板，儿童多菌型药品为6板，成人少菌型药品为174板，儿童少菌型药品为42板。此外，2018年1月，报送国家卫生计生委疾控局关于2017年度麻风药品进口和使用情况说明；2018年5月，报送国家卫生健康委和世界卫生组织关于2017年度中国麻风病疫情资料与2018年度麻风病联合化疗药品需求；2018年12月，报送国家卫生健康委疾控局关于接收世界卫生组织无偿赠送抗麻风病药品的请示。

【麻风科普宣传慰问】2018年1月，设计并向全国印发2018年麻风宣传公益海报1万份。2018年1月28日，麻风病控制中心顾恒主任等陪同国家卫生计生委疾控局王斌副局长一行到江西省赣州市于都县安背康复村，开展“世界防治麻风病日”慰问活动；借助于网站和微信公众号等宣传平台，对2018年“世界防治麻风病日”暨“中国麻风节”期间全国各地的麻风病宣传活动进行集锦、播放江苏电视台教育频道制作的麻风健康教育宣传片、进行科普宣传等。2018年12月，设计并向全国印发2019年麻风宣传公益海报1万份；配合国家卫生健康委疾控局草拟2019年“中国麻风节”活动文件和筹备活动；借助于网站和微信公众号等宣传平台，对2019年“中国麻风节”期间全国各地的麻风病宣传活动进行集锦和科普宣传等。

【麻风复发、反应和耐药监测】2018年，组织专家现场指导处置麻风反应重症病例32例；按照全球耐药监测任务和要求，对云南、贵州、湖南、四川等15个省的共106例新、复发患者标本进行麻风耐药检测，共发现4例耐药病例（占3.8%），在我国新复发患者中，以氨苯砜耐药为主。

【网站维护和更新】2018 年 5 月，根据中华人民共和国工业和信息化部（以下简称工业和信息化部）等关于网站域名信息备案的要求，撤销原网站域名（www.lepinfo.org），重新申请域名（www.nclepc.cn），并在 2018 年 8 月顺利通过工业和信息化部、公安部认证。2018 年 1—12 月，共完成 57 篇文章的接收、校稿、网页制作和稿费发放等工作。

【中国现代麻风防治史撰写和资料收集】2018 年 4 月 16 日，《中国现代麻风防治史》编写办公室（以下简称编写办）印发《中国现代麻风防治史》工作实施方案，明确了编写计划、编写大纲、编写内容和编写人员。2018 年 7 月 17 日，在江苏省南京市召开编写中国现代麻风防治史专家会，落实撰写人员和相关编写工作事宜等。2018 年 9 月 13 日，编写办印发关于《中国现代麻风防治史》编写进度安排的通知，要求各承编单位按照进度如期完成编写工作。截至 2018 年 12 月底，编写办共收到 21 个省麻风防治简史的初稿。2018 年，编写办组织专家分别赴江苏、广东、山东、福建等省进行技术指导并收集相关史料。

【中国麻风博物馆筹建】2018 年 1 月，经中国医学科学院皮肤病医院（皮肤病研究所）办公会讨论通过，中国麻风博物馆设计、施工一体化项目正式进入招投标流程。2018 年 4 月 16 日，通过江苏省招标投标公共服务平台正式发布项目招标公告。2018 年 5 月 14 日，经过前期的资质审验、走访考察、开标答辩等，正式确定中标单位并进入公示阶段。2018 年 7 月 4 日，召开第一次项目施工启动会，本项目甲方、乙方和监理方主要负责人共 14 人参会。在中标单位入场后，根据中国麻风博物馆项目进程安排需要，于 2018 年 7—9 月组织召开逾 10 次脚本编写会、场馆走线设置讨论会、平面陈展方案讨论会，以及数轮脚本定稿会、图文审校会、立面设计审定会等；同时，根据脚本撰写查证史料需要，重新整理、清点已有案卷档案，接收相关史料捐赠，并做好相应的登记、保护、存档工作；购回脚本中所需史料实物 10 余件，其余暂缺的历史实物或资料正在通过多渠道争取。2018 年 9 月 26 日，根据多次脚本讨论会商定，向各省相关单位下发《关于报送各省麻风获奖情况的补充通知》（中疾控麻控便函〔2018〕22 号），将原先向各省征集的麻风获奖报送内容重新调整为"单位或个人所获得涉及麻风领域的省部级三等奖及以上的科技成果奖项"。2018 年 12 月 8 日，施工人员正式进场。该项目的硬装部分已基本完成，脚本及设计深化工作也在逐步推进。

【科研与学术交流】

1．高危人群化学预防服药总结

2018 年 7 月，化学预防课题组在江苏省南京市召开化学预防总结会，全国麻风病专家一致建议，对于全国新发麻风病患者的家内接触者，可推行口服单剂量利福平或者利福喷丁，必要时，可每年干预一次。2018 年 10 月 18 日，按照卫生公益性行业基金项目的有关要求，“我国麻风病高危人群利福平 / 利福喷丁化学预防干预研究”（项目编号：201502008）历经 4 年的实施，在北京市顺利通过由国家卫生健康委主持的结题验收。下一步，该项目的成果和经验有望在全国范围内得到推广应用，并通过国际合作与交流，造福“一带一路”国家和地区。

2．麻风病精准防治国际研讨会

开展中国医学科学院医学与健康科技创新工程服务“一带一路”项目“麻风病精准防治模式的推广应用”（项目编号：2017-I2M-B&R-14）。2018 年 7 月 18—21 日，在江苏省南京市召开麻风病精准防治国际研讨会。国家卫生健康委疾控局夏刚副局长和中国疾控中心麻风病控制中心顾恒主任等相关负责同志及专家，来自美国、日本、巴西、尼泊尔、印度和菲律宾的麻风防治领域专家，以及国内麻风病流行地区 10 个省、自治区、直辖市的有关专家共 50 余人参加会议。该会议介绍了麻风病精准防治新进展、新技术和新策略，以及“一带一路”国家在麻风病防治中面临的问题与挑战，国内有关省代表介绍了麻风病防控经验，讨论了麻风病精准防治项目的实施方案。

3．论文发表和专利申请

（1）2018 年，发表论文 11 篇，其中，有 SCI 论文 7 篇、中文核心期刊论文 4 篇。

（2）成功申请国家发明专利“适于麻风病早期诊断的 ELISPOT 试剂盒”（专利号：CN201710426251.X）1 项。

【研究生、进修生教育】2018 年，培养博士后 1 名、研究生 5 名。

（孙培文、余美文、严良斌、王洪生、葛凤琴）

结核病防治临床中心

【工作概况】2018 年，主要完成国家卫生计生委委托的对全国结核病规划的支持工作，包括参与国家“十三五”防治规划的培训和技术支持、支持结核病分级诊疗和综合模式试点项目、参与国家结核病防治工作规范的撰写、组织制定结核病临床相关技术文件和专家共识、开展结核病定点医疗机构临床诊疗质量控制和考核、积极推进中盖三期结核病防治项目中子项目活动的落实和开展等。此外，还组织召开了中华医学会结核病学分会“2018 年全国结核病学术大会”、第四届国际结核病论坛暨中国结核病临床试验合作中心（China Tuberculosis Clinical Trial Consortium，CTCTC）国际研讨会、洲际结核病前瞻性生物样本库（Regional Prospective Observational Research in Tuberculosis，RePORT）第四届国际会议、2018 年全国结核病医院院长论坛、全国耐药结核病论坛暨诊疗进展培训班等。开展国际交流和科研项目，圆满地完成世界卫生组织结核病研究培训合作中心第六次续约工作，推进 CTCTC 项目和相关科研工作，组织承办“一带一路”国家结核病高级研修班等。

【支持国家卫生计生委国家结核病防治规划的实施】

1．参与国家结核病防治工作规范的撰写与开展国家“十三五”防治规划的培训

在国家卫生计生委的领导和牵头下，作为主要成员，承担国家结核病防治工作规范中临床部分的撰写，为国家技术策略的制定和工作的规范提供技术支持。开展、参与国家“十三五”防治规划在全国的相关培训，为国家结核病分级诊疗和防治综合模式试点工作提供培训、方案撰写、督导检查等技术支持。组织、协调、参与规划督导、项目督导、突发疫情的处置等工作。

2．开展结核病定点医疗机构临床诊疗质量控制和考核工作

为促进结核病临床诊疗质量的提升，制定了结核病临床诊疗质控和考核实施细则，并在 3 个中盖结核病防治项目试点地区（宁夏回族自治区、浙江省、吉林省）开展试点工作，通过质控中心模式，对各级结核病定点医疗机构开展内外结合、由上至下的质量评估和考核。分别于 2018 年 5 月 7—10 日、11 月 5—7 日、11 月 25—28 日赴浙江省、宁夏回族自治区和吉林省进行现场督导，发现整体项目进度滞后、部分地区医防合作衔接不畅、诊疗管理有待进一步规范等问题，针对发现的问题逐一进行了反馈。

3．编写专家共识和专业图书

2018 年，组织专家分别制定了《抗结核药物超说明书用法专家共识》《利奈唑胺抗结

核治疗专家共识》《分枝杆菌菌种中文译名原则专家共识》《抗结核新药贝达喹啉临床应用专家共识》《结核病重症加强治疗病房建设与管理专家共识（2018）》《结核病病原学分子诊断专家共识》，并发表于《中华结核和呼吸杂志》。由中华医学会结核病学分会组织编纂的《中国结核病年鉴（2017）》由唐神结、李亮、高文、许绍发主编，经过一年多的酝酿筹备、资料收集、文献整理、综合归纳、编辑审改，于2018年出版发行。《结核病名词词典》已由全国科学技术名词审定委员会面向全社会预公布，这是我国结核病学名词术语标准化和规范化的里程碑。

4. 召开专家研讨会

（1）耐多药结核病治疗专家研讨会。针对世界卫生组织新发布的、关于耐多药结核病治疗重大变化的快速通报，于2018年10月8日在北京市召开了"耐多药结核病治疗专家研讨会"。来自国家卫生健康委疾控局结防处、世界卫生组织驻华代表处、盖茨基金会、中国疾控中心结核病防治临床中心和结核病预防控制中心的专家，部分京外结核病防治和临床专家，共计30余位展开交流。会议分别介绍了世界卫生组织新近"耐多药和利福平耐药结核病治疗重大变化"、国际新药使用和耐多药短程化疗应用及研究进展、中盖抗结核新药引入项目中贝达喹啉的使用情况，以及我国耐多药结核病防治现状。会议还对我国耐多药防治中药品供应、患者管理、新药和新方案研究、耐多药患者医保政策和药品供应等亟待解决的问题进行了讨论。

（2）儿童结核潜伏感染（latent tuberculosis infection，LTBI）筛查和预防性干预治疗专家共识研讨会。为了更好地管理儿童潜伏感染，制定筛查和预防性干预治疗标准，2018年11月12日，在北京市组织召开了儿童结核潜伏感染筛查和预防性干预治疗专家共识研讨会。来自国家卫生健康委疾控局、中国疾控中心结核病预防控制中心、上海市公共卫生临床中心、首都医科大学附属北京儿童医院、四川大学华西第二医院、新疆维吾尔自治区胸科医院、西安市胸科医院、福建省福州肺科医院、北京胸科医院的专家和领导共20余人参加了此次会议。此次会议专题研究儿童结核潜伏感染筛查和预防性干预治疗专家共识等相关事宜，针对儿童结核潜伏感染检测手段、儿童抗结核药物标准剂量与剂型、预防治疗的安全性评估、预防治疗的有效性评估、成人患者家庭中的儿童筛查与管理、后续治疗的随访与跟踪等内容展开了讨论。

5. 开展健康促进工作

利用结核病防治临床中心网站、"结核帮"微信公众号、"结核医生"和"结核助手"App等媒介，宣传结核病防治知识，推广结核病专业领域的新成果和新进展。2018年世界防治结核病日期间，支持和参与国家卫生计生委组织的、在湖北省武汉市举办的世界结核病日专题活动，积极参加医院组织的结核病防治宣传周各项活动，参与结核病宣传节目、宣传材料的准备。2018年4月，创刊《医学参考报结核病学频道》，该期刊已经出满4期。

【组织、主办国际、全国性学术会议，加强全国医院间交流】

1．承办洲际结核病前瞻性生物样本库第四届国际会议

2018 年 9 月 12—14 日，洲际结核病前瞻性生物样本库第四届国际会议在苏州市召开。来自 NIH（National Institutes of Health，美国国立卫生研究院）、家庭健康国际 360、RePORT 国际项目成员国巴西、印度、印度尼西亚、菲律宾、南非与中国的专家和学者共计 100 余人参加了会议，其中国外专家为 60 余人。会议就结核病的流行特点和传播规律、结核病疫苗研发、结核病诊断新进展、结核病临床试验数据管理、如何实现全球终止结核病目标，以及大家共同关注的问题和挑战等几个方面开展了交流和讨论，还邀请了 RePORT 国际项目成员国依次介绍项目进展情况、存在的问题及下一步的重点工作，并与参会专家和学者共同交流探讨，集思广益，共同推动项目进展和未来数据分享及分析。

2．协助主办中华医学会结核病学分会“2018 年全国结核病学术大会”

2018 年 6 月 13—15 日，一年一度的中华医学会结核病学分会“2018 年全国结核病学术大会”在山西省太原市召开。大会由中华医学会、中华医学会结核病学分会主办，山西省太原市第四人民医院承办，“新药助力结核病防控”为本次大会的主题。学术大会期间，2 300 余名来自国内外结核病临床、防控、研究领域的专家、学者和同人，共同交流、探讨了结核病领域的进展、经验和问题。本次大会设 2 个全体大会、13 个专场、1 个会前培训班、5 个卫星会、32 个工作会、共 248 个发言题目。本次大会同时还首次引入直播模式，实时传递会场精彩内容，直播观看总数量达 3 873 人次。

3．主办第四届国际结核病论坛

2018 年 9 月 13—15 日，第四届国际结核病论坛在江苏省苏州市举办。来自多个国家的 30 多名国际学者以及来自国内的近 500 名结核病专家，围绕“大平台、大数据、大未来”这一论坛主题，就结核病预防、控制、基础与临床方面的国内外进展进行广泛、深入的探讨与交流。论坛内容涵盖“结核病基础研究与转化医学”“中国使用新药贝达喹啉的经验”“中国 NDIP 项目（New Drug Introduction and Prevention Program，抗结核新药引入和保护机制项目）经验和进展”“《2018 WHO 指南：耐多药和利福平耐药结核病的治疗（更新版）》要点解读”等新技术、新措施、新手段的研究和应用。国际论坛已成为推动国内外学术合作交流的一个品牌学术会议，促进了我国和国际结核病研究领域更多、更深层次的合作。

4．主办全国结核病医院院长论坛

2018 年 11 月 15 日，由中国疾控中心结核病防治临床中心、北京结核病诊疗技术创新联盟、首都医科大学附属北京胸科医院、全国结核病医院联盟、中国结核病临床试验合作中心、沈阳市胸科医院等多家单位共同主办的全国结核病医院院长论坛拉开帷幕。来自全国 31 个省、自治区、直辖市的 300 多位结核病医院院长和结核病防治领域的专家齐聚沈阳市，论坛主题是“走进互联网时代：结核病智慧医疗”。为期 2 天的会议内容丰富，

除了联盟工作报告、政策解读、医院发展经验分享、国际最新动态交流等精彩报告，更有全国瞩目的首次结核病影像读片的“人机大战”、全国互联网医院集团成立、联盟新的工作委员会成立、全国医学影像诊断培训中心成立、联盟体外诊断技术评估临床试验基地、抗结核新药使用和保护扩展项目实施单位、全国新药使用示范中心和国家级专家组颁牌等环节。

【推进中盖结核病防治项目工作】

1．能力建设试点项目

（1）远程培训项目进展。完成对远程培训平台的网页版优化升级，便于省级远程中心开展远程活动；按计划开展国家级培训、咨询和会诊等活动，并按季度收集 3 个项目省的活动开展情况。截至 2018 年 12 月 20 日，开展国家级远程活动 29 次，其中培训为 19 次，病例讨论为 10 次，参与数量为 4 535 人次；3 个项目省组织远程活动 31 次，其中培训为 28 次，病例讨论为 3 次。2018 年 6 月，制作并下发《中盖三期能力建设远程培训和咨询平台使用调查问卷》，完成 3 个项目省的远程医疗咨询和培训用户满意度调查，为后续平台工作机制的改进提供了依据。

（2）在线培训项目进展。2018 年 1 月，收集完成宁夏回族自治区、浙江省、吉林省 3 个省（自治区）在线培训人员的基线调查表，并以此为基础，对参与在线培训学习的人员进行数据分析考核。2018 年 2 月，组织项目地区人员完成“中国结核病防治在线培训网站”系统的内部测试，并根据试运行中发现的问题进一步完善系统的各项功能，该系统于 2018 年 3 月正式开放使用。组织专家编写在线培训课件，经过课件筛选、专家审阅、修改、视频录制、录制后审阅及后期剪辑等环节，于 2018 年 9 月陆续将 20 个在线培训课程的课件上传至在线培训平台，供大家学习使用；制定并下发《中盖结核病项目办公室关于防治能力建设新模式试点项目相关事宜的通知》，推动项目地区能力建设活动的开展；实时收集学员的反馈意见，及时与技术人员沟通，改进系统功能，确保系统在全省扩展过程中运行顺利，使得用户获得更好的使用体验；制定并下发《在线培训试点项目相关事宜的通知》，要求项目省组织动员试点地区的人员，按要求完成在线培训课程的学习和考核，并在全省推广在线培训课程。截至 2018 年 11 月底，在项目试点地区应学习的 1 355 名专业人员中，已学习人员为 1 222 人，获得证书人员为 540 人，注册率为 90%，获得证书率为 44%。

（3）项目督导。2018 年 5 月和 11 月，分别对浙江省和宁夏回族自治区试点地区的能力建设项目进展情况进行现场督导，对远程和在线培训项目工作要求、管理流程、远程培训平台和在线培训网站使用操作等进行现场指导，及时发现项目进展中存在的问题并提出相关建议，协助当地推进能力建设工作的开展。

（4）中期阶段性现场评估。2018 年 7—8 月，盖茨基金会委托第三方开展中期阶段性现场评估，覆盖浙江省杭州市和绍兴市、吉林省长春市和吉林市、宁夏回族自治区银川市和中卫市，通过资料收集和定性访谈两种方式进行。主要工作是为评估方提供项目有关资料数据、与3个项目省沟通完成现场评估事宜安排，以及陪同评估方完成3个项目省的现场评估工作。主要目的是了解项目工作进度、存在的问题和困难，提出相应的修整建议和措施，以使下一步工作进展顺利。

2. 中国结核病关怀标准制定

中国结核病关怀标准已根据《结核病防治工作规范》最新版完成定稿。

3. 结核病防治教材

2018年1月7日，结核病防治教材的讨论修订会在北京市召开，各教材编委会成员约14人参加了此次会议。此次会议主要对结核病防治教材中的临床分册、防治分册、基层医疗卫生机构分册三本教材进行最后校对，并要求各编委会根据出版要求对教材进行相应修改。2018年10月，与人民卫生出版社签署出版协议，并将上述三本教材送至出版社审稿。

4. 抗结核新药引入和保护机制项目

（1）2018年2月，贝达喹啉进口通关完成，配送至首批6家试点医院。2018年2月24日，项目完成首例患者纳入。2018年，项目分两批共纳入16家试点医院，其中第一批试点医院为6家，第二批试点医院为10家。截至2018年12月20日，两批16家试点医院共计纳入患者312例，其中第一批试点医院纳入230例，第二批试点医院纳入82例。第一批试点医院均已独自纳入病例，第二批试点医院中有4家尚未批准独自纳入病例。

（2）确定第二批10家试点医院。经前期单位申请、综合评分、集中答辩、现场考核等遴选环节，确定了第二批10家试点医院，于2018年5月28日下发《抗结核新药引入和保护机制项目第二批试点医院的通知》，正式对外发布。2018年6月，在全国结核病学术大会上颁发了证书。

（3）组织召开第二批试点医院启动培训会。2018年7月3日，抗结核新药引入和保护机制项目第二批试点医院启动暨培训会在哈尔滨市召开。来自第二批10家试点医院和第一批6家试点医院的项目负责院领导、临床主任、项目负责医生、实验室及药房负责人等约80人参加了培训会。本次培训会主要针对抗结核新药引入和保护机制项目的整个实施流程（包含项目实施管理要求、临床管理流程、信息收集、药物警戒、药品管理、患者管理等内容）进行了培训，同时，分享了第一批试点医院项目进展、发现的主要问题以及取得的经验和亮点。本次培训会梳理了试点项目实施重点，明确了下一步的工作重点和流程，为项目的进一步发展打下了良好的基础。

（4）开展项目督导。2018年，组织开展了11次抗结核新药引入和保护机制项目现场督导，覆盖13家试点医院。通过听取汇报、文件查看与筛查及座谈等方式，详细了解了试点医院的工作情况，包括项目患者纳入流程和治疗管理、信息系统录入、实验室操作、药品管理、健康教育等工作开展情况，对新启动的项目单位进行筹备工作验收和现场培训，对试点医院在项目推进过程中存在的问题及时给予解答并提出改进计划，为各试点医院工作的顺利开展提供技术支持。

（5）开展远程病例会诊。为了保证各试点医院形成统一的纳入标准与规范，按照项目要求，每个试点医院的前 5 例患者均需由国家专家组进行远程会诊。2018 年，共开展远程会诊 28 次，会诊病例为 124 例，经国家专家组会诊通过 92 例。其中第一批 6 家试点医院开展了 10 次远程会诊，共提交病例 52 例，经国家专家组会诊通过 40 例；第二批 10 家试点医院开展了 18 次远程会诊，共提交病例 72 例，经国家专家组会诊通过 52 例。

（6）项目实施细则修订。2017 年 11 月，项目办完成并印发第一版项目实施细则。随着项目工作开展过程中发现的问题和获得的经验，2018 年 2 月，对实施细则、健康教育手册及海报等材料进行了第一次修订，并印发给各项目单位；2018 年 7 月，第一批 6 家试点医院工作推进顺利，根据项目推进需求，对项目实施细则、健康教育手册及海报等材料进行了第二次修订，并印发给各项目单位；第三次修订于 2018 年 12 月底完成，并印发给各项目单位。

（7）项目患者信息管理系统不断更新完善。2018 年 3 月，抗结核新药引入和保护机制项目患者信息管理系统正式投入使用。到 2018 年 12 月底，针对信息管理系统使用中发现的问题，组织国家级专家组成员和技术人员进行了 10 多次讨论，明确了系统需要进一步完善的环节及相应的解决措施，使信息管理系统不断得到更新、优化，以更好地满足项目对患者管理和数据统计的要求。

（8）开展抗结核新药引入和保护机制扩展项目。2018 年 10 月，启动抗结核新药引入和保护机制扩展项目实施单位遴选工作，制定并下发《关于抗结核新药引入和保护机制扩展项目实施单位遴选的通知》。经过单位申请、专家评审，确定了第一批 19 家试点医院。2018 年 11 月 15 日，在全国结核病医院院长论坛上正式对外宣布并颁发了证书。2018 年 12 月 14—15 日，抗结核新药引入和保护机制扩展项目第一批实施单位启动暨培训会在北京市举办。扩展项目 5 家国家级示范中心专家，入选为该项目第一批实施单位的 19 家医院的院领导，临床、药品管理、患者支持、项目管理及信息管理相关负责人等约 150 人参加了此次会议。此次会议对项目实施管理内容和总体要求进行了全局性的讲解，并采取 NDIP 管理流程扑克牌进行场景模拟、开通患者管理测试系统进行数据录入练习、分组讨论进行技术及操作层面讲解等形式，帮助学员了解和掌握患者纳入、治疗管理、药品发放、不良事件报告等环节的流程和注意事项。本次会议还邀请示范中心的专家分享了项目实施经验和体会。此外，来自抗结核新药引入和保护机制扩展项目的 6 家代表单位精心准备了病例，与国家级专家共同讨论患者纳入与否及其治疗方案设计，通过专家抽丝剥茧的剖析，大家对患者纳入的要求和方案制定的原则与考量有了切实的体会。

5. 临床诊疗质控

（1）按季度收集、分析3个项目省的常规指标数据，将存在问题的指标数据反馈至项目省进行核对并重新上报。2018年11月，根据3个项目省的常规指标数据分析结果，结合现场督导情况，初步完成了结核病临床诊疗质控的进展报告。

（2）开展中盖三期结核病质控国家级督导员培训班。2018年4月13日，在北京组织召开结核病定点医疗机构临床诊疗质量控制和考核项目国家级督导员培训会。来自北京胸科医院的临床专家、实验室专家以及来自3个中盖项目省及其6个试点地市负责临床诊疗质量控制和考核工作的临床专家30余人参加了此次会议。此次会议主要讲解了质控项目实施细则，包括临床质控操作形式、流程以及具体的考核指标解析，解答了各试点省提出的相关问题，梳理了试点项目实施当前存在的问题，明确了下一步的工作重点和流程，为项目的进一步开展打下了良好的基础。

（3）2018年5月和11月，分别对浙江省、宁夏回族自治区和吉林省开展了结核病临床质控现场督导，通过现场走访、座谈及实地观察，了解了临床质控项目工作的开展情况，包括省级临床质控中心的组织实施和机制运行情况，各级结核病定点医疗机构临床诊断、治疗、实验室诊断、患者管理等工作情况，项目要求的各项措施落实情况等。对于在现场核查中发现的问题和困难，督导组及时给予解答并提供相关建议，协助各试点单位按照工作计划开展项目。

6. 抗结核药品集中招标采购

因国家政策及有关主导部门变化，政策实施层面的推进受到一定影响，项目目标如期实现存在较大的不确定性。在项目三期第六次管理委员会上，申请取消了该活动，并将剩余经费用于抗结核新药引入和保护机制项目。

【开展中国结核病临床试验合作中心（CTCTC）工作】

1. 加强管理制度建设，提升CTCTC的影响力

2018年2月，CTCTC修订完善了工作章程，并获得北京结核病诊疗技术创新联盟第四次理事扩大会议审议通过。新版章程有助于进一步加强对CTCTC成员单位的管理，以及CTCTC各项活动的规范化、流程化开展。2018年4月，创建完成了中英文双版CTCTC官方网站，内容包括中心介绍、中心动态和前沿进展、研究项目展示和进展跟踪、下载中心及研究合作网络五大板块，以提高CTCTC的国内外影响力和知晓度。

2. 学术分享与能力建设并重

2018年6月中旬，CTCTC在中华医学会结核病学分会“2018年全国结核病学术大会”举办学术专场，围绕大会主题“新药助力结核病防控”展开了抗结核药物临床研究的学术交流。2018年6月下旬，特邀比利时安特卫普热带疾病研究所的微生物学专家加布里埃拉·托雷亚（Gabriela Torrea）博士和克里斯特尔·德斯马雷茨（Christel Desmaretz）

博士，对 CTCTC 成员单位开展为期 7 天的实验室人员技能综合培训。2018 年 9 月，举办 CTCTC 国际研讨会，来自 20 多个国家的 30 多名国际学者及国内近 500 名结核专家围绕“大平台、大数据、大未来”主题开展学术交流。2018 年 11 月初，举办 CTCTC 结核病临床试验方法及实践培训班，针对结核病临床试验的前沿理论进行综合培训，并从临床实践与临床研究中发现的问题入手，采用案例分析、启发式问题解决、主旨发言辩论等教学模式，提高专业技术人员对结核病临床试验的系统性认知。

3. 推动各项科研及人才项目开展

（1）CTCTC 原创科研杨帆基金项目。CTCTC 科研基金主要支持探索和解决结核病临床和防治领域存在的实际问题的实用性科研项目，旨在提高结核病医疗机构临床医生的科研能力。2017 年，首轮基金项目优选了 8 项科研课题予以资助，其中 5 项课题已经完成。2018 年，发表核心期刊论文 3 篇、SCI 论文 1 篇，待发表论文为 4 篇。另有 3 项课题申请延期。2018 年，7 项科研课题获杨帆基金项目资助，CTCTC 持续关注项目进展和经费使用。

（2）CTCTC 第二届青年医师临床科研培训项目。CTCTC 第二届青年医师临床科研培训项目于 2017 年 12 月底完成为期 5 周高强度的集中脱产培训，经严格面试，从 CTCTC 成员单位中优选的 7 名青年医生成为第二批学员。2018 年第一季度，学员返回各自的单位开展课题实施，并对课题初步结果进行梳理和分析，向 Union 全球肺部健康大会提交了英文摘要。在 7 名学员提交的 9 篇摘要中，有 6 篇入选壁报交流或口头报告交流。CTCTC 组织这些学员参加了 2018 年 10 月在荷兰海牙举行的第 49 届 Union 全球肺部健康大会并进行科研成果展示。

（3）洲际结核病前瞻性生物样本库中国区（RePROT-China）项目。2018 年，CTCTC 将 RePORT-China 项目作为年度重点工作，给予经费支持和政策引导，并逐一解决各单位将项目纳入工作面临的实际困难。同时，为进一步加快项目进度，CTCTC 于 2018 年 3 月初招募并优选了苏州市第五人民医院、荆州市胸科医院和深圳市慢病中心 3 家机构作为项目新成员单位。2018 年 4 月，CTCTC 召集 RePORT-China 的 10 家项目单位负责人、项目负责人和主要参与者，举行远程视频会，重申了 RePORT-China 项目的目的和重要意义，并分享了我国及其他国家该项目进展，梳理了当前项目工作中存在的问题。2018 年 5 月，完成新版项目 CRF– 临床部分和 CRF– 实验室部分修订，同时启动 RePORT-China 数据管理系统的开发工作。同期 CTCTC 完成了对新纳入的 3 家机构的项目实施远程培训。经过半年的积极推动，该项目已纳入患者 113 例，纳入不同时间点痰、血、尿样本数共计 1 264 份。

（4）“十三五”科技重大专项。组织协调在 CTCTC 平台开展的三大“十三五”科技重大专项 2018 年度课题“抗结核药物新药临床评价技术平台”“耐药结核病治疗新方案和新技术的研究及评估”“复治肺结核治疗高剂量方案的推广应用研究”，并提供技术支持和质量管理，同时负责研究课题患者信息管理系统的开发、使用、培训及数据管理。

（5）抗结核新药引入和保护机制项目。CTCTC 对保障抗结核新药引入和保护机制项目有序、稳步扩展及实施提供全方位的支持。第一，实现并保障项目实施阶段抗结核新药贝达喹啉的进口与不间断免费使用。第二，制定、探索并初步建成抗结核新药引入和保护机制，通过面授培训、远程定期例会、病例讨论、现场验收和督导等形式，在有资质的医院、经过培训的医生和符合条件的患者中全面开展新药使用的机制和举措。第三，建成我国抗结核新药使用的药物警戒平台和工作机制，监测新药的不良反应。第四，培养了一批熟悉新药规范使用和管理的临床专家及管理人员，为新药惠及更多患者保驾护航。

4．注重国际交流，提高学术影响力

2018 年 9 月中旬，CTCTC 承办了在苏州市举行的洲际结核病前瞻性生物样本库第四届国际会议，来自 NIH、家庭健康国际 360、RePORT 国际项目成员国巴西、印度、印度尼西亚、菲律宾、南非与中国的专家和学者共计 100 余人参加了会议，其中国外专家为 60 余人。在此次会议上，CTCTC 推荐来自我国结核领域的 4 位专家和 2 位青年学者在国际舞台上分享其研究成果。

2018 年 9 月下旬，CTCTC 组织抗结核新药引入和保护机制项目试点单位的 10 名临床专家参加在泰国举行的耐药结核病研讨会，与来自印度、印度尼西亚、菲律宾、泰国和越南等结核病高负担国家的结核病临床医生，共同就贝达喹啉使用体会和各国患者治疗转归及安全性数据进行了深入研讨。

5．批准新成员单位加入，壮大 CTCTC 队伍

2018 年 7 月，国家药品监督管理局发布公告，认定河北省胸科医院、西安市胸科医院、内蒙古自治区第四医院和重庆市公共卫生医疗救治中心（重庆市传染病医院）具备开展结核内科专业临床试验机构资格。同月，上述 4 家单位向 CTCTC 办公室提交加入申请。经审核批准，2018 年 11 月，正式颁发证书授予这 4 家单位为 CTCTC 新成员单位。至此，CTCTC 成员单位共计 24 家。

【组织开展全国范围内的培训工作】

1．全国结核病远程培训和咨询平台

2018 年，全国结核病远程培训和咨询平台扩展到全国 31 个省（自治区、直辖市）的 231 家医院，并在盖茨项目的支持下建设了 3 个省级管理平台，推动远程平台服务的下沉。2018 年，开展远程培训 24 次，约 6 000 人次参加培训；开展远程会诊 104 次，会诊病例为 251 例，约 2 010 人次收看；召开远程（工作）会议 17 次，约 550 人次参会。

2．协和多学科结核病治疗病例荟萃巡讲活动

与北京协和药厂共同举办的多学科结核病治疗病例荟萃巡讲活动于 2018 年共开展 15 期，分别于长春市、佛山市、长沙市、西安市、石家庄市、太原市、青海市、上海市、南

京市、西宁市、郑州市、太原市、苏州市、哈尔滨市、武汉市举办，并增加网络直播环节。近年来，多学科综合治疗一直为各领域关注的热点。该活动的开展既让更多其他领域专家了解结核病，也促进了结核病多学科综合治疗的发展。

3．“天晴学苑”青年医师培训班

2018 年 10 月 11—13 日，由中华医学会结核病学分会、北京结核病诊疗技术创新联盟、中国疾控中心结核病防治临床中心联合江苏正大天晴药业集团股份有限公司共同打造的品牌培训班“天晴学苑”第三期在江西省九江市召开。来自全国 27 家医院的 43 名临床医生参加了本次培训。本次培训旨在加强青年医师的科研创新能力，提高其结核病临床试验研究能力。

4．金牌培训基地

8 家具有结核病防治优势学科的专科医院作为协和金牌培训基地，2018 年，完成了 41 名进修人员的培训工作。

5．结核病临床试验方法及实践培训班

2018 年 11 月 11—12 日，结核病临床试验方法及实践培训班在山东省济南市举办。来自结核病医疗和研究机构的 90 余位从事结核病临床、防治、科研和管理的专业人员参加了培训。本次培训围绕抗结核药物临床试验伦理、临床试验注册等内容进行了专题讲解。同时，针对当前中国耐药结核病治疗领域的重点和热点问题，即“关于中国耐多药治疗中注射剂的使用将何去何从”“适宜中国的耐多药短程方案设计与思考”，进行了不同观点的主旨发言，并通过现场讨论、案例分析、专家点评等方式展开了讨论。

【开展科研项目】

1．国家科技重大专项

（1）初治涂阳肺结核病化疗新方案的研究。根据 2018 年工作计划，将重心放在课题质量和经费管理两个方面。2018 年，第二轮督导工作共 6 次，涉及 10 家单位。通过对文件的筛查、药品出入核实、网上信息核对、经费的管理、参研人员的现场反馈等，有针对性地对合作单位提出个性化建议和意见，提高参与人员的积极性，增强研究实效性和加大课题管理力度。为加强课题管理，不定期召开课题会议。2018 年，共召开 1 次远程视频会议、2 次大型现场会议。会议要求各合作单位的主管院长、课题负责人、课题研究医生参会。会议内容根据课题进展更新，如总结课题进展、分享课题初步研究结果、通报存在的问题；同时，根据国家重大专项办会议精神，进一步分解课题任务，要求各单位根据病源情况适当寻找有资质的协作单位，达到疗效考核所需要的任务量。

（2）耐药结核病治疗新方案和新技术的研究及评估。开展专项课题 2018 年度申报工作。该专项课题于 2017 年先后进行了预申报和正式申报及预算编制，由于对预算调减持有异议而进行申诉。申诉反馈意见为按照2018年度课题重新申报并编制预算，因此，2018年2—3月，整理汇总专项课题下5个子课题的研究方案，重新填写申报书和预算书，重新与20家参与单位签署合作协议。

开展专项预算调减后的重新编制。2018年8月，预算再次调减，按照要求完成了5个子课题、20家合作单位、3个年度共计28个预算表的重新编制和预算说明撰写与汇总并提交。

开展专项任务书撰写。2018年9月下旬，专项课题获批。2018年11月上旬，撰写并完成专项任务书的撰写和支撑材料的收集整理并提交。

开展课题实施方案及CRF（case report form，病例报告表）等表格撰写和制定。2018年11月中下旬，撰写子课题一实施方案和CRF及随访表，组织专家审阅并完成修订工作。

筹备和举行专项启动暨培训会及会后方案修改。2018年11月下旬开始筹备，并于2018年12月7日在北京市举行专项启动暨培训会。来自参与专项的近30家单位的120余名课题骨干人员参加了培训。培训后，针对与会人员提出的建议，对实施方案的细节进行修改完善。

专项伦理审批材料准备、递交和答辩。2018年12月初，撰写并提交伦理申请材料。2018年12月10日，进行伦理答辩。

开展专项数据管理系统的开发工作。2018年12月中旬，确定患者信息管理系统开发供应商，并启动系统开发和构建工作。

开展经费管理及档案管理。专项启动暨培训会后，随着款项拨付到位，项目正式启动，已开展内部经费管理和档案管理培训，并按照要求予以实施。

（3）复治肺结核治疗新方案中远期疗效随访和推广应用的多中心临床研究。完成“十三五”国家科技重大专项课题复治肺结核治疗高剂量方案的推广应用研究（子课题）及复治肺结核治疗高剂量方案的应用研究、“十一五”和“十二五”国家科技重大专项课题复治肺结核高剂量方案的患者随访研究、基于互联网技术的患者管理新模式的研究3个任务级项目书的撰写、预算的申报、实施单位的协调、课题立项后任务书的填报、启动会的组织等工作。

2018年2—8月，完成复治课题包括子课题和任务级预算核定后，进行2轮预算申报；2018年9—11月，课题批复，进行任务书填报。2018年12月7日，召开项目启动会，28家合作单位近70人参加了此次启动培训。

2.“肺结核患者发现关口前移新模式的研究”课题

申报课题于2018年4月被批复，批复经费为160万元，合作单位为7家，包括首都医科大学附属北京潞河医院、北京市通州区马驹桥镇马驹桥社区卫生服务中心（北京市通州区第二医院）、昌平区医院、延庆区医院、永乐店社区卫生院、首都医科大学附属北京朝阳医院、中日友好医院。实施时间为2018—2021年。

2018年7月26—27日，由首都医科大学附属北京胸科医院主持承担的“北京市结核病综合防控关键技术研究”项目启动会在北京市召开。“肺结核患者发现关口前移新模式的研究”作为其中之一，同期召开课题培训会。课题组成员和7家参与单位的成员20余人参加会议。本次会议旨在明确课题研究目的、内容、方法、技术路线和阶段指标，也针对课题管理、项目档案管理、财务管理及CRO（clinical research organization，临床试验业务）进行专项培训。参会人员就实施方案中的技术问题展开了热烈而深入的讨论。课题秘书组整理培训会上各实施单位专家提出的建议，并进一步完善实施方案，做好课题的准备工作。

【开展国际合作】

1．承办2018年“一带一路”国家结核病防治高级研修班

2018年7月30日—8月19日，承办2018年“一带一路”国家结核病防治高级研修班。来自津巴布韦、朝鲜、冈比亚、南苏丹、印度尼西亚、洪都拉斯、摩尔多瓦、瓦努阿图8个“一带一路”沿线国家的20名结核病防治、临床专业人员参加了本次研修班。本次研修班历时3周，其中第一周和第三周为理论学习，内容涉及包括结核病基础理论、临床技能、规划管理、防治经验、前沿研究等在内的相关课程，同时穿插“中国文化”介绍，如茶艺、语言、节日、生活习俗等。在本次研修班第二周，组织学员赴浙江省参观各级不同类型的结核病医疗机构，使学员对我国的卫生系统、结核病防治网络和防治策略等有了直观的认识。此外，研修班先后安排学员赴首都医科大学附属北京胸科医院、北京经济技术开发区生物医药园、北京博奥晶典生物技术有限公司和中关村国际生物试剂物流中心进行参观访问。

2．世界卫生组织结核病研究培训合作中心工作

2018年10月，世界卫生组织结核病研究培训合作中心（以下简称合作中心）的第5个合作周期届满，经过与世界卫生组织积极沟通，顺利完成了第六次续约。合作中心的主要职责在本次合约期内发生了重大改变，由于中国在世界结核病防治中处于重要地位，主要的工作领域从国内转向世界卫生组织西太平洋地区和亚洲区的高负担国家。这对于结核病防治临床中心提升国际化视野、参与国际事务、扩大国际影响有重要意义。

2018年11月，刘宇红主任代表合作中心，参加了世界卫生组织在越南召开的世界卫生组织合作中心年会，与世界卫生组织官员和其他合作中心代表进行积极交流，通过海报展示结核病防治临床中心开展的工作，为未来合作中心在新的任期发挥更大作用打下基础。

3. 礼来耐多药结核病项目

2018年，项目支持建立的6个合作示范中心开展本省及辐射周边省市专科定点医院专业技术人员能力建设工作，开展了国际学术交流和培训活动。国家级项目办配合第三方机构开展了项目的外部评估，包括电话问卷、座谈会、访谈等形式。

（刘宇红）

鼠疫布氏菌病预防控制基地

【工作概况】2018 年，在国家卫生健康委有关办（局）和中国疾控中心的领导下，鼠疫布氏菌病预防控制基地领导班子带领全体职工深入贯彻党的十九大精神，以防治科研为中心，进一步加强能力建设，在各有关省（区）的支持和配合下，按计划要求开展工作，圆满地完成了各项工作任务。

【国家鼠疫菌种吉林保藏中心建设项目进展】项目验收和生物安全三级实验室认证认可工作有序进行。已完成病原微生物实验室生物安全岗位培训、实验室基本操作培训等相关培训，关键设施设备通过相关部门的检测。进行实验室安全应急演练，并拍摄相关视频保留文字记录。完成实验室安全管理体系文件的编写，完成实验室安全管理评审及内审，并将资料提交中国合格评定国家认可委员会进行认证认可。实验室 CNAS 认证认可已通过文件审查，并准备接受现场评审。

【鼠疫防治】

1．疫情

（1）人间疫情。2018 年，全国（不含港澳台地区）无人间疫情发生。

（2）动物疫情。2018 年（网报数据），在甘肃省、青海省、西藏自治区、四川省、云南省、内蒙古自治区、新疆维吾尔自治区 7 个省（自治区）及新疆生产建设兵团的喜马拉雅旱獭、青海田鼠、齐氏姬鼠－大绒鼠、蒙古旱獭、长爪沙鼠、灰旱獭－长尾黄鼠、大沙鼠 7 种类型疫源地的 33 个县发生动物鼠疫疫情，分离鼠疫菌 99 株，检出 IHA 阳性材料 171 份、RIHA 阳性材料 20 份。

2．监测工作

完成 2018 年度全国鼠疫监测资料的汇总和工作总结；结合督导检查和各监测点监测总结情况，按照考核方案的要求，对 42 个国家级鼠疫监测点进行了 2017 年度监测工作考核。

协助中国疾控中心，于 2018 年 5 月在秦皇岛市举办全国鼠疫监测工作会议，完成组织会议材料、起草业务报告、现场会务等工作。

3．指导疫区处理

选派专家赴内蒙古自治区二连浩特市指导动物鼠疫疫区处理工作，对当地下一步的鼠疫防控工作提出了建设性意见。

4. 防治督导

派专家参加由国家卫生健康委应急办组织的对青海省、甘肃省、新疆维吾尔自治区、西藏自治区、内蒙古自治区、四川省、云南省等省（自治区）的鼠疫防控督导工作，并对各省（自治区）的鼠疫防控工作提出了具有建设性的意见和建议。对青海省及内蒙古自治区四子王旗、苏尼特右旗国家级鼠疫监测点的监测工作进行了督导检查。

5. 网络直报

对全国鼠疫网络直报工作进行日常管理，及时掌握全国疫情信息。全年发布“全国鼠疫疫情监测月报”8期。

6. 血清学检验质量控制

对全国42个国家级鼠疫监测点开展鼠疫血清学质控，结果全部合格；对全国24个省（自治区）级疾控中心开展鼠疫血清学质控，结果全部合格。

7. 参加会议及培训工作

参加国家卫生健康委应急办组织的“全国卫生应急工作会议”“全国鼠疫监测工作会议”，认真领会会议精神，并按要求进行工作部署。参加国家卫生健康委应急办组织召开的“‘十三五’突发急性传染病防治能力建设重点项目实施方案编制工作会议”“2018年鼠疫防控专家会”，国家卫生健康委科教司组织的“十三五”国家安全保障能力建设规划上报项目可研报告编写会，主持召开“卫生计生委委托项目总结会”，已将项目总结报告上报国家卫生健康委。参加中国疾控中心组织召开的2018年全国疾控机构卫生应急工作会议、“2017年援助马达加斯加鼠疫防控工作”总结会议等。

鼠疫布氏菌病预防控制基地相关专家受邀参加“西部八省（区、市）鼠疫联防工作会议”“中国南方鼠疫联防联控工作会议”等，并在会议上做业务报告；受邀参加“‘一带一路’鼠疫防控国际学术会议”“‘一带一路’西北地区传染病防控论坛”等学术会议，并做学术报告；参加“第十三届亚太生物安全协会年会”“全国生物安全技术与装备学术研讨会”等。

组织举办“2018年全国鼠疫信息技术培训班”，对全国24个省（自治区、直辖市）和新疆生产建设兵团的70多名专业人员进行了培训；派专家参与“辽宁省鼠疫防控培训班”“疾控信息系统建设指导方案培训班”“2018年重庆市鼠疫防控工作培训会”等培训班的授课工作。

派专业人员参加“病原微生物菌（毒）种保藏工作培训班”“国家自然科学基金标书撰写培训班”等，提高了业务能力。

8. 指导鼠疫坟茔搬迁

陕西省榆林市横山区鼠疫坟茔搬迁，鼠疫布氏菌病预防控制基地专家到现场进行指导并做了风险论证，确保迁移工作的安全进行。

9．出版著作

鼠疫布氏菌病预防控制基地组织编写的《中国人间鼠疫》一书已出版，《中国鼠疫自然疫源地（1950—2014）》《中国动物鼠疫监测》已完成核稿工作并送出版社排版。

【布氏菌病防治】

1．疫情

2018 年，全国报告布病新发病例 39 292 例，发病率为 2.85/10 万，与 2017 年（40 042 例，2.90/10 万）相比下降了 1.87%。排前 5 位的为内蒙古自治区（10 111 例，40.12/10 万）、黑龙江省（4 410 例，11.61/10 万）、新疆维吾尔自治区（4 325 例，18.04/10 万）、河北省（3 084 例，4.31/10 万）、山西省（2894 例，7.86/10 万）。

2．监测工作

2018 年，在全国 31 个省（自治区、直辖市）和新疆生产建设兵团选定 96 个县（市、旗）为国家固定监测点，承担全国监测工作。

（1）完成 2018 年全国布病监测资料汇总和分析工作，并对各监测点的工作情况进行总结。

（2）完成 2018 年全国布病监测点考核工作，形成考核工作报告并上报中国疾控中心。

（3）完成中国疾控中心关于报送 2018 年全国重点传染病和病媒生物监测数据及工作总结。

3．督导检查

2018 年 8 月，对云南省布病防控工作进行督导检查。

4．会议与培训

2018 年 6 月，参加在北京市召开的 2017 年传染病监测定稿会。2018 年 8 月，协助甘肃省疾控中心对专业技术人员进行业务培训。2018 年 9 月，参加在青岛市举办的全国布鲁氏菌病防治技术研讨培训班，并授课。

【教育培训】为落实《国家布鲁氏菌病防治计划（2016　2020 年）》要求，进一步做好全国布病防控工作，提升省级布病防控骨干的专业技能，国家卫生健康委疾控局委托中国疾控中心鼠疫布氏菌病预防控制基地，分别于 2018 年 10 月下旬和 11 月中旬在新疆维吾尔自治区乌鲁木齐市、宁夏回族自治区银川市举办了全国布病防控工作培训班。来自全国 31 个省（自治区、直辖市）和新疆生产建设兵团等相关专家和布病防控人员 170 余人参加了培训。

在培训班上，鼠疫布氏菌病预防控制基地专家对全国人间和畜间布病疫情形势进行了详细分析，对全国布病监测方案、中央转移支付布病防治项目等具体工作进行了细致的讲解。参加人员还利用分组讨论时间，相互交流了在布病防控工作中取得的经验，同时对工作面临的问题和困难提出了意见和建议。这次培训全面提升了各省区参加培训人员的理论水平和工作能力，为其进一步做好全国布病防控工作奠定了基础。

为提高各鼠疫监测省区网络直报工作人员的业务水平，提高鼠疫防控能力，2018 年 11 月，在广西壮族自治区北海市成功举办“2018 年全国鼠疫信息技术培训班”。来自 24 个省（自治区、直辖市）和新疆生产建设兵团的省级网络直报管理员 70 余人参加了培训。

本次培训班聘请中国疾控中心全球公卫中心戚晓鹏副主任介绍了“高分遥感在鼠疫监测中的应用”，广西壮族自治区、内蒙古自治区和河北省专家介绍了鼠疫防控经验、信息管理工作及利用生态位模型预测动物鼠疫发生风险的相关内容；鼠疫布氏菌病预防控制基地专家及中科软科技股份有限公司人员介绍了 2018 年鼠疫系统村级编码变更情况、鼠疫系统村级编码维护原则与方法、鼠疫系统常见问题及解决办法等内容。

通过培训，收集反馈了 2018 年村级编码变更情况，提高了鼠疫防控专业人员利用新方法预测鼠疫发生风险、探寻流行规律的能力，对各省（自治区、直辖市）和新疆生产建设兵团提高网络直报质量、更好地开展 2019 年全国鼠疫网络直报工作奠定了基础。

举办上述培训班，对提高相关省（自治区、直辖市）专业技术人员的业务水平和实践工作能力发挥了重要作用，为更好地开展鼠疫、布病防治工作提供了人才支撑。

【科研管理】向吉林省卫生计生委申报卫生科技能力提升计划项目 2 项，分别是“六种方法测定实验室内游离蚤的研究”“鼠疫流行静息与环境改变关系的研究”。所长基金资助课题“鼠疫菌基因分型方法的建立”的全部工作已经结束，已结题。吉林省白城市科学技术局立项课题“鼠疫菌 EV76 株基因组 BAC 文库的构建及鉴定”按计划进行。吉林省卫生计生委技术创新项目“鼠疫耶尔森菌菌壳疫苗的研制”按计划进行，并得到“吉林省人才开发资金集中资助项目”资助。

【荣誉表彰】地氟砷病研究室主任佟建冬获“全国地方病防治健康教育工作突出贡献先进个人”称号；鼠疫流行病研究室主任徐成和鞠成两名援助马达加斯加鼠疫防控的同志受到吉林省卫生计生委嘉奖表彰；鼠疫流行病研究室主任徐成在“吉林省 2018 年五一国际劳动节表彰大会”上获“2018 年吉林省五一劳动奖章”表彰。

（李猛）

儿少 / 学校卫生中心

【工作概况】2018 年，共有教职工 17 人，其中，教授 / 研究员为 4 人，副教授 / 副研究员为 7 人，讲师为 2 人，技术人员为 4 人。博士研究生为 12 人，硕士研究生为 1 人。博士研究生导师为 2 人，硕士研究生导师为 10 人。

承担北京大学教学工作。2018 年，在读研究生为 33 名，其中硕士研究生为 25 人，博士研究生为 8 人。2018 年，共承担北京大学医学部本科生和研究生 15 门课程的理论教学工作，同时承担新生导师、本科生毕业生产实习、PBL（problem-based learning，问题式学习）教学等工作。开设课程包括“儿童少年卫生学”“儿童生长发育与青春期健康”“成年期常见病的早期预防”“青春期生殖健康”“艾滋病预防”“儿童青少年危险行为与伤害预防”“高级儿少卫生学”“成人期疾病在儿童期的预防”“学校卫生与健康促进”“儿童青少年伤害预防与干预”“青春期发育与健康”“高级营养研究设计”“青少年生活技能教育研究与实践”“儿童青少年伤害预防与生活技能为基础的干预”“公共卫生实施性研究”等。

自成立以来，一直承担全国性儿童青少年卫生与学校卫生相关的政策法规起草、科学研究、技术指导、业务咨询及专业技术人员培训等任务。主要研究方向如下：学龄儿童和青少年健康、生长发育及其影响因素；学校卫生管理和政策研究；学生常见病预防、学校艾滋病教育、学校健康教育与健康促进、学校卫生标准；等等。所在学科为儿少卫生与妇幼保健学，2007 年被确定为国家重点（培育）学科，2008 年被确定为北京市重点学科。

2018 年，继续承担全国学生体质健康监测中心、教育部预防艾滋病学校健康教育培训基地，以及国家卫生健康标准委员会学校卫生标准专业委员会秘书处工作，新增学生常见病及健康危险行为监测与学校教学和生活设施卫生管理监测工作。2018 年，新中标项目为 21 项，总经费为 532.48 万元，资助来源包括国家自然科学基金、教育部、国家卫生计生委、联合国儿童基金会、企业资金等多种渠道。例如，有国家自然科学基金项目“塑化剂暴露与儿童性别角色发展关联的前瞻性队列研究”、北京市教育科学“十三五”规划优先关注课题“学习困难学生的心理健康问题及其干预对策研究”、教育部人文社会科学研究规划基金项目“学校预防儿童性侵犯教育准备情况评价研究”、中国疾控中心项目“公共卫生标准研究制定工作”、教育部项目“2018 年学生体质健康影响因素现状调研”和“预防校园欺凌教师培训大纲”、国家卫生计生委项目“全国学生常见病及危险因素监测”、中国性病艾滋病防治协会项目“凉山州中学生预防艾滋病教育辅助材料”、中国教育学会项目“青年学生预防艾滋病综合能力评价指标体系研究”和“学生体质健康测试数据应用研究"、公司合作项目"中小学生健康素养测评框架及测评工具修订制作研究"等。

2018年，共发表学术论文50篇，包括英文SCI论文31篇、中文核心期刊论文19篇。制修订指南/规范/标准、上报专门政策性报告主持10项、参与若干项。主办国内学术会议及培训班13次。

【为全国儿童青少年近视情况调查提供技术支持】为了做好教育部等8部门联合印发的《综合防控儿童青少年近视实施方案》中所要求的儿童青少年近视防控工作的评议考核，掌握各地儿童青少年近视率基数，国家卫生健康委、教育部和财政部于2018年10月联合下发《国家卫生健康委办公厅　教育部办公厅　财政部办公厅关于开展2018年儿童青少年近视调查工作的通知》(国卫办疾控函〔2018〕932号)，组织开展2018年全国儿童青少年近视调查工作。儿少/学校卫生中心作为全国调查的技术支持单位，制定调查方案和工作细则，参与制定《儿童青少年近视筛查规范》，并开展调查工作的国家级培训。为确保调查数据的真实性、准确性，还协助国家卫生健康委制定现场抽查方案，并参与其中10个省的现场抽查工作。本次调查覆盖除西藏自治区以外的全国30个省(自治区、直辖市)和新疆生产建设兵团，调查对象包括幼儿园大班儿童及中小学生。已经完成全国调查数据的整理分析工作，并提交调查报告。

【牵头研制的3项儿童青少年健康相关标准颁布实施】2018年6月，国家卫生健康委发布了3项由儿少/学校卫生中心主任马军教授牵头起草研制的国家卫生行业标准，分别是《7岁~18岁儿童青少年血压偏高筛查界值》(WS/T 610—2018)、《7岁~18岁儿童青少年高腰围筛查界值》(WS/T 611—2018)和《7岁~18岁儿童青少年身高发育等级评价》(WS/T 612—2018)。这3项标准于2018年12月1日起实施，规范了我国7~18岁儿童青少年血压、腰围和身高的测量要求与评价方法，为监测我国儿童青少年的生长发育水平、及早发现生长发育异常、规范儿童青少年生长发育管理提供了科学依据和技术支持。

【撰写2017年全国学生常见病及危险因素监测报告】2017年全国学生常见病及危险因素监测报告于2018年年初完成，儿少/学校卫生中心的星一副研究员主持撰写，并于2018年4月26日在北京国二招宾馆举办全国学生常见病及危险因素监测报告研讨会。本次会议在国家卫生健康委疾控局环境卫生管理处的主持下召开，国家卫生健康委疾控局副巡视员崔刚、处长李筱翠、主任科员杨书剑，监督局关珊珊，苏州大学徐勇教授等来自国家卫生健康委、教育部和省级疾控中心的代表对报告内容进行了点评。报告中有关学生视力不良检查率越来越低龄化、中重度构成比较高等现象引起了国家卫生健康委以及党中央的高度重视，为教育部、国家卫生健康委等8部委出台《综合防控儿童青少年近视实施方案》提供了数据基础。

【开展2018年全国学生常见病和健康影响因素监测调查】于2018年年初起草了2018年全国学生常见病和健康影响因素监测调查方案，该方案于2018年4月8日由国家卫生健康委向全国卫生行政部门下发，2018年5月在湖北省武汉市召开了全国学生常见病和健康影响因素监测技术培训会。本次会议由国家卫生健康委疾控局领导参加，马军教授和星一副研究员、江苏省疾控中心学校卫生所所长张凤云、硕士研究生高迪对监测方案进行了全面的解读。自此，2018年全国学生常见病和健康影响因素监测在全国30个省（自治区、直辖市）和新疆生产建设兵团全面展开，已经完成对监测数据的初步分析和报告撰写。

【开展《学校卫生工作条例》修订相关调研工作】2018年2月，教育部印发通知，启动修订《学校卫生工作条例》工作。2018年3—10月，受教育部体育卫生与艺术教育司委托，承担《学校卫生工作条例》修订征求意见及调研工作。在马军教授的领导下，按照科学立法、民主立法原则，成立领导小组、工作小组和专家指导组，制定了修订工作方案。共获得来自全国各地的各类修订意见483条，前后共召开专家咨询会议4次，在充分调研和论证的基础上，最终完成《学校卫生工作条例》修订草案，共51条。2018年10月，向教育部提交《学校卫生工作条例》征求意见汇总稿、条例修订稿、条例修订说明各1份，为加快完成《学校卫生工作条例》的修订工作打下了良好的基础。

【出版《大学生健康教育》】余小鸣教授主编的《大学生健康教育》（ISBN：978-7-04-050557-3），由高等教育出版社于2018年10月出版，全书共460千字。全书紧密围绕高等学校人才培养目标，以2017年教育部颁布的《普通高等学校健康教育指导纲要》为依据，内容包括“健康概述”“确立健康的生活方式”“发展积极的心理品质”“促进生殖健康与性健康”“认识生命体征与预防疾病”“关爱生命　远离危险”6个单元20个专题。书中设置了学习目标、专题导言、学前思考、学习指导、拓展阅读、交流与思考等模块，重点培养学生促进个体、他人和社会健康的行为、责任和意识。为激发学生的学习兴趣，提高其学习效果，该书以二维码形式链接了重要知识点对应的微课程视频，学生可以随扫随学。本书可作为高等学校健康教育课程教材，也可作为大众了解健康知识、提高健康素养的专题讲座读本和参考书。

【牵头研制的《普通高等学校健康教育规范》（GB/T 34858—2017）颁布实施】余小鸣教授主持并作为第一起草人，完成国家卫生标准《普通高等学校健康教育规范》

（GB/T 34858—2017）的研制。该国家标准由中华人民共和国国家卫生和计划生育委员会和中国国家标准化管理委员会发布，2018 年 5 月 1 日正式实施。

【召开《中小学校卫生与健康教育网络课程（教师版）》研制项目启动会】受教育部体育卫生与艺术教育司委托，在联合国儿童基金会的支持下，主持《中小学校卫生与健康教育网络课程（教师版）》的研制工作，并于 2018 年 6 月 8 日在北京市举办了《中小学校卫生与健康教育网络课程（教师版）》研制项目启动会。教育部体育卫生与艺术教育司原巡视员廖文科，教育部体育卫生与艺术教育司樊泽民副调研员、刘立京老师，联合国儿童基金会驻中国办事处杨振波项目主任、郝志明官员、李涛官员，北京大学儿童青少年卫生研究所（是儿少 / 学校卫生中心的挂靠单位）马军所长，以及北京市、天津市、江苏省、广州市、辽宁省、云南省、重庆市、湖北省教育厅（教学委员会）学校卫生专干，中国疾控中心，上海市、深圳市疾控中心的专业技术人员，人民教育出版社体育室编辑，电化教育电子音像出版社网络课程专家，北京大学、北京师范大学、昆明医科大学的教师，中小学卫生保健所代表共 35 人参加了会议。该启动会由北京大学儿童青少年卫生研究所马迎华教授主持。

【出版《儿童青少年运动健身指导（漫画版）》】在国家体育总局和国家重点研发计划项目的支持下，《儿童青少年运动健身指导（漫画版）》于 2018 年由北京大学医学出版社出版，儿少 / 学校卫生中心宋逸副教授为主编之一。

【主办全国儿少卫生学生交流会暨中华预防医学会儿少分会学术年会】2018 年 12 月 8—9 日，在海口市主办全国儿少卫生学生交流会暨中华预防医学会儿少分会学生年会。来自全国学校卫生领域的专家学者、研究生等 280 余人参会，会议取得圆满成功。

【举办“青少年健康问题”暑期课程暨研讨会】2018 年 6 月 22 日—7 月 14 日，美国斯坦福大学和北京大学的 12 名学生参加了北京大学斯坦福中心主办的、主题为“Adolescent and Young Adult Health in China”的暑期课程。该课程主要由斯坦福大学兰德尔·斯塔福德（Randall Stafford）教授与北京大学儿童青少年卫生研究所李榴柏、星一、宋逸副教授共同授课和指导。课程内容包括流行病学研究方法、青少年健康问题及其干预策略、中国青少年人群的健康相关问题及干预对策等。中美学生组成 3 个研究小组，完成课堂授课、现场参观和中美文化交流。2018 年 7 月 12 日，作为暑期课程的一部分，斯坦福预防研究中心和北京大学儿童青少年卫生研究所在北京大学斯坦福中心成功举办了题为“An integrated approach to adolescent and young adult health”的研讨会。本次会议邀请国际组织官员、相关领域著名学者和健康服务业企业家进行了演讲，中美学生 60 多人参加了会议。

【主办“师生健康　中国健康”主题分论坛】2018 年 11 月 13 日，在第四届中国教育创新成果公益博览会上，由中国健康促进与教育协会学校分会发起主办了“师生健康　中国健康”主题分论坛。该论坛旨在深入了解中小学生健康发展现状与问题，探讨健康教育创新实践。国内学者、各省市区县教育管理者、中小学校长和一线骨干教师 80 余人共同对国内中小学健康素养评估与培养的路径进行了讨论。中国健康促进与教育协会学校分会主任委员、儿少 / 学校卫生中心马军教授做了“中国儿童青少年主要健康问题及应对策略”主题报告；中国健康促进与教育协会学校分会常务副主任委员、北京大学儿童青少年卫生研究所余小鸣教授做了“健康素养——促进学生健康的决定因素”主题报告。

【参与教育部“大学生健康教育”共享学分课程建设】2018 年 5—8 月，北京大学儿童青少年卫生研究所马军教授、马迎华教授和余小鸣教授参与教育部体育卫生与艺术教育司和东西部高校课程共享联盟联合研发的“大学生健康教育”共享学分课程建设，作为顾问团队的主要成员，负责课程方案和教学内容设计，同时，马军教授和马迎华教授担任主讲教师。教育部体育卫生与艺术教育司司长担任课程总策划，教育部体育卫生与艺术教育司、北京大学公共卫生学院等相关单位专家组成课程顾问团队。北京大学、北京师范大学、中国人民公安大学、昆明医科大学、汕头大学、中国疾控中心、国家卫生健康委科研所等单位的 12 位专家学者共同打造课程内容。

【为北京市海淀区大学生预防艾滋病辩论赛提供技术支持】儿少 / 学校卫生中心朱广荣副教授作为辩论赛的专家评委，多次为北京市海淀区大学生预防艾滋病辩论赛提供技术支持。

【参加北京预防医学会儿少（青）卫生专业委员会第七届换届大会】2018 年 10 月 30 日，北京预防医学会儿少（青）卫生专业委员会（以下简称儿少专委会）在北京市疾控中心举办儿少专委会第七届换届大会暨第一次全体委员会议。北京预防医学会会长、北京市疾控中心主任邓英出席会议。会议由北京预防医学会副秘书长刘枫主持。来自全市卫生和教育部门的 31 位委员参加了会议。会议首先由第六届主任委员、北京大学儿童青少年卫生研究所副所长马迎华教授做了回顾性总结。北京预防医学会副秘书长刘枫介绍学会概况，对儿少专委会换届改选方案、委员任职条件等进行说明。会议根据《北京预防医学会章程规定》，通过无记名投票方式，选举产生新一届委员会主任委员。北京大学儿童青少年卫生研究所副所长马迎华教授连任第七届儿少专委会主任委员，北京市疾控中心学校卫生所所长郭欣任常务副主任委员、北京大学儿童青少年卫生研究所宋逸副教授和东城区中小学卫生保健所所长高爱钰任副主任委员。

【为江苏省健康教育教学竞赛活动提供指导】2018年12月18—20日，北京大学儿童青少年卫生研究所副所长马迎华教授应邀参加“江苏省初中健康教育教学竞赛活动”。本次活动由江苏省教育厅、江苏省中小学教学研究室主办，南京市教研室、栖霞区教育局协办。马迎华教授应邀参加并为本次活动做了点评。她说，本次竞赛活动为全国首例，有着非凡的意义。她希望选手们能够以学生为主体，要让学生为了用知识而学知识，选课题目尽量与内容相符，贯彻国家课程标准，内容要适量，知识要及时更新；所选案例要贴近学生，教学方法要适合学生；教学环境要友好，多鼓励学生，及时反馈、及时说明。专家的话语内涵丰富，思想深邃，语重心长，既肯定了本次江苏教育活动的成绩，又为新时代未来江苏的健康教育指明了前进的方向。

【组织汇编《公共卫生标准化典型案例集丛书·学校卫生分册》】2018年8月，在中国疾控中心的领导下，由北京大学儿童青少年卫生研究所牵头，会同苏州大学、辽宁省卫生计生委卫生计生监督局、北京市疾控中心、首都儿科研究所4家单位的专家，共同汇编《公共卫生标准化典型案例集丛书·学校卫生分册》。该分册的编撰对宣传贯彻《中华人民共和国标准化法》、总结卫生标准制修订工作经验、推动全国公共卫生标准化工作具有一定指导作用。

【参与国际卫生标准编译研讨会，并组织参译学校卫生中外标准的相关内容】2018年5—8月，在中国疾控中心的领导下，国家卫生健康标准委员会学校卫生标准专业委员会秘书处挂靠单位北京大学儿童青少年卫生研究所牵头，联合哈尔滨医科大学、安徽医科大学、苏州大学等多家单位，参与国际卫生标准编译工作，并组织参译学校卫生中外标准的相关内容。该工作结合了《标准联通“一带一路”行动计划（2015—2017）》的相关内容，为进一步推进公共卫生标准“引进来”和“走出去”做出了一定贡献。

【参与国家卫生行业标准《教室多媒体教学要求》标准评审】2018年9月28日，国家卫生健康标准委员会学校卫生标准专业委员会秘书处挂靠单位北京大学儿童青少年卫生研究所在西安市召开第七届学校卫生标准专业委员会第五次会议暨第一届中国卫生监督协会团体标准学校卫生标准委员会第一次会议。会上，学校卫生标准专业委员会委员对国家卫生行业标准《教室多媒体教学要求》进行了评审。该标准的制定能对规范多媒体教学时多媒体教学设备卫生要求、课件卫生要求、教学环境（照明、微小气候等）卫生要求起到一定作用。

【参编《国家公共卫生标准实用指南丛书·学校卫生标准分册》】2018 年 3—12 月，在中国疾控中心的领导下，国家卫生健康标准委员会学校卫生标准专业委员会秘书处挂靠单位北京大学儿童青少年卫生研究所牵头，联合国内数十家科研院所、高等学校、疾控机构、卫生监督机构以及医疗机构，编写了《国家公共卫生标准实用指南丛书·学校卫生标准分册》。该分册的出版能有效地加强现行有效卫生标准的贯彻和实施。

【参与国家卫生标准《中小学校教室采光和照明卫生标准》(GB 7793—2010) 科普宣传片制作】2018 年 8—12 日，在中国疾控中心的领导下，国家卫生健康标准委员会学校卫生标准专业委员会秘书处挂靠单位北京大学儿童青少年卫生研究所参与制作国家卫生标准《中小学校教室采光和照明卫生标准》(GB 7793—2010) 科普宣传片。该工作贯彻落实了习近平总书记关于防控儿童青少年近视的指示和《教育部等八部门关于印发〈综合防控儿童青少年近视实施方案〉的通知》(教体艺〔2018〕3 号)，有助于进一步加强《中小学校教室采光和照明卫生标准》(GB 7793—2010) 的宣贯和改善中小学生近视预防控制工作。

【组织参与卫生标准评估工作】2018 年 3—12 日，在国家卫生健康委法制司的领导下，北京大学儿童青少年卫生研究所组织辽宁省卫生健康服务中心（原辽宁省卫生计生委卫生计生监督局）、北京市卫生和计划生育监督所、重庆市卫生计生监督执法局、广西壮族自治区卫生监督所、云南省卫生厅卫生监督局、江苏省卫生监督所、山西省卫生计生委卫生监督所等多家单位，对国家卫生标准《中小学校传染病预防控制工作管理规范》(GB 28932—2012) 和《学生宿舍卫生要求及管理规范》(GB 31177—2014) 开展评估工作。该工作贯彻落实《中华人民共和国标准化法》中关于“建立标准实施信息反馈和评估机制”的相关要求，有助于做好学校卫生标准的评估工作。

【参与中国卫生监督协会 2018/2019 年度团体标准《中小学生屈光不正筛查规范》的立项和制定工作】2018 年 9 月，由北京大学儿童青少年卫生研究所和上海市眼病防治中心牵头的团体标准《中小学生屈光不正筛查规范》在中国卫生监督协会成功立项。该标准的制定和实施贯彻落实了习近平总书记关于防控儿童青少年近视的指示和《教育部等八部门关于印发〈综合防控儿童青少年近视实施方案〉的通知》(教体艺〔2018〕3 号)，有助于做好中小学生近视筛查和防控工作。

【牵头制定的《学龄儿童青少年超重与肥胖筛查》(WS/T 586—2018) 标准发布】《学龄儿童青少年超重与肥胖筛查》(WS/T 586—2018) 标准于 2018 年 8 月 1 日正式实施。本课题组由儿少 / 学校卫生中心季成叶教授牵头，在马冠生、张琳、陈天娇、马军、李艳平、张悦、杜松明、朱广荣、籍红的共同努力下，在前期中国肥胖问题工作组（Working Group on Obesity in China，WGOC）标准广泛应用的基础上进行完善和补充。该标准以世界通用的身体质量指数（body mass index，BMI）为主要指标，分性别、以每半岁为单位，建立我国 6～18 岁学龄儿童青少年（中小学生）的超重、肥胖筛查标准，以期实现对超重及肥胖的早期筛查、早期诊治、积极预防的目标。该标准具有良好的灵敏性和特异性，简便易行，有利于在基层单位推广。同时，该标准可促进以学校为基地的肥胖综合干预模式建立，从而提高学校的卫生工作水平。

【举办全国学校卫生管理培训班】在联合国儿童基金会的支持下，于 2018 年分别在北京市、青海省、成都市、海拉尔区、兰州市、广州市等地举办全国学校卫生管理培训班，覆盖人数达 750 余人。

【在《柳叶刀》（*The Lancet*）杂志上发表科研摘要】科研摘要 Adolescent health and Healthy China 2030：a cross-sectional study 发表于 *The Lancet* 特刊，并在 2018 年 10 月 27—28 日 *The Lancet-CAMS Health Summit 2018* 上做壁报展示。该研究肯定了我国过去几十年在青少年健康改善方面取得的显著成绩，揭示了当前青少年所面临的主要健康问题，提出了进一步加强青少年卫生事业的工作重点与目标，即继续改善青少年健康、消除地区差异、尽早实现《“健康中国 2030”规划纲要》的相关要求。

【开展学习困难学生心理健康问题研究】在北京市教育科学“十三五”规划基金的支持下，在中学生中开展学习困难学生心理健康问题研究，并探索适宜的援助模式。该项目于 2018 年 10 月 24 日开题，负责人为朱广荣副教授。

（朱广荣、马军）

精神卫生中心

【全国严重精神障碍管理治疗工作】2018年，继续承担中央补助地方严重精神障碍管理治疗项目工作，负责项目预算、执行、培训、技术指导、调研督导、总结及相关工作。2018年，中央财政下拨项目经费4.72亿元。截至2018年12月31日，该项目工作已覆盖全国332个地市的2 832个区县，登记并录入国家严重精神障碍信息系统的患者为599.4万余人，已被纳入社区随访服务的患者为561.5万余人，在册患者管理率为93.7%。编写出版《严重精神障碍管理治疗工作服务流程核心信息卡》《严重精神障碍社区随访技巧核心信息卡》《严重精神障碍患者家庭护理核心信息卡》《严重精神障碍社区防治工作指南》，其中3本核心信息卡印制15万册并发放到全国各省，微信公众号推送浏览量达4万余人次。

【全国精神卫生综合管理试点工作】继续承担国家卫生计生委、中央社会治安综合治理委员会办公室、公安部、民政部、人力资源和社会保障部、中国残疾人联合会6部门联合启动的全国精神卫生综合管理试点工作（以下简称试点工作）的常规管理。2018年是试点工作总结年，协助国家卫生健康委疾控局设计并下发全国试点考评方案，组织试点地区自评、省级考评，对自评与考评结果进行核实；设计国家试点抽查方案，组织多部门根据省级考评和试点地区自评结果现场抽查12个省的14个试点地区，参与的领导及专家为84人次，通过座谈交流、查阅资料、现场检查、电话核实、与患者/家属/工作人员访谈等相结合的方式，对抽查的试点地区市级、区县级、基层多部门试点工作完成情况进行考察和复核，撰写试点工作总结报告，总结梳理全国试点工作经验，撰写最佳实践案例集。

【国家严重精神障碍信息系统管理】继续承担国家严重精神障碍信息系统日常管理、培训、安全防护、数据核对和质量控制、月报编写等工作。截至2018年12月底，累计完成84期月报。按照三级安全等级保护的要求，2018年6月30日，该系统被纳入虚拟专用网络或政务外网统一管理，同时采用数字证书等组合认证方式，实现了业务系统与互联网隔离，系统的安全性大幅提高。为15个省（市）级平台建设提供技术支持和指导，通过接口QQ群、微信群及时交流，保障数据上传的及时性和准确性；召开省级平台建设交流会，分享经验，研讨最佳技术方案。协助四川省、广西壮族自治区、吉林省、山东省、甘肃省、广东省、内蒙古自治区7个省级平台上线。为保证系统三期于2019年顺利上线，2018年10月，在长沙市举办全国培训班，使用户全面掌握系统操作。

【社会心理服务体系建设试点工作】参与起草和讨论修订《全国社会心理服务体系建设试点工作方案》，协助国家卫生健康委疾控局组织召开3次专家研讨会。该方案于2018年11月16日由国家卫生健康委、中央政法委、中宣部、教育部、公安部、民政部、司法部、财政部、国家信访局和中国残疾人联合会10个部委联合印发至全国。

【扶贫和对口帮扶】挂靠在北京大学第六医院，是国家卫生健康委属的唯一一家精神专科医院，肩负着推动中国精神卫生事业发展的重任。按照国家健康扶贫相关工作的要求，自2016年以来，持续帮扶内蒙古自治区太仆寺旗医院，为其免费培养精神科人员1名，派出北京大学第六医院2位专家前往太仆寺旗医院进行帮扶，结成紧密帮扶合作关系。2018年，通过开展院际合作和对口帮扶工作，着力提升了省市级精神卫生医疗机构的医、教、研、防水平，持续对口支援和帮扶内蒙古自治区精神卫生中心、贵州省第二人民医院、青海省第三人民医院等30家医院。2018年，受国家卫生健康委疾控局委托，重点帮扶西部地区，提高西部地区做好精神卫生工作的能力，开展援助西藏自治区、新疆维吾尔自治区、甘肃省和宁夏回族自治区精神卫生防治工作培训。现场培训精神卫生工作多部门人员676人，培训通过现场授课、案例讨论、小组分享、集中答疑等多种形式开展，学员互动积极、反响热烈，培训广受好评。

【对外合作与交流促进】2018年，出国（境）学习交流9人次，包括赴越南胡志明市参加第三届世界卫生组织西太平洋合作中心区域论坛；赴我国香港地区参加第十一届泛太平洋康复会议筹备会暨香港理工大学康复系参观交流活动；赴法国宜世学院进行精神运动康复进阶培训；赴日本神户市参加WFSBP（World Federation of Societies of Biological Psychiatry，世界生物精神病学会联合会）生物精神病学亚太地区会议等。接待国（境）外来访学者和专家7人，包括英国伦敦国王学院1人、挪威医学会2人、法国宜世学院3人、中国香港理工大学1人。

【精神卫生专业队伍能力建设】2018年，组织举办各类培训/会议20场，培训2 279人次。邀请来自英国伦敦国王学院、挪威医学会、法国宜世学院、中国香港理工大学的多名知名专家担任讲员。内容主要包括社区精神卫生服务最佳实践、精神疾病耻感消除、精神卫生服务研究与评价方法、精神卫生法与伦理、职业治疗理论在精神卫生中的应用和支持性就业模式、精神运动康复等。

【心理危机干预】2018年，举办心理危机干预大队长培训班，使用心理危机干预操作流程和工具包，为各地培训心理危机干预工作人员90名，帮助各地建立突发事件后的心理危机干预队伍。在北京大学医学部开设心理危机干预课程，为医学及相关专业的学生介绍心理危机干预工作基本原则及工作内容。

【精神卫生宣传】制作精神卫生公益视频《一路前行》和《寻找自己》，结合2018年10月10日世界精神卫生日进行广泛宣传；将两个视频投放在“今日头条”和“腾讯新闻”客户端，在线浏览量均超过14万人次；通过微信公众号、精神卫生宣传大使微博转发等各种途径加强宣传，阅读量近4万人次，并下发给各省使用，呼吁全社会共同参与和支持精神障碍患者康复。开展公益活动“关爱精神障碍患者家庭”（Care for Family，CAFF），通过公众号，推送科普宣传文章27篇，组织首届夏令营活动；2018年10月10日，举办万人心声活动等，取得了良好的反响。

（吴霞民、马宁、马弘、陆林）

老年保健中心

【科研课题与研发】2018 年，新获科研课题与研发项目立项 18 项，总经费为 7 015 万元。课题和项目如下：国家重点研发计划“主动健康和老龄化科技应对”重点专项“我国人群增龄过程中健康状态变化特点与规律的研究”，蔡剑平，4 243 万元；国家重点研发计划“主动健康和老龄化科技应对”重点专项“灵长类增龄相关健康状态减损的生物学基础”，黎健，244 万元；国家重点研发计划“广西长寿人群队列生物样本库规则构建和技术应用的研究”，原慧萍，474 万元；“十三五”国家重点研发计划“微生态干预促进增龄健康和延长寿命的方法和机制研究”，肖飞，459 万元；国家自然科学基金重大研究计划（培育）“脂代谢与认知和长寿共有基因的遗传变异及分子机制研究”，杨泽，60 万元；国家自然科学基金重大研究计划（培育）“基于长寿人群探索‘菌群–脑–肠轴’平衡的正性作用和机制”，孙亮，50 万元；国家自然科学基金面上项目“NADPH 氧化酶 2 经 TLRs/NLRP3/IL-1β 信号通路调控胰岛炎症微环境导致的 β- 细胞炎性损伤的作用及机制研究”，原慧萍，57 万元；国家自然科学基金面上项目“FOXP2 转录调控雄激素受体表达驱动前列腺肿瘤发生及其机理研究”，朱小泉，57 万元；国家自然科学基金“cGMP 双重调控 TGF-β 信号通路影响肺血管重构研究”，肖飞，60 万元；国家自然科学基金面上项目“NO-sGC-cGMP 信号网络对血管内皮细胞和平滑肌细胞损伤的保护作用研究”，邹丽辉，61 万元；2018 年中国医学科学院医学与健康科技创新工程（重大协同创新项目）“衰老及衰老相关疾病发病机制及干预研究”，蔡剑平，1 010 万元；中国医学科学院青年医学人才奖励项目“基于宏基因组研究‘肠脑轴’平衡在长寿人群中的规律和机制”，孙亮，50 万元；中国医学科学院青年医学人才奖励项目“PTPN11 调节骨髓来源巨噬细胞外泌体内容物调控非酒精性脂肪肝进程的机制研究”，黄秀清，50 万元；北京医院科技新星项目“基于长寿队列研究‘菌群–脑–肠轴’平衡的作用和机制”，孙亮，30 万元；北京医院科技新星项目“CircRNA 作为炎症生物标志物在 2 型糖尿病中的作用机制研究”，邹丽辉，30 万元；北京医院科技新星项目“骨髓来源巨噬细胞中 SHP-2 调节肝脏微环境参与非酒精性脂肪肝进程的机制研究”，黄秀清，30 万元；北京医院科技新星项目“肠道菌群代谢物与心血管代谢性疾病关系研究”，杨睿悦，30 万元；干细胞与生殖生物学国家重点实验室开放基金课题“SIRT1 在雄激素合成过程中的功能和作用机制”，李国平，20 万元。

【科研论文与成果】2016 年，发表科研论文 81 篇，其中 SCI 论文为 62 篇（影响因子高于 5 的为 13 篇；影响因子高于 10 的为 3 篇），国内核心期刊论文为 19 篇。2018 年，获得科研成果 4 项，具体如下："高龄老人重要健康相关指标的流行病学研究与应用"，中华医学科技奖二等奖；"中国老年住院患者的营养诊疗及应用规范建立与技术推广"，华夏医学科技进步奖二等奖；"2016—2017 年度中华骨髓库样本 HLA 分型分析及新基因的发现"，北京医院科研成果奖二等奖；"超级保守元件 uc.372 在肝脏甘油三酯代谢紊乱中的作用及其调控机制"，北京医院科研成果奖三等奖。主持制定老年医学行业标准 13 项。

【教学与人才培养】在北京医院 2017 年教学中排名第 2 位；培养研究生 44 名，其中博士研究生为 20 名，硕士研究生为 24 名。

【学术会议与学术交流】举办"区级继续医学教育项目老年医学研究所科研进展大讲堂"会议 2 次。主办会议 4 次，具体如下：7 月，北京市"中华预防医学会老龄健康与医养结合工作委员会成立大会暨全国老龄健康与医养结合学术研讨会"；9 月，武汉市"全国老年基础与转化医学论坛暨中国老年医学学会基础与转化医学分会第四届学术年会"；10 月，大连市"第四届亚洲衰弱与肌少症大会"；11 月，眉山市"2018 国际老年健康与老年病学论坛"。进行了大量的学术交流，具体如下：邀请外宾 10 人次到老年保健中心进行学术交流及报告；在国际会议上发言 8 人次；在全国学术会议大会上发言 32 人次；在外单位应邀讲学 5 人次。

（蔡剑平、崔菊）

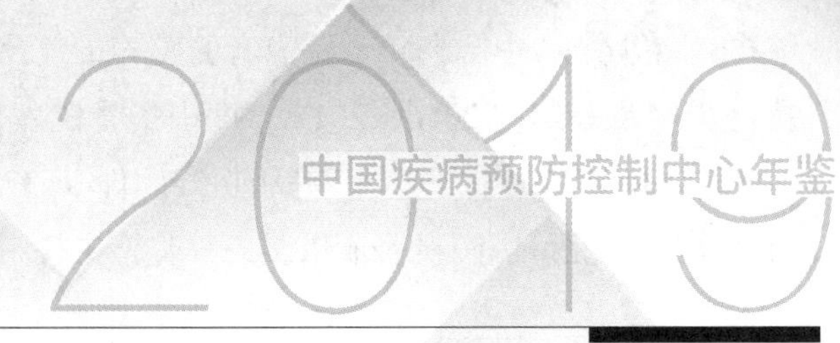

第五部分

人事人物

中心领导

主任：高福

党委书记兼副主任：李新华

副主任：刘剑君　梁晓峰　冯子健

党委副书记兼纪委书记：王健

机关处室负责人

中心办公室

主任：王子军

人力资源处

处长：席晶晶　　副处长：郭岩

规划财务处

处长：张雁　　副处长：刘丽芳　胡文上

国际合作处

处长：王晓琪

科技处

处长：何广学　　副处长：陈园生

实验室管理处

处长：赵赤鸿　　副处长：魏强　卢选成

设备条件处

处长：王茂武　　副处长：陈晨

教育培训处（研究生院）

处长/副院长：罗会明　　副处长：戴政　马会来

基建处

副处长：邹斌　蒋晋生

后勤运营管理中心

主任：谭吉宾　　副主任：杜娟　谷鑫　陈同年

审计处

处长：袁灵华　　副处长：王颖

学术出版编辑部

主任：谭枫　　副主任：张群

保卫处

处长：陈峰　　副处长：王海东

党委办公室

主任：路凯

纪检监察室

主任：刘海龙

群众工作处

副处长：项春

离退休人员管理处

处长：田占平　　副处长：王晓锋

卫生标准处

副处长：雷苏文

全球公共卫生中心

主任：董小平　　副主任：戚晓鹏

网络与信息安全办公室

副主任：傅罡

政策研究与健康传播中心

副主任：郭浩岩

公共卫生监测与信息服务中心

主任：马家奇　　副主任：苏雪梅

卫生应急中心

主任：李群　　副主任：张彦平　施国庆

传染病预防控制处

副处长：李中杰

公共卫生管理处

副处长：倪大新　刘东山

慢性病防治与社区卫生处

副处长：马吉祥

免疫规划中心

副主任：尹遵栋　肖奇友

结核病预防控制中心

副主任：陈明亭　赵雁林

流行病学办公室

主任：么鸿雁　　副主任：殷大鹏

12320 全国公共卫生公益电话管理中心

主任：崔颖

控烟办公室

无

直属单位领导

传染病预防控制所

党委书记：卢金星
副所长：张建中　阚飙　万康林
党委副书记兼纪委书记：白雪平

病毒病预防控制所

党委书记：武桂珍
副所长：许文波　王世文

寄生虫病预防控制所

所长：周晓农
党委书记：陈晓红
副所长：许学年　曹建平　肖宁　李石柱

性病艾滋病预防控制中心

主任：韩孟杰
副主任：刘中夫　汪宁
党委副书记兼纪委书记：葛利荣

慢性非传染性疾病预防控制中心

副主任（主持工作）：吴静
党总支书记兼副主任：李志新
副主任：周脉耕

营养与健康所

所长：丁钢强
党委书记：刘开泰
副所长：赵文华　张兵
副所长兼纪委书记：赖建强

环境与健康相关产品安全所

所长：施小明
党委书记：王林
副所长：徐东群　姚孝元

职业卫生与中毒控制所

党委书记：倪方
副所长（主持工作）：孙新
副所长兼纪委书记：孙承业

辐射防护与核安全医学所

党委书记：曹进华
副所长（主持工作）：孙全富
副所长：丁库克　刘青杰

农村改水技术指导中心

副主任：张荣　孙伯寅

妇幼保健中心

主任：张彤
党委副书记：张学清
副主任：金曦　樊延军

挂靠单位领导

地方病控制中心

主任兼党委副书记：孙殿军　　副主任：申红梅

性病控制中心

主任：顾恒　　副主任：陈祥生

麻风病控制中心

主任：顾恒　　副主任：陈祥生

结核病防治临床中心

主任：许绍发　　副主任：李亮　张宗德　陈效友

鼠疫布氏菌病预防控制基地

主任：丛显斌　　党委书记：周万军

副主任：王大力　宋靖宇　邵奎东

儿少 / 学校卫生中心

主任：马军　　副主任：马迎华

精神卫生中心

主任：陆林　　副主任：马弘　马宁

老年保健中心

主任：蔡剑平　　副主任：董军

院　士

侯云德（中国疾病预防控制中心病毒病预防控制所）
曾　毅（中国疾病预防控制中心病毒病预防控制所）
洪　涛（中国疾病预防控制中心病毒病预防控制所）
徐建国（中国疾病预防控制中心传染病预防控制所）
高　福（中国疾病预防控制中心）

第六部分

大 事 记

一 月

1 月 8 日，中共中央总书记、国家主席、中央军委主席习近平在人民大会堂向病毒病所侯云德院士颁发 2017 年度国家最高科学技术奖证书。

1 月 10 日，控烟办公室在北京组织召开 2018 年中国成人烟草流行调查工作启动会。

1 月 19 日，中国疾控中心举办 CFETP 第十五期毕业典礼，为 32 名毕业生颁发毕业证书。

1 月 22 日，中国疾控中心李新华书记一行赴四川省凉山州调研并启动艾滋病防治工作站。

1 月 24 日，职业卫生所孙承业研究员当选为中国人民政治协商会议第十三届全国委员会委员。

二 月

2 月 1 日，2018 年全国结核病防治工作会议在北京召开。

2 月 19—23 日，国际原子能机构核安全和核安保司辐射运输和废物处召开专家组咨询会议，建议制定职业照射工作人员健康风险评估技术文件。来自国际原子能机构、国际劳工组织，以及中国、俄国、英国、德国和日本的 14 名专家参加了会议，中国疾控中心辐射安全所孙全富研究员应邀参加了会议。

2 月 27 日，中国疾病预防控制信息系统实现用户基于第三方电子认证服务机构（CA）的数字证书身份认证应用全覆盖。

三　月

3 月 14 日，国家卫生计生委疾控局雷正龙副局长、中国疾控中心梁晓峰副主任一行莅临辐射安全所，指导放射卫生工作，并召开放射卫生业务调研对接会。

3 月 15 日，环境所施小明所长当选为中国人民政治协商会议第十三届全国委员会委员，并参加了中国人民政治协商会议第十三届全国委员会第一次会议。

3 月 15 日，职业卫生所孙承业研究员当选为中国人民政治协商会议第十三届全国委员会农业和农村委员会委员。

3 月 20 日，病毒病所侯云德院士出席在清华大学新清华学堂举行的“世界因你而美丽——2017—2018 影响世界华人盛典”终身成就奖颁奖仪式。

3 月 24 日，国家卫生健康委、湖北省人民政府联合主办的“第 23 个世界防治结核病日”主题宣传活动在湖北省武汉市举行。世界卫生组织结核病和艾滋病防治亲善大使彭丽媛、国家卫生健康委副主任崔丽、湖北省人民政府副省长陈安丽出席了活动。

3 月 26—27 日，中国疾控中心高福主任访问非盟总部，出席非洲疾控中心理事会年度会议，与非盟社会事务委员艾米拉·艾勒法蒂尔·穆罕默德（Amira Elfadil Mohammed）和非洲疾控中心主任 John Nkengasong 商谈与非洲疾控中心建设合作未来规划。

3 月 28—30 日，科技处在北京市举办中俄传染病研讨会，落实国家“一带一路”倡议。

3 月 29 日，艾防中心邵一鸣教授与 2017 年度国家最高科学技术奖获得者、中国工程院原副院长、中国疾控中心病毒病所侯云德院士和中国疾控中心主任高福院士，在首届中俄传染病研讨会上共同荣获俄罗斯“Gamaleya 奖章”。

四　月

4月13日，病毒病所获得国家认证认可监督管理委员会颁发的“检验检测机构资质认定证书”，可以向社会出具具有证明作用的数据和结果，覆盖我国所有重要医学病毒检测。

4月13日，改水中心组织专家讨论并修改《2017年全国农村饮用水卫生监测报告》。

4月19日，2018年全国艾滋病性病丙肝防治工作会在浙江省宁波市召开。国家卫生健康委疾控局局长毛群安、中国疾控中心主任高福出席了会议并讲话。

4月19—20日，全国疾控系统环境健康工作会议在成都市召开。

4月25日，国家卫生健康委、缅甸卫生与体育部、中国疾控中心寄生虫病所、云南省卫生计生委在云南省瑞丽市联合举办以“中缅携手、联防联控、消除疟疾、预防登革热”为主题的“4·25”世界疟疾日中缅边境地区疟疾/登革热联防联控宣传活动。

4月25—28日，职业卫生所在贵州省凯里市举办国家中毒卫生应急处置队伍交流与培训活动。中国疾控中心、北京市、重庆市、贵州省的4支国家级中毒卫生应急处置队参加了演练。

4月27—28日，受国家卫生健康委应急办派遣，职业卫生所马沛滨主任医师赴现场参与处理甘肃省“4·21”天水危险化学品车辆事故接触泄漏化学品致健康危害群体事件。

五　月

5月4日，中国疾控中心主任高福会见梅里埃研究院主席、生物梅里埃创始主席阿兰·梅里埃（Alain Merieux）博士，并见证了中国疾控中心副主任刘剑君和生物梅里埃大中华区总经理王皓峰先生签署“中国疾病预防控制中心和生物梅里埃医学杰出研究生奖学金”项目协议。

5月4日，国家卫生健康委副主任王贺胜到中国疾控中心进行调研，对病毒病所国家流感中心进行了考察。

5月8—10日，中国疾控中心联合中华预防医学会、联合国儿童基金会驻华办事处在四川省绵阳市北川羌族自治县共同举办“5·12”汶川特大地震抗震救灾十周年纪念活动和自然灾害卫生应急论坛及相关活动。

5月10日，2018年度全国结核病防治健康促进工作会议在福州市召开。

5月11日，中国疾控中心联合中国医学科学院等共9家机构，共同发布了2018年世界无烟日“烟草和心脏病”主题核心信息。

5月20—27日，寄生虫病所周晓农研究员等3人赴瑞士参加第71届世界卫生大会消除疟疾主题边会。

5月22日，职业卫生所与北京市天坛公园合作在天坛公园开展毒蘑菇、有毒植物中毒科普宣教活动。

5月29日，国务院副总理孙春兰到中国疾控中心进行调研。

六　月

6 月 6 日，2018 世界害虫日主题宣传暨传染病预防控制国家重点实验室开放日活动在中国疾控中心昌平园区成功举办。此次全球活动的主会场设在葡萄牙里斯本，我国在国内主会场北京及 16 个分会场同步开展了活动。

6 月 6—7 日，中国疾控中心与中国合格评定国家认可委员会、军事科学院军事医学研究院、中国医学科学院、中国动物疫病预防控制中心在甘肃省兰州市联合举办了第七届全国病原微生物实验室生物安全战略研究和培训交流会。

6 月 8 日—7 月 5 日，中国疾控中心派出专家组赴刚果（金），协助开展埃博拉疫情防控工作。

6 月 25 日，中国疾控中心寄生虫病所和瑞士热带病与公共卫生研究所、法国蒙特彼埃大学、蒙古国人兽共患病研究中心、复旦大学基础医学院、深圳华大生命科学研究院分别签署合作谅解备忘录。

6 月 25 日，中国疾控中心寄生虫病所举办第二届“一带一路”包虫病和绦囊虫病控制和消除网络研讨会。深圳华大生命科学研究院以及法国、英国、土耳其有关机构加入该合作网络。

七　月

7月2日，王福生院士工作站成立活动在昌平新址举行。艾防中心韩孟杰主任与王福生院士签订了院士专家工作站建站协议，并向其颁发了担任艾防中心治疗与关怀室主任的聘书。

7月2日，第六届学位评定委员会第一次会议召开，审定授予44名研究生博士学位、56名研究生硕士学位、75名研究生公共卫生硕士专业学位。增选博士研究生导师2人、硕士研究生导师16人、公共卫生硕士研究生导师10人。

7月2—6日，肯尼亚拉姆省副省长艾巴都·哈奇姆·阿布都·博瓦那（Abdul Hakim Aboud Bwana）带领肯尼亚、乌干达和坦桑尼亚三国代表团20余人，赴国家卫生健康委、中国疾控中心进行交流，赴昆明市、玉溪市考察戒毒药物维持治疗工作。

7月9—14日，中国疾控中心第五届全国优秀大学生“相约疾控”夏令营举办。来自全国31个院校的43名优秀大学生参加了此项活动。

7月11日，2018届研究生毕业典礼暨学位授予仪式举办。2018年，毕业132人。

7月16—20日，卫生应急中心在河北省举办重大自然灾害卫生应急先遣队综合培训演练。

7月17—18日，艾防中心作为维持治疗工作组秘书处，在昆明市组织召开“2018年全国戒毒药物维持治疗工作会”。

7月25日，中国疾控中心启动长生疫苗事件一级响应，按照国家卫生健康委的要求，开展风险评估、预案及技术方案制定、实验室检测、风险沟通等相关处置工作。

7月25—29日，流行病学办公室在北京市举办环境和职业流行病学高级研修项目卫生统计学专项培训，第一批10名学员和各单位的青年骨干参加了培训。

7月28日，病毒病所成立长春长生疫苗事件应急检测小组，启动检测用标准病毒CVS-11的复苏、BSR细胞培养等准备工作。

7月29日—8月10日，职业卫生所分两批次赴新疆维吾尔自治区疾控中心开展技术援助工作。

7月30日，艾防中心以国务院防治艾滋病工作委员会办公室的名义印发《〈中国遏制与防治艾滋病“十三五”行动计划〉指标评价方案》，指导全国贯彻落实《中国遏制与防治艾滋病“十三五”行动计划》。

7月30日，中国疾控中心启动川甘等省洪涝灾害三级响应。

7月30日—8月3日，教育培训处协办国内第一届中国疫苗学培训项目。

7月31日，受国家卫生健康委妇幼司委托，中国疾控中心妇幼保健中心在天津市举办第二届国家辅助生殖技术专家库新任专家管理培训班。国家卫生健康委妇幼司、天津市卫生计生委、中国疾控中心妇幼保健中心的相关领导，以及来自全国29个省（自治区、直辖市）及军队系统的86名新任第二届国家辅助生殖技术管理专家参加了本次培训。

八　月

8月1—7日，在主题为“母乳喂养，生命之源”的第27个世界母乳喂养周期间，妇幼保健中心联合母乳喂养咨询项目的56家项目单位举办了母乳喂养宣传活动。

8月11—20日，中国疾控中心全球公卫中心接待非洲疾控中心主任John Nkengasong等一行10人，他们访问了国家、省、市、县区各级疾控机构，介绍了非洲疾控中心发展规划及非洲国家公共卫生状况，并出席了中非卫生合作高级别会议。中外专家就中非疾控中心的未来合作进行深入的交流讨论，起草了合作意向书。

8月21—22日，根据国家卫生健康委指示，中国疾控中心派出专家赴山东省处置人感染猪链球菌疫情。

8月23—24日，营养所完成CNAS扩项＋换证复评审工作，顺利通过涵盖营养成分、农药残留、微生物等237项参数的现场考核，取得CNAS资质证书。

8月24日，党委办公室召开第三次党办主任会，邀请国家卫生健康委直属机关党委组织处处长杨蕊同志做“新时代基层党建工作”的专题培训。

8月30—31日，中国疾控中心、中华预防医学会与亚太生物安全协会在北京市联合举办第十三届亚太生物安全协会年会。本届年会以“制定顺应先进科技发展、改变安全格局的生物安全和生物安保战略”为主题。

九 月

9 月 1—5 日，中国疾控中心病毒病所与德国莱布尼茨实验病毒学研究所（海因里希 - 佩特研究所）在德国汉堡成功举办了第二届中德双边研讨会“全球化对传染病带来的挑战及应对”。

9 月 2—5 日，按照国家卫生健康委应急办的要求，中国疾控中心派出专家参与西藏自治区那曲市双湖县双湖中学的聚集性食物中毒事件应急处置。

9 月 3—7 日，2018 级研究生新生入学教育周活动举办。4 日，新生开学典礼举办（全年录取研究生 191 人，其中博士研究生为 50 人，学术型硕士研究生为 62 人，全日制公共卫生硕士研究生为 31 人，非全日制公共卫生硕士研究生为 48 人）。

9 月 5—6 日，第 4 届中日韩结核病防治论坛在杭州市召开，我国 31 个省（自治区、直辖市）和新疆生产建设兵团省级结核病防治机构的结防所长 / 科长，以及日本、韩国各 5 名结核病防治专家，总共 68 人参会。

9 月 6—7 日，职业卫生所在贵州省贵阳市举办“2018 年全国中毒类突发事件紧急医学救援培训班”。

9 月 7 日，党委办公室与国家卫生健康委科教司、科技发展中心开展主题党日联学活动，通过座谈交流学习心得。

9 月 10 日，中国疾控中心高福主任应邀赴日内瓦参加全球应急准备监测委员会（Global Preparedness Monitoring Board，GPMB）第一次会议。

9 月 12—13 日，中国疾控中心职业卫生所与世界卫生组织职业卫生合作中心主办职业健康风险评估国际研讨会。

9 月 13—20 日，2018 年艾滋病防治南南合作技术交流与培训活动举办。肯尼亚、赞比亚、柬埔寨、泰国、俄罗斯等 12 个“一带一路”和金砖国家的 25 名艾滋病防治领域人员参加并交流。

9 月 14 日，中国疾控中心职业卫生所与世界卫生组织、国际劳工组织三方研讨中国尘肺病预防等合作事宜。

9 月 17—21 日，国家卫生健康委核事故医学应急中心与江苏省国家核和辐射突发事件卫生应急队开展“核卫 -2018”核事故卫生应急演练。

9 月 19 日，2018 年全国营养工作会议在北京市召开。

十　月

10月15—17日，中国疾控中心职业卫生所与世界卫生组织职业卫生合作中心、浙江省疾控中心、浙江省预防医学会在浙江省杭州市，共同举办职业噪声和耳毒性化学物质暴露导致听力损失及相关疾病国际论坛。

10月16日，中国疾控中心召开第一届职工代表大会第五次会议。

10月16日，卫生应急中心在上海市组织召开2018年全国疾控机构卫生应急工作会议。

10月18—19日，中国疾控中心全球公卫中心联合塞拉利昂卫生部，在弗里敦召开疟疾预防控制国际会议。

10月28—29日，国家卫生健康委疾控局张勇副局长及水利部有关领导到改水中心调研饮用水卫生监测工作情况，指导饮用水水质卫生监测和评价工作。

10月29日，在中俄两国卫生部领导的见证下，中国疾控中心高福主任与俄罗斯联邦卫生部斯莫罗汀特瑟夫（Smorodintsev）流感研究所授权代表爱德华·卡拉莫夫（Eduard Karamov）博士及俄罗斯盖玛莱亚国家流行病学和微生物学研究所副主任达尼伦科·达里亚（Daria Danilenko）博士签署了三方合作谅解备忘录，正式建立机构间伙伴关系。

10月30日—11月1日，由国际原子能机构和世界卫生组织共同组织、中国疾控中心辐射安全所承办、陕西省疾控中心协办的“国际原子能机构非应急情况下食品与饮用水中放射性的导则编写方面的技术挑战国际会议”在陕西省西安市召开。

10月31日，“院士携手防艾大使校园行”活动在北京师范大学英东会堂举行。中国疾控中心主任高福院士向学生们宣讲了青年学生要知艾防艾、提高自我防护能力、牢固树立健康第一的理念。

十 一 月

11 月 1—2 日，“亚太流感防控学术大会暨 1918 大流感百年纪念”在深圳市召开。此次会议由中国疾控中心高福主任牵头，联合国内外流感专家相关机构共 200 余人参会。中国疾控中心病毒病所参与发起大会倡议——将每年 11 月 1 日设为“世界流感日”。

11 月 4—10 日，卫生应急中心在云南省德宏傣族景颇族自治州组织开展“2018 年国家卫生应急队地震灾害模拟场景联合演练”。

11 月 9 日，西藏自治区那曲市发生不明原因死亡病例，根据国家卫生健康委的指示，中国疾控中心派出专家赴当地开展卫生应急工作。

11 月 13—15 日，“一带一路”鼠疫防控国际学术会议在哈尔滨市顺利召开。本次会议由中国疾控中心、传染病预防控制国家重点实验室和哈尔滨医科大学伍连德研究所联合主办，中国疾控中心传染病所、黑龙江省疾控中心联合承办。来自 11 个国家的专家和我国鼠防技术人员约 100 人参加了会议。

11 月 15—16 日，“中国城市控烟立法和执法经验交流会”成功举办。

11 月 19 日，中国疾控中心协同办公平台、移动 OA（office automation，办公自动化）、e-link 等内部系统迁移至云数据中心。

11 月 29 日，职业卫生所孙新研究员应邀参加国务院职业病防治专家座谈会并发言。

十 二 月

12 月 1—10 日，中国疾控中心应国家卫生健康委委派，组织专家组赴乌干达调研埃博拉疫情防控形势。

12 月 3—4 日，中国疾控中心 2018 年援疆工作座谈会暨“三区三州”健康扶贫座谈会和新疆维吾尔自治区结核病防治模式研讨会在乌鲁木齐市召开。

12 月 5 日，中国疾控中心主任高福院士率团参加在日本东京举行的第 12 届中日韩传染病防控论坛。

12 月 5—6 日，全国职业病防治技术工作会在成都市召开。国家卫生健康委职业健康司李永红副巡视员、中国疾控中心梁晓峰副主任、四川省卫生健康委来建副主任出席了会议。

12 月 9 日，中国疾控中心慢病中心与国家肾脏病临床医学研究中心共同建立中国肾脏病大数据协作网。

12 月 13 日，中国坦桑尼亚疟疾控制示范项目签约仪式在北京市举办。中国疾控中心寄生虫病所与坦桑尼亚依法卡拉研究所签署合作协议，国家卫生健康委国际合作司聂建刚副司长、盖茨基金会中国代表处李一诺主任、国家卫生健康委项目资金监管中心张朝阳主任等共同见证。

12 月 24 日，国家卫生健康委李斌副主任调研中国疾控中心。

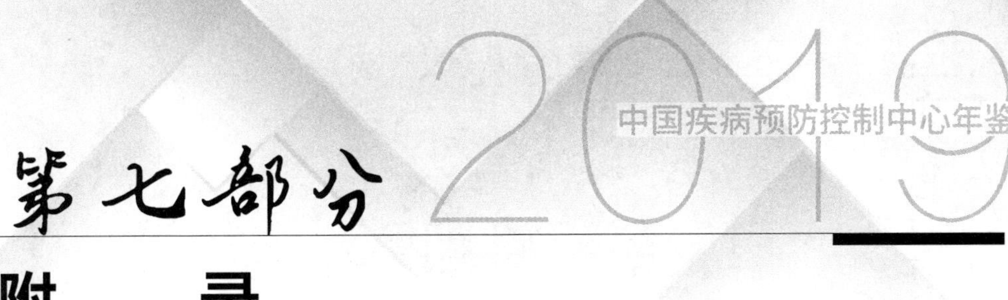

第七部分

附　　录

科研成果获奖

中华医学科技奖二等奖

1. 重大媒传与食源性寄生虫病检测关键技术研究与应用

——中国疾病预防控制中心寄生虫病预防控制所

周晓农、陈家旭、胡　薇、王　恒、汪俊云、陈木新、陈军虎、黄　艳、秦志强、余传信

2. 高龄老人重要健康相关指标的流行病学研究与应用

——中国疾病预防控制中心

施小明、曾　毅、杨　泽、吕跃斌、雷晓燕、孙　亮、殷召雪、陆杰华、朱小泉、石文惠

中华医学科技奖三等奖

病原菌质谱识别鉴定新型技术体系创建与应用

——中国疾病预防控制中心传染病预防控制所

肖　迪、张建中、卢金星、张慧芳、姜　海、叶长芸、赵　飞、孟凡亮

北京市科学技术奖三等奖

1．援塞拉利昂高等级生物安全实验平台的构建及应用

——中国疾病预防控制中心

高　福、梁晓峰、武桂珍、王子军、蒋晋生、董小平

2．鼠疫等致病性耶尔森菌流行规律及防控关键技术研究

——中国疾病预防控制中心传染病预防控制所

王　鑫、景怀琦、宋志忠、韦小瑜、席进孝、汪　静

获奖成果摘要

中华医学科技奖二等奖

重大媒传与食源性寄生虫病检测关键技术研究与应用

——中国疾病预防控制中心寄生虫病预防控制所

周晓农、陈家旭、胡　薇、王　恒、汪俊云、陈木新、陈军虎、黄　艳、秦志强、余传信

血吸虫病、疟疾是我国重点防治的重大媒传寄生虫病。近年来，我国输入性血吸虫病、疟疾等报告病例越来越多，它们严重威胁着国家安全。因此，研发快速、敏感、高通量的此类寄生虫病检测技术尤其重要。在国家科技重大专项的资助下，“重大媒传与食源性寄生虫病检测关键技术研究与应用”科技项目取得了重要成果。

（1）构建了日本血吸虫基因组多态性数据库、病原体变异和进化分析模型及虫种溯源新技术，为血吸虫病的控制与消除技术研究奠定了基础。

（2）筛选鉴定了日本血吸虫、恶性疟原虫等一批生物标志分子，为重大寄生虫病的免疫学、分子生物学检测技术和疫苗研究奠定了基础。

（3）优化了检测感染性钉螺体内的血吸虫幼虫的LAMP（loop-mediated isothermal amplification，环介导等温扩增）技术，实现了快速、大规模现场应用，解决了LAMP血吸虫病流行区现场规模化应用的难题，为血吸虫病监测工作提供了可靠的工具。

（4）建立了日本血吸虫病、恶性疟原虫病等多种重大寄生虫病快速免疫检测技术和食源性寄生虫病组合蛋白芯片检测技术，原创性地研发了血吸虫病和黑热病快速诊断试剂盒，已在现场应用。

（5）创建的寄生虫生物标志物、重大寄生虫病快速检测试剂已在多个国家和地区推广应用，推进了我国血吸虫病、疟疾、黑热病诊断网络的构建，取得了显著的社会效益和经济效益。

高龄老人重要健康相关指标的流行病学研究与应用

——中国疾病预防控制中心

施小明、曾　毅、杨　泽、吕跃斌、雷晓燕、孙　亮、殷召雪、陆杰华、朱小泉、石文惠

自2008年开始，项目组提前布局老龄健康研究工作，整合了公共卫生与预防医学、人口学、老年医学、基础医学等跨学科优势资源，在全国23个省（自治区、直辖市）600多个区县，开展了高龄老人重要健康相关指标流行病学调查，将面上调查与典型调查相结合、传统流行病学与分子流行病学相结合，建立了全球规模最大的高龄老人多中心、前瞻性队列及生物样本库，围绕中国高龄老人疾病、功能、健康、死亡4类重要健康相关指标的分布规律、影响因素和相关机制进行了近10年的研究。项目组进行了技术创新、方法创新、阐释性理论创新、实践和应用创新，并取得了多项代表性研究成果。该项目首次阐明了我国高龄老人疾病、功能、健康、死亡的发生发展规律和变化特征；揭示了区别于一般人群的高龄老人健康结局事件的社会、行为、环境、遗传因素等多维度流行病学病因；探索了“基因—表型—健康结局”作用通路和病因链，判别了关键分子事件，并进行了动物模型的机制验证；发明了衰老和糖尿病相关线粒体基因阿尔茨海默病易感性基因的检测方法，构建了客观、易测量的“健康老龄化指数”，应用于高龄老人健康状况的评估；基于老年人，尤其是高龄老人重要健康相关指标的流行态势及其所带来的照料和养老问题，积极推动“普遍允许二孩”政策的制定。

中华医学科技奖三等奖

病原菌质谱识别鉴定新型技术体系创建与应用

——中国疾病预防控制中心传染病预防控制所

肖　迪、张建中、卢金星、张慧芳、姜　海、叶长芸、赵　飞、孟凡亮

在项目初始，基于基质辅助激光解吸电离飞行时间质谱（matrix-assisted laser desorption/ionization time of flight mass spectrometry, MALDI-TOF MS）的肽质量指纹谱（peptide mass fingerprinting，PMF）微生物质谱识别技术处于起步阶段，国内质谱设备及检索数据库系统市场不断被国外公司垄断，这种情况持续发展会威胁我国的关键信息和重要数据安全。该项目针对国家生物安全、传染病防控、临床诊断、食品安全等领域对病原菌快速、准确识别鉴定的重大需求，提出了我国PMF系统使用分析标准，解决了PMF系统在我国使用识别率低和误判等关键技术问题；创建了基于PMF的病原菌新型分型、溯源技术方法、人工改造微生物的快速分类识别方法、体液中病原菌快速检测技术等一系列新型技术方法并推广应用；开发了我国第一套具有自主知识产权的微生物检测软件系统，解决了国产微生物质谱系统高水平集成的关键问题，推动了国产化质谱的应用进程；开发的质谱检测样本生物安全快速处理试剂盒及仪器校正标准品试剂盒，解决了确保生物安全的标本处理的关键技术难题，打破了我国没有商品化微生物检测质谱校正试剂的局面。

该项目创建的技术体系属国际首创，切实解决了现有技术难题，推动了PMF技术的发展，维护了国家信息及数据安全，并且取得了良好的经济效益，社会效益显著。

北京市科学技术奖三等奖

援塞拉利昂高等级生物安全实验平台的构建及应用

——中国疾病预防控制中心

高 福、梁晓峰、武桂珍、王子军、蒋晋生、董小平

2014年，西非出现埃博拉疫情，疫情形势一路走高。2014年8月初，世界卫生组织发表声明，宣布埃博拉疫情为国际突发公共卫生事件。应塞拉利昂政府关于参与埃博拉疫情实验室检测、提供疫情防控技术支撑的请求，党中央、国务院高度重视，积极回应，迅速成立了由22个部委组成的“国家应对埃博拉出血热联防联控机制工作组”，积极应对埃博拉疫情，并组织开展援非抗疫工作。在联防联控机制工作组的部署和安排下，国家卫生计生委迅速研究提出了“短期和长期相结合、移动和固定实验室相结合”的实验室检测援助工作方案。因为我国在公共卫生应急方面尚无对外援建的先例，全球亦无可供借鉴的模式，所以在固定实验室的建设上，有不少专家持保守态度。中国疾控中心积极请战，承担了建设援塞高等级生物安全实验室这一历史重任，开创性地在海外建立了中国公共卫生体系的高等级生物安全实验平台；在疫情持续升级、物资匮乏、时间紧迫等不利条件下，研究并攻克了在西非热带地区建立高等级生物安全实验室的难题，用时87天竣工并投入使用；基于此平台，建立了传染病防控的援非长效工作机制，以确保该平台持续稳定运行。该实验室于2015年获得“抗击埃博拉期间最佳P3实验室”荣誉称号，塞拉利昂卫生部授权该平台为“病毒性出血热国家参比实验室”和“病毒检测与生物安全国家培训中心”。

鼠疫等致病性耶尔森菌流行规律及防控关键技术研究

——中国疾病预防控制中心传染病预防控制所

王 鑫、景怀琦、宋志忠、韦小瑜、席进孝、汪 静

该项目围绕鼠疫等致病性耶尔森菌流行传播规律及防控关键技术开展了系统的研究：在国际上首次证实了鼠疫耶尔森菌内源性保藏机制，创新性地提出了鼠疫等三种致病性耶尔森菌在自然界中传播的“同心圆分布”理论，首次发现并证实了农家犬是致病性耶尔森菌感染的重要储存宿主，揭示了鼠疫自然疫源地复燃与静息交替原因，为鼠疫等致病性耶尔森菌防控策略的制定提供了有力的理论支持；在国际上首次发现了OmpA是鼠疫等三种致病性耶尔森菌的共同抗原，为鼠疫新型疫苗的研发提供了新的候选组分；建立了双基因和单克隆抗体快速检测技术和基因分型技术，为耶尔森菌病的监测、检测和溯源提供了

关键技术；创建了覆盖我国20余个省（自治区、直辖市）百余个县市的综合监测体系；建立了全球最大的致病性耶尔森菌资源库。长达34年的监测，使我国对鼠疫等致病性耶尔森菌的防控达到国际先进水平。

该项目建立了我国致病性耶尔森菌的完善监测体系，建立的检测技术广泛应用于我国疾控、临床、出入境检验检疫等领域，为鼠疫等致病性耶尔森菌的防控提供了强有力的科技支撑。

个人获奖

奖励名称	所在单位	姓名	授奖单位	授奖时间
中华医学科技奖二等奖	中国疾病预防控制中心	殷召雪	中华医学会	2018 年 12 月
国家科技进步二等奖	环境与健康相关产品安全所	张岚	中华人民共和国国务院	2018 年 12 月
国家科技进步二等奖	环境与健康相关产品安全所	王先良	中华人民共和国国务院	2018 年 12 月
华夏医学科技奖二等奖	传染病预防控制所	肖迪、张建中、卢金星、朱家强、张慧芳、赵飞、姜海、叶长芸、尤元海、孟凡亮	中国医疗保健国际交流促进会	2018 年 11 月
华夏医学科技奖二等奖	性病艾滋病预防控制中心	吕繁、吴尊友、韩孟杰、徐鹏、张大鹏、贾曼红、陈曦、卢红艳、汤后林、庄鸣华	中国医疗保健国际交流促进会	2018 年 11 月
中华医学科技奖二等奖	环境与健康相关产品安全所	施小明	中华医学会	2018 年 12 月
中华医学科技奖二等奖	环境与健康相关产品安全所	吕跃斌	中华医学会	2018 年 12 月
中华医学科技奖二等奖	寄生虫病预防控制所	周晓农、陈家旭、胡薇、汪俊云、陈木新、陈军虎、秦志强、许静、徐斌	中华医学会	2018 年 12 月
中华医学科技奖三等奖	传染病预防控制所	肖迪、张建中、卢金星、张慧芳、姜海、叶长芸、赵飞、孟凡亮	中华医学会	2018 年 12 月
全国青年岗位能手	病毒病预防控制所	刘军	共青团中央、人力资源和社会保障部	2018 年 7 月
“最美家庭”	传染病预防控制所	李娟	国家卫生健康委直属机关党委、中央纪委国家监委驻国家卫生健康委员会纪检监察组	2018 年 5 月

续表

奖励名称	所在单位	姓名	授奖单位	授奖时间
“最美家庭”	病毒病预防控制所	张靖	国家卫生健康委直属机关党委、中央纪委国家监委驻国家卫生健康委员会纪检监察组	2018 年 5 月
“最美家庭”	营养与健康所	王丽媛	国家卫生健康委直属机关党委、中央纪委国家监委驻国家卫生健康委员会纪检监察组	2018 年 5 月
“最美家庭”	病毒病预防控制所	张靖	国家卫生健康委直属机关工会	2018 年 5 月
“家庭建设在行动·家庭助廉”活动一等奖	病毒病预防控制所	张靖	国家卫生健康委直属机关工会	2018 年 5 月
“家庭建设在行动·家庭助廉”活动二等奖	病毒病预防控制所	张国利	国家卫生健康委直属机关工会	2018 年 5 月
“家庭建设在行动·家庭助廉”活动三等奖	病毒病预防控制所	张国利	国家卫生健康委直属机关工会	2018 年 5 月
荷兰皇家防痨基金会卓越贡献奖	结核病预防控制中心	王黎霞	荷兰皇家防痨基金会	2018 年 10 月
第二届中国最美女医师	病毒病预防控制所	武桂珍	中国女医师协会	2018 年 12 月
上海市优秀共青团干部	寄生虫病预防控制所	郭志杰	共青团上海市委员会	2018 年 4 月
全国血防楷模	寄生虫病预防控制所	刘述先、肖树华、余森海、陈名刚、周晓农、郑江、离家钢、郭源华、裘丽姝	中华预防医学会	2018 年 11 月
全国血防卫士	寄生虫病预防控制所	王根法、冯正、朱达培、严自助、杨元清、杨静姝、张仪、陈家旭、邵葆若、胡玉琴、祝红庆、曹建平、秦志强、曹淳力、薛海筹	中华预防医学会	2018 年 11 月

续表

奖励名称	所在单位	姓名	授奖单位	授奖时间
第五届全国卫生计生系统优秀视频宣传片活动优秀作品	寄生虫病预防控制所	周晓农、陈家旭、陈韶红、蔡玉春、郑琪	中国人口文化促进会、中国广播电视联合会电视艺术委员会	2018 年 8 月
全国援外医疗工作先进个人	寄生虫病预防控制所	肖宁	国家卫生健康委	2018 年 12 月
2018 中华医学会第二十三次全国儿科学术大会青年英文演讲三等奖	妇幼保健中心	屈雯	中华医学会	2018 年 10 月
第三十届上海市优秀发明选拔赛优秀发明金奖	寄生虫病预防控制所	汪俊云、高春花、杨玥涛、石锋、朱慧慧	上海市总工会、上海市知识产权局、共青团上海市委员会、上海市科学技术协会、上海发明协会	2018 年 12 月

集体获奖

奖励名称	获奖单位	授奖单位	授奖时间
全国五一劳动奖状	中国疾病预防控制中心	中华全国总工会	2018 年 4 月
国家科技进步二等奖	环境与健康相关产品安全所	中华人民共和国国务院	2018 年 12 月
中国专利奖	病毒病预防控制所	国家知识产权局	2018 年 12 月
华夏医学科技奖二等奖	传染病预防控制所	中国医疗保健国际交流促进会	2018 年 11 月
华夏医学科技奖二等奖	性病艾滋病预防控制中心	中国医疗保健国际交流促进会	2018 年 11 月
中华医学科技奖二等奖	环境与健康相关产品安全所	中华医学会	2018 年 12 月
中华医学科技奖二等奖	寄生虫病预防控制所	中华医学会	2018 年 12 月
中华医学科技奖三等奖	传染病预防控制所	中华医学会	2018 年 12 月
国家卫生健康委 2017 年度部门决算工作考核评比一等奖	中国疾病预防控制中心	国家卫生健康委财务司	2019 年 1 月
国家卫生健康委 2017 年度部门决算工作考核评比三等奖	病毒病预防控制所	国家卫生健康委财务司	2019 年 1 月
国家卫生健康委 2017 年度部门决算工作考核评比三等奖	职业卫生与中毒控制所	国家卫生健康委财务司	2019 年 1 月
国家卫生健康委 2017 年度资产决算三等奖	环境与健康相关产品安全所	国家卫生健康委	2018 年 12 月
国家卫生健康委 2018 年度部门预算管理工作考核评比一等奖	中国疾病预防控制中心	国家卫生健康委	2019 年 1 月
国家卫生健康委 2018 年度国库集中支付管理工作考核评比三等奖	中国疾病预防控制中心	国家卫生健康委财务司	2019 年 1 月
国家卫生健康委 2018 年度国库集中支付管理工作考核评比三等奖	病毒病预防控制所	国家卫生健康委财务司	2019 年 1 月
国家卫生健康委 2018 年度部门预算工作考核评比三等奖	病毒病预防控制所	国家卫生健康委财务司	2019 年 1 月
国家卫生健康委 2018 年度部门预算工作考核评比三等奖	职业卫生与中毒控制所	国家卫生健康委财务司	2019 年 1 月

续表

奖励名称	获奖单位	授奖单位	授奖时间
国家卫生健康委 2018 年度国库集中支付管理工作考核评比三等奖	职业卫生与中毒控制所	国家卫生健康委财务司	2019 年 1 月
全国援外医疗工作先进集体	病毒病预防控制所	国家卫生健康委	2018 年 12 月
全国十大医疗卫生系统微博	12320 全国公共卫生公益电话管理中心	人民日报、新浪微博	2018 年 2 月
2018 年度影响力卫生健康微博	12320 全国公共卫生公益电话管理中心	人民日报、新浪微博	2019 年 1 月
健康中国新媒体影响力十佳专业公卫机构	12320 全国公共卫生公益电话管理中心	健康中国新媒体平台工作委员会	2018 年 4 月
2017—2018 年度上海市青年文明号	寄生虫病预防控制所	共青团上海市委员会	2018 年 5 月
第三十届上海市优秀发明选拔赛优秀发明金奖	寄生虫病预防控制所	上海市总工会、上海市知识产权局、共青团上海市委员会、上海市科学技术协会、上海发明协会	2018 年 12 月
治安安全合格单位	寄生虫病预防控制所	上海市公安局	2018 年 12 月
风电场作业人员职业健康影响研究三等奖	职业卫生与中毒控制所	中国职业安全健康协会	2018 年 5 月

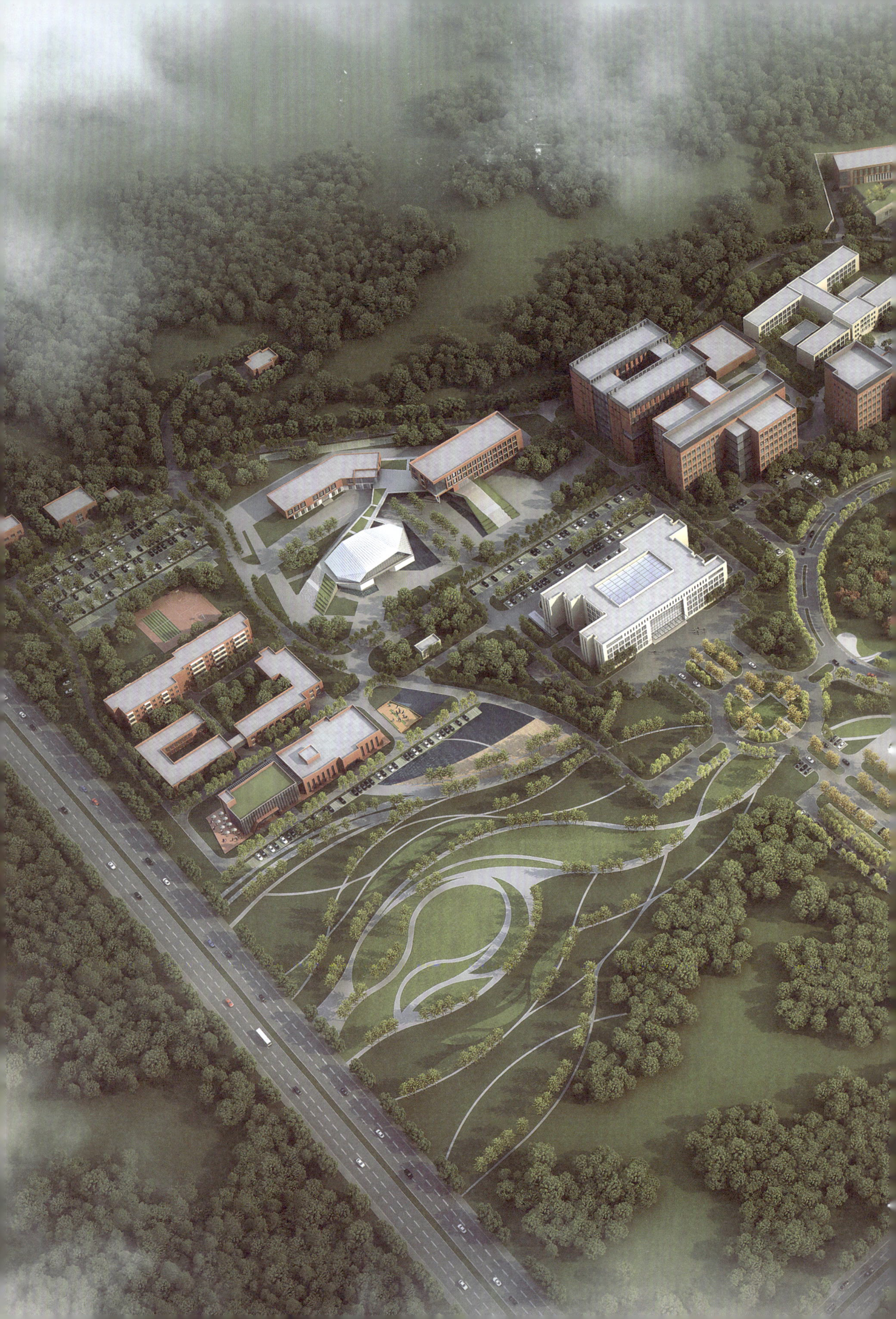